Medizinische Informatik und Statistik

Herausgeber: S. Koller, P. L. Reichertz und K. Überla

59

WAMIS
Wiener Allgemeines Medizinisches Informations-System

Herausgegeben von G. Grabner

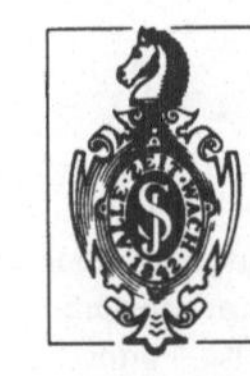

Springer-Verlag
Berlin Heidelberg New York Tokyo

Reihenherausgeber
S. Koller P. L. Reichertz K. Überla

Mitherausgeber
G. Goos H.-J. Jesdinsky H.-J. Lange B. Schneider
G. Segmüller G. Wagner

Herausgeber
Georg Grabner
Institut für Medizinische Computerwissenschaften
Garnisongasse 13, A-1090 Wien/Österreich

ISBN-13:978-3-540-15667-3   e-ISBN-13:978-3-642-70633-2
DOI: 10.1007/978-3-642-70633-2

Cip-Kurztitelaufnahme der Deutschen Bibliothek
Wiener allgemeines medizinisches Informations-System:
WAMIS; 10 Jahre klin. Praxis u. Forschung / hrsg. von Georg Grabner. - Berlin; Heidelberg;
New York; Tokyo: Springer, 1985.
(Medizinische Informatik und Statistik; 59)
ISBN-13:978-3-540-15667-3

NE: Grabner, Georg [Hrsg.]; WAMIS; GT

Mit Hilfe einer großzügigen Spende der österreichischen Bevölkerung
und mit Unterstützung des Bundesministeriums für Unterricht wurde es
1966/67 durch die Initiative von Herrn Univ.Prof. Dr. Dr.h.c.mult.
Karl Fellinger möglich, an der II. Medizinischen Universitätsklinik
Wien eine Computeranlage zu installieren und eine Gruppe von interes-
sierten Mitarbeitern aufzubauen.

Das Bundesministerium für Wissenschaft und Forschung hat dann im
Jahre 1971 durch großzügige Erweiterung der Rechenanlage und später
durch Schaffung des Institutes für Medizinische Computerwissenschaften die Weichen für eine dynamische Entwicklung dieses neuen
Fachgebietes der Medizin in Wien gestellt.

Vor zehn Jahren, im Jahre 1975, konnte den Universitätskliniken und
Instituten der Medizinischen Fakultät der Universität Wien ein inte-
griertes Krankenhausinformationssystem übergeben werden, dessen
Hauptaufgabe die Bereitstellung klinischer Daten für die wissen-
schaftliche Lehre und Forschung ist. In diesem System wurden bisher
Daten und Informationen von über mehr als 700.000 Patienten mit 1,2
Millionen Interventionen im direkten Zugriff gespeichert, die über
etwa 160 Terminals und dezentral installierte Kleinrechner den
Mitgliedern der Medizinischen Fakultät on-line zur wissenschaftlichen Auswertung zur Verfügung stehen. Für die wissenschaftliche
Bearbeitung der Patientendaten wurden eigene Programme geschaffen,
zusätzlich wurden Programmpakete adaptiert oder neu entwickelt, die
auch experimentelle Daten behandeln können.

Die Erarbeitung dieses Systems, das keine Komponenten für die
administrative Spitalsverwaltung enthält, hat bis heute etwa 50
Mannjahre beansprucht. Ein wesentliches Nebenprodukt dieses primär
auf Forschung und Lehre ausgerichteten Projektes ist die Entwicklung
des Wiener Allgemeinen Medizinischen Informationssystems WAMIS, das
mit einigen seiner Module auch der unmittelbaren Krankenbetreuung
dient. Es hat sich im Alltag so bewährt, daß es von vielen Kliniken
nicht mehr vermißt werden kann.

Die Implementierung und Erprobung dieses Systems ist im wesentlichen
abgeschlossen, weshalb jetzt die organisatorischen und technischen
Charakteristika sowie allgemeine Erfahrungen veröffentlicht werden
können. Ein weiterer Grund liegt darin, daß die Medizinische Fakultät der Universität Wien vor einer wesentlichen Umstrukturierung
steht, die durch die bevorstehende Übersiedlung in den Neubau des
Allgemeinen Krankenhauses (in dem die Universitätskliniken be-
heimatet sein werden) mitbedingt ist. WAMIS wird dann als ein nur
der wissenschaftlichen Lehre und Forschung dienendes Instrument
weiterentwickelt werden.

An dieser Stelle habe ich das dringende und aufrichtige Bedürfnis
allen Mitarbeitern - Mathematikern, Informatikern und Operatoren,
Ärzten und Schwestern, den stillen Mitarbeiterinnen am Schreibtisch
und Bildschirm - zu danken für ihre unverdrossene Mitarbeit, die
sicher nicht nach den Maßstäben der außeruniversitären Welt hono-
riert wurde. Ich hoffe, daß sie die Freude an der Arbeit und am
Erfolg als eigentliche Belohnung empfinden.

Unter vielen muß ich jedoch folgende Namen hervorheben:
Herrn Dr.phil. Helmut Grabner, den Leiter des Rechenzentrums und
wichtigsten kreativen und integrierenden Koordinator des Projektes,
Herrn Dr.phil. Alois Marksteiner, dessen Phantasie und Emsigkeit der
klinische Teil in vielen Belangen seine Realisierung verdankt und
Herrn Dipl.Ing. Wolfgang Dorda, dessen Wissen und Seriosität dem wissenschaftlichen Teil seine Zukunft garantiert. Herr Dr. H. Grabner
hat mich überdies ganz wesentlich bei der Herausgabe dieses Buches
unterstützt.

Darüber hinaus ist es mein persönlicher Wunsch, an dieser Stelle
noch zwei weiteren Personen besonderen Dank auszusprechen: Herrn
Min.Rat Ing. Hans Fuchs vom Bundesministerium für Wissenschaft und
Forschung, der uns viele Jahre nicht nur liebenswürdig, korrekt und
effizient ministeriell-fachlich betreut hat, sondern der auch in
ideeller Weise oft dem Institut große Hilfe gewährt hat. Schließlich
gilt mein und unser aller Dank Frau Christine Hay, die das unersetz-
liche Zentrum und die Drehscheibe des Institutes ist, ohne die das
Gelingen des Werkes um vieles schwieriger gewesen wäre.

O.Univ.Prof.Dr.Georg Grabner

Institut für Medizinische Computerwissenschaften, Universität Wien
Vorstand: Prof. Dr. Georg Grabner

DIE COMPUTERUNTERSTÜTZTE INFORMATIONSVERARBEITUNG AN DEN KLINIKEN UND INSTITUTEN DER MEDIZINISCHEN FAKULTÄT DER UNIVERSITÄT WIEN

Georg Grabner

Ab dem Jahre 1975 wurde das am Institut für Medizinische Computerwissenschaften (IMC) entwickelte Wiener Allgemeine Medizinische Informationssystem WAMIS stufenweise an mehr als 30 Universitätskliniken und Instituten der Medizinischen Fakultät sowie an einigen außeruniversitären Institutionen eingeführt.

Finales Ziel dieses Teleprocessing-Systems ist die Bereitstellung und Aufbereitung klinischer Informationen für Lehre und Forschung. Dies hat die computergerechte Dokumentation patienten-bezogener Daten in einer eigenen, speziell für diesen Zweck aufgebauten Datenbank zur Voraussetzung. Auskünfte aus dieser Datenbank für klinische Zwecke sind Gegenstand des WAMIS im engeren Sinne; diese Verwendung – eigentlich ein Nebenergebnis der Entwicklung – hat sich in der täglichen Spitalsroutine ebenfalls bewährt.

Der Entschluß, zum gegenwärtigen Zeitpunkt über WAMIS, seine Elemente und die Erfahrungen damit kurz zu berichten, ist folgendermaßen begründet:

- Die Ergebnisse einer langjährigen Arbeit von Informatikern mit einem Krankenhausinformationssystem, dessen Speicher gegenwärtig (31.8.1985) im direkten Zugriff die Daten von mehr als 700.000 Patienten mit rund 1,2 Mill. Interventionen (meist dokumentiert in vollständigen Krankengeschichten) umfassen, dürfte von allgemeinem Interesse sein und

- weil die Entwicklung des WAMIS als selbständige wissenschaftliche Arbeit abgeschlossen ist. Teilgebiete des WAMIS werden in den nächsten Jahren schrittweise in ihrer Funktion (nicht in der Art der Implementierung) an den Spitalserhalter (Magistratsdirektion-

Automatische Datenverarbeitung; MD-ADV) übergeben werden und die
Aufgaben des IMC werden danach völlig in autonomer und in klinik-
unterstützender Forschung und Lehre beruhen.

In den Jahren des Einsatzes von Computern in der klinischen Medizin
(in Wien ab 1966/67) wurde viel über die Möglichkeiten, den Nutzen
oder die Schädlichkeit dieser Entwicklung diskutiert. Heute, nach
fast zwei Jahrzehnten praktischer Beschäftigung mit Computerappli-
kationen in allen Bereichen der Medizin hat sich die Überzeugung
durchgesetzt, daß moderne Methoden der Informatik und der Prozeß-
steuerung viel Positives zum Wohle des Patienten beitragen. Es gab
in Wien kaum ernstliche Bedenken, daß Maschinen den Arzt oder die
Krankenschwester aus ihren wesentlichen Funktionen verdrängen
könnten; allerdings dort, wo ein Computer den Menschen ersetzen
kann, dort sollte er es auch tun, um die ungeheure Ausweitung der
klinischen Medizin auf ein beherrschbares Ausmaß zu reduzieren. Dies
ist der Informationsverarbeitung auch in der Medizin schon teilweise
gelungen.

Mit dem überproportionalen Anstieg der Kosten für die Gesundheitsbe-
treuung der Bevölkerung wird nicht nur die Straffung der Administration durch Computer, sondern auch eine sehr vorsichtige Evidenz der
medizinischen Leistungen vertretbar und bald notwendig werden. Diese
- von ärztlicher Seite nicht ganz zu unrecht gefürchtete - Kontrollmöglichkeit muß sicher so begrenzt werden, daß die vom Arzt als optimal angesehene Betreuung nicht gefährdet wird. Diese Gefahr besteht
bereits heute, wie WAMIS beweisen könnte. Die Grenzen der Kontrollen
festzulegen ist sicherlich eine schwierige, letztlich politische
Entscheidung. Die Realisierung geht u.a. von Krankenhausinformationssystemen aus.

Der Aufnahme des Routinebetriebes ging eine intensive dreijährige
Entwicklungs- und Testphase an der II.Universitätsklinik für Gastroenterologie und Hepatologie voraus, die auf achtjährigen Erfahrungen
mit einem namenlosen Off-line-Betrieb an mehreren Universitätskliniken beruhte. Die in medizinischen Bereichen hochspezialisierten
Batch-Versionen wurden nach 1975 rasch in das Teleprocessingsystem
übergeführt; weitere praktische Erfahrungen wurden und werden fortlaufend integriert.

WAMIS muß als modulares System bezeichnet werden, das eigentlich
nicht zu einer Komplettierung gelangt ist - und auch nicht so
konzipiert wurde: Es wäre für die Realisierung neuer Wünsche jederzeit offen.

Es handelt sich um ein (im wesentlichen) rein patientenbezogenes
Informationssystem. Es ergibt sich daraus als wesentliches Problem:

- die Aufgabe des besonders heiklen Datenschutzes und

- die Aufgabe der Sicherung der Daten vor Verlust unter alltäglichen
  und in kritischen Situationen.

Der Einsatz von Krankenhausinformationssystemen, die (Teile der)
Krankengeschichten enthalten, bedarf besonderer Überlegungen des
Datenschutzes. Vor unbefugter Kenntnisnahme sind nicht nur das Ergebnis der Untersuchungen und der Therapie etc. zu schützen, sondern
in vielen Fällen auch schon die Tatsache, daß der Patient mit einer
bestimmten Institution (z.B. Psychiatrie) überhaupt in Berührung ge-
kommen ist. Es gibt daher auch im medizinischen Bereich verschiedene
Ebenen der Schutzwürdigkeit. Andererseits soll dieses Instrument
(ein integriertes computerunterstütztes Informationssystem) auch zu
sinnvoller klinischer Forschung herangezogen werden können, sodaß
ein allgemein vertretbarer Kompromiß zwischen dem Schutz von individuellen medizinischen Daten und deren Offenlegung für die Forschung
gefunden werden muß. Im Zweifelsfalle sind unseres Erachtens die
Rechte des Einzelnen auf persönliche Anonymität höher zu werten als
die Intentionen der Forschung, wenn diese nur durch Bruch der Anonymität möglich wäre; es besteht jedoch kein Einwand gegen die Verwendung klinischer Daten, wenn diese einem bestimmten Individuum
nicht zugeordnet werden können.

Die Betriebsordnung des Rechners am IMC, der diesem als Instrument
für Forschung und Lehre übergeben wurde, stützt sich voll auf das
Datenschutzgesetz 1978.

Darüber hinaus war aber schon vor diesem Zeitpunkt der Schutz von
persönlichen Daten einzelner Patienten dadurch gewährleistet, daß
der Vorstand des IMC ein praxis-berechtigter Arzt ist und damit das
Ärztegesetz 1949 zum Tragen kommt: Die ihm nachgeordneten Mitarbeiter
sind ebenso zu Verschwiegenheit verpflichtet wie etwa nachgeordnete
Ärzte in einem Krankenhaus oder das Personal in einer Ordination.

Es kommt außerdem hinzu, daß die Mitarbeiter Beamte sind, die der
Amtsverschwiegenheitspflicht nach dem Beamtendienstrechtsgesetz 1979
unterliegen.

Die patientenbezogenen Daten sind überdies durch das Krankenanstal-
tengesetz 1957 geschützt, da die Krankenbetreuung im Rahmen des Allgemeinen Krankenhauses der Stadt Wien durch die Universitätskliniken
erfolgt.

Nach fast zwanzigjährigem Bestehen des IMC kann man als weiteres wichtiges konkretes Argument für die Sicherheit des Datenschutzes das Vertrauen zu der menschlichen Komponente des hier tätigen Personals nennen, das sich der Verantwortlichkeit seiner Augabe vollauf bewußt ist.

Da eine psychiatrische Betreuung immer noch mit einem Odium behaftet ist, werden die persönlichen Identifikations-Codes der Psychiater, die den Zugang zum spezifischen Sektor der Datenbank ermöglichen, von diesen selbst verwaltet und vergeben. Es ist daher weder dem unbefugten medizinischen noch dem technischen Personal möglich, Namen von solchen Patienten zu erfahren. Dies bringt einen voraussehbaren Nachteil, auch für den Patienten, mit sich: Etwa wenn ein der Psychiatrie bekannter depressiver Patient bewußtlos in eine interne Klinik eingeliefert wird, so ist durch WAMIS ohne Mithilfe eines befugten Psychiaters diese Vorerkrankung mit dem Risiko des Suizids nicht zu eruieren. Diesen Nachteil haben wir bewußt akzeptiert, um das Vertrauen der Patienten zu Ärzten, die mit Computern arbeiten, nicht zu gefährden.

Eine sicher nicht nur lokale Besonderheit des Datenschutzes, d.h. die <u>Furcht vor wissenschaftlichem Plagiat</u>, mußte besonders berücksichtigt werden. In erster Zeit standen nämlich massive Bedenken vieler Kliniker, daß die von ihnen in mühseliger Arbeit gesammelten Daten durch andere klinikeigene oder klinikfremde Teilnehmer am WAMIS unbefugt für wissenschaftliche Zwecke verwendet werden könnten. Dies war vorauszusehen, sodaß die Datenbank primär in Sektoren eingeteilt wurde, die den einzelnen Kliniken und Instituten zugeordnet sind; deren Inhalt kann nur von autorisierten Mitarbeitern über die der Klinik zugeteilten Bildschirme abgerufen werden.

Um aber die Netzwerkfunktion des WAMIS für die Betreuung der Patienten ausnützen zu können, wurde vereinbart, daß gewisse Informationen (z.B. die Tatsache der Hospitalisation oder die Enddiagnosen und Risikofaktoren etc.) dann einer Klinik ohne Rückfrage zur Verfügung gestellt werden, wenn dieser Patient an der Klinik zur Betreuung (ambulant oder stationär) aufgenommen wird. Dies wird registriert, sodaß die Spur der Zugriffe auf bestimmte Daten im Sinne des Datenschutzgesetzes rückverfolgt werden kann.

Dieses Vorgehen entspricht annähernd dem Entlehnen der konventionellen Krankengeschichte auf dem üblichen Dienstweg oder der auf Vertrauensbasis beruhenden telefonischen Kommunikation zwischen den Kliniken. Die EDV-Lösung hat sich sowohl ökonomisch als auch in der Beschleunigung der medizinischen Entscheidungen sehr bewährt; Klagen, den Datenschutz betreffend, sind bisher nicht bekannt geworden.

Selbstverständlich läßt WAMIS die Möglichkeit offen, von dazu autorisierten Personen globale wissenschaftliche Auswertungen anonymisierter Daten an der eigenen Klinik durchzuführen. Solche Studien sind

grundsätzlich auch klinikübergreifend möglich, allerdings nur nach
Zustimmung der für die Teilbereiche verantwortlichen Ärzte und nur
mit den technischen Hilfsmitteln des IMC selbst. Alle kliniküber-
greifenden Studien müssen von den beteiligten Klinikvorständen und
vom Vorstand des IMC genehmigt werden.

Die <u>Datensicherung</u>, d.h. der Schutz der einmal gespeicherten Daten
vor der willkürlichen oder ungewollten Zerstörung, etwa durch fehlerhafte Programme, Irrtümer der Operatoren, Stromausfall und Maschinen-
schaden, Wasser und Brand, Diebstahl etc. wurde perfektioniert. Eine
kurzfristige Sicherung ist durch eine schriftliche Zwischenstufe bei
der Dateneingabe, durch den Ausdruck von (Teilen der) Krankengeschichten langfristig zusätzlich gegeben; gleiches gilt für die
Resultate wissenschaftlicher Auswertungen.

Die <u>Reihenfolge des Vorgehens</u> bei der Implementation des WAMIS war

- zunächst das Sammeln und Speichern patienten-bezogener klinischer
  Daten,
- dann die Schaffung von wissenschaftlichen Auswertungssystemen, die
  mit den Daten dieses Informationssystem operieren.

Eine der wichtigsten Entscheidungen, die allgemein und klinikspezifisch getroffen werden mußten, war die Festlegung der <u>Grundsätze für
die Auswahl von Daten</u> und Informationen, die im WAMIS aufgenommen
werden sollen.

Da vor mehr als zehn Jahren nicht vorauszusehen war, welche Daten in
die spätere klinische Forschung einfließen würden, entschloß man sich
zunächst, alle klinischen Daten, soweit sie computergerecht erfaßbar
sein würden, auch tatsächlich zu dokumentieren. Dieser Wunsch gilt
auch heute noch, obwohl die praktische Erfahrung viele Abstriche er-
zwungen hat. Grundsätzlich tendiert die heutige Forschung mehr zu
vorher definierten, computergerecht gestaltbaren prospektiven Studien als zu retrospektiven Auswertungen; letztere werden allerdings
für viele Fragen (etwa der Epidemiologie) nach wie vor relevant
bleiben.

Zu den wichtigsten Informationen, die über einen Patienten in einer
wissenschaftlichen Datenbank gespeichert werden müssen, gehören seine Identifikation sowie die bei der Entlassung gestellten Diagnosen,
da diese den Ausgangspunkt für viele weitere Ermittlungen darstellen.

Die Identifikation des Patienten umfaßt Einzeldaten, die nicht nur
den Kranken eindeutig als ein bestimmtes unverwechselbares Individuum charakterisieren müssen, sondern die mindestens auch den Ort
und den Zeitpunkt seiner Betreuung festhalten. Sowohl für die wissenschaftliche Auswertung als auch für die Betreuung des Patienten
sollten auch weitere persönliche Informationen (Adresse, Stand,
Glaubensbekenntnis etc.) bei der Erstaufnahme gespeichert werden.
Daten, die der reinen Spitalsverwaltung dienen, werden im WAMIS
nicht aufgenommen.

Das Identifikationssystem hat sich entsprechend den Erwartungen bewährt: Eben entbundene Drillinge konnten ebenso eindeutig zugeordnet
werden wie mehrfach verheiratete eineiige Zwillinge, die zufällig mit
gleicher Krankheit in benachbarten Betten behandelt wurden.

An großer Zahl von Patienten noch nicht erprobt ist das Identifikationssystem bei manchen ausländischen Patienten, wenn etwa bei nicht-
fixierter Transliteration der Familiennamen das Geburtsdatum unbekannt ist und das Alter bei jeder Aufnahme verschieden angegeben
wird (z.B. bei arabischen Patientinnen); die bisher aufgetretenen
Probleme ließen sich durch Rückfragen klären.

Die Erfassung der (Entlassungs-) Diagnosen ist ein Problem von ganz
besonderer Bedeutung aber auch Schwierigkeit. Es ist trotz jahrelan-
ger weltweiter intensiver Bemühungen nicht gelungen, alle bekannten
Diagnosen (mit ihren Synonyma) in eine Systematik einzuordnen, die
allgemein anerkannt, im Alltag brauchbar und zudem computergerecht
wäre. Die Hauptschwierigkeit im Alltagsbetrieb stellt sich folgendermaßen dar:

- Läßt man die Aufzählung aller vorhandenen Krankheiten eines bestimmten Patienten in freier Formulierung (i.e. mit willkürlicher
  Nomenklatur) zu, so erreicht man damit (meist) eine vollständige
  und genaue Beschreibung der Gesundheitssituation. Gelingt es, diese
  Diagnosen im Computer nach bestimmter Systematik zu erfassen, so
  sind die Angaben auch wissenschaftlich auswertbar. Die praktische
  Schwierigkeit liegt jedoch darin, daß eine immense Zahl von Synonyma verwendet wird, die bei ihrer ersten Dokumentation von einem er-
  fahrenen Arzt in die gewählte Systematik eingeordnet werden müssen.

- Die andere Variante besteht darin, daß anhand eines Kataloges nur
  bestimmte Formulierungen für eine bestimmte Situation (Diagnose,
  Operation etc.) verwendet werden dürfen. Dies führt erfahrungsgemäß unweigerlich dazu, daß unwichtig erscheinende Begriffe weg-
  gelassen werden, um sich die Arbeit des Nachschlagens zu ersparen.
  Die wissenschaftliche Auswertbarkeit, die bei der Überlastung durch
  die tägliche Routine kaum im Auge behalten wird, kann dadurch beträchtlich eingeschränkt werden. Die computergerechte Erfassung
  ist selbstverständlich viel einfacher.

Über beide Verfahrensweisen existieren Erfahrungen. So wurden an
einer internen Klinik mit teils allgemeinem, teils speziellem medizinischen Auftrag bei rund 3.000 Patienten mehr als 40.000 Diagnose-
formulierungen verwendet, wobei manche Hauptbegriffe bis zu 15 Synonyma hatten. Alle diese Texte wurden einem bestimmten Codesystem zugeordnet, sodaß ein Synonyma-Thesaurus entstand. Dies war nur durch
tägliche Aufarbeitung über Jahre hinaus realisierbar. Das Ergebnis
ist ein wissenschaftlich brauchbares Dokumentationssystem von Diagnosen, das nur mehr selten ergänzt werden muß.

Auch die andere Vorgangsweise (mit vorgegebenen Formulierungen) hat
sich jedoch bewährt, wie die jahrelange Erfahrung an den chirurgischen Universitätskliniken mit selbstgeschaffenen Systemen von Diagnosen, und Therapie-Schlüsseln gezeigt hat. Sie können offenbar sehr
elastisch im täglichen Betrieb eingesetzt werden und sind zureichend
genau für die wissenschaftliche Auswertung.

Es ist daher die Entscheidung, nach welchem Prinzip die Diagnosen
(im speziellen Fall auch die Therapien) dokumentiert werden sollen,
der jeweiligen Situation, nämlich dem Ziel (Wissenschaft oder
Administration) und der Motivation resp. den Möglichkeiten der
Mitarbeiter anzupassen.

Unsere Präferenz gilt der Formulierung der Diagnosen im freien Klartext, wenn an eine spätere wissenschaftliche Auswertung gedacht wird;
die analytischen Möglichkeiten des Computers sind aber hierbei voll
einzusetzen. Eine Vorgangsweise, die nicht zur Weglassung verleitet,
dürfte auch dort sinnvoll sein, wo etwa anhand der Enddiagnosen die
Kosten, die Prognose etc. von Interesse sind. Die Fixierung auf ein
bestimmtes Codesystem (ICD der WHO, KDS von IMMICH, SNOMED etc.) ist
dabei primär nicht entscheidend.

Die weiteren <u>Elemente einer Krankengeschichtendokumentation</u> wurden
den ans WAMIS angeschlossenen Kliniken zur freien Auswahl überlassen,
die nach den verschiedensten Kriterien, beginnend mit dem Interesse
von Einzelpersonen bis zu den spezifischen Eigenheiten des Faches,

erfolgte. Dementsprechend bestehen die computerisierten Krankengeschichten mancher Kliniken nur aus der Identifikation und den Entlassungsdiagnosen, andere Kliniken verfügen über fast vollständige
Krankengeschichten, die auch andere Befunde (Labor, Röntgen, Histologie etc.), ja sogar die Anamnese in Schlagworten, enthalten.

Auch die <u>Anordnungen</u>, bestimmte Untersuchungen oder Therapien durchzuführen, wurden weder ihrer Zahl noch ihrer Form noch der (Com-
puter-) Konsequenzen nach besonders reglementiert.

In den Jahren der Batch-Version unseres medizinischen Informationssystems wurde eine Reihe von Formularen (für besondere Zwecke auch
optische Markierungsbelege) entwickelt, auf denen die Daten festgehalten wurden, bevor sie in den Computer (z.B. in der Anfangsphase
über Lochkarten) eingegeben wurden. Diese <u>schriftliche Zwischenstufe</u>
hat sich sehr bewährt,

- weil sie eine Art von Datensicherung darstellt,
- weil die Eingabe auf einen späteren Zeitpunkt verschoben werden
  kann und
- weil die Daten kontrolliert werden können (etwa Anordnungen bei
  der Visite).

Der Nachteil liegt in der Schwerfälligkeit der off-line Verarbeitung, denn im Fehlerfall müssen Rückfragen getätigt werden, die
große Zeitverzögerungen bei der endgültigen Computereingabe zur
Folge haben. Die Verwendung von on-line angeschlossenen Bildschirmen
mit interaktiver Kontrollmöglichkeit hat hierbei zu wesentlichen
Verbesserungen geführt.

Diese schriftliche Zwischenstufe wurde deshalb auch im WAMIS beibehalten.

Der Übergang von freier Mitschrift der Anordnungen bei der Visite zu
formatiertem Vorgehen war für die Schwestern völlig problemlos. Auch
die Arbeit am Bildschirm selbst wurde durchaus von allen Mitarbeitern
erlernt und akzeptiert, wenn sie nur dazu primär bereit waren; einzelne ältere Mitarbeiter haben sich spontan im Laufe der Zeit von
den Vorteilen überzeugt. Dies gilt sowohl für die Ärzte als auch für
Krankenschwestern und Laborantinnen. Es wurde selbstverständlich angestrebt, die Bedienungsvorschriften der Bildschirme und deren Über-
sichtlichkeit so einfach und überschaubar wie möglich zu gestalten.

Die Vorstellungen, daß man durch breiten Einsatz von Terminals Personal einsparen könnte, entspricht nicht unseren Erfahrungen: Es zeigte
sich, daß früher oder später an allen im Alltagsbetrieb intensiv
arbeitenden Stellen Dokumentationsassistentinnen (oder Sekretärinnen)
die Bildschirmeingabe durchführen mußten. Es war aber möglich, entweder die Arbeit im gesamten zu erleichtern oder den Durchsatz zu
steigern.

Die Bereitschaft, mit dem Computer zu arbeiten, ist nur dann auf
Dauer gegeben, wenn für den unmittelbaren Benützer eine <u>Arbeitser-
leichterung evident</u> ist. Dies ist eine der <u>wichtigsten Grundsätze</u>
für eine erfolgreiche Realisation.

Die Nützlichkeit im Alltagsbetrieb ist manchmal nicht sofort zu
sehen, besonders in der Einführungsphase. Es hat sich daher bewährt,
bei jedem Anschluß einer neuen Klinik einen für die Computerisierung
<u>verantwortlichen Arzt</u> zu nominieren, der Interesse und Durchschlags-
kraft sowie die erforderliche Diplomatie besitzen muß. Er ist für
die klinikspezifischen Tätigkeiten (z.B. Art und Form der Anordnungen, der Dokumentationen etc.) in medizinischer Hinsicht verantwort-
lich und garantiert den Kontakt zum IMC.

WAMIS kann auch <u>Kontrollfunktionen</u> übernehmen, was manchmal wün-
schenswert sein mag, doch sind die Möglichkeiten in der Praxis
zweifellos limitiert. Dafür gibt es viele Beispiele und Argumente:

- Die manchmal fehlende klinische Relevanz hat sich z.B. an der
  Plausibilitätsprüfung der EKG-Befundung gezeigt.

  Die ersten Versuche in dieser Richtung mit optischen Markierungsbelegen haben eine Rückweisungsrate von 70% mit sich gebracht
  (wegen Unvollständigkeit, logischer Widersprüche etc.), die zu
  einer wesentlichen Verzögerung in der Befundausfolgung geführt hat.
  Die Lockerung der logischen Kontrollen hat später zu einer geringen
  (5%) Beanstandung geführt, aber auch diese hat sich im Alltagsbetrieb als störend erwiesen.

- Der Widerstand des Personals wurde z.B. beim Versuch offenkundig,
  fixe Zeitpläne einzuführen (etwa die Reservierung der Unter-
  suchungsräume etc.).

  Nicht nur gab es begründbare und berechtigte Klagen über die Un-
  elastizität des Systems (z.B. bei Ausfall der Untersuchungen),
  es wurden durch die Terminisierung verständlicherweise auch das
  persönliche Selbstwertgefühl und die Verantwortlichkeit (für eine
  optimale Zeiteinteilung) getroffen.

- Die Realisierung einer Verbesserung nach Auswertung der Kontroller-
  gebnisse hat sich ebenfalls als eigenes Problem erwiesen.
  Bewährt haben sich Kontrollen etwa im Laboratorium, bei der Qualitätskontrolle, bei der Arbeitseinteilung etc.
  Die Registrierung der nicht-erledigten Entlassungsbriefe hat zwar
  dazu geführt, daß kaum noch Zuweisungen ohne Antwort bleiben und
  daß über die Fülle der Arbeit eine dokumentierte Übersicht geschaffen wurde. Die Konsequenzen waren eher allgemeiner Natur, die
  individuelle Urgenz erwies sich auf die Dauer als eher mühselig.

Entsprechend dem Grundsatz, daß sich das Instrument (der Computer)
der Aufgabe (der praktizierenden Medizin und der Wissenschaft) unter-
zuordnen habe, wurde eine gewisse Großzügigkeit bei der Zusage von
Realisationen abgeleitet; dies hat gelegentlich zu einer sinnlosen
Vielfalt der Wünsche geführt.

Die vorsichtig auszusprechende Erkenntnis daraus ist, daß bei allen
zukünftigen Neuentwicklungen ein medizinischer Koordinator über allen
Entwicklungen stehen sollte, der befugt ist, sowohl den Individualis-
mus der Mediziner auf einen (selbstverständlich nicht zu kleinen)
Nenner zu bringen als auch in der Lage ist, den durch die Ausbildung
eingebrannten Hang der Informatiker zur Plausibilität und strengem
Formalismus geduldig in Verständnis der medizinischen Gegebenheiten
überzuführen.

Gegenstand der <u>wissenschaftlichen Auswertungen</u> sind im WAMIS und in
seinen Zweigen patienten-bezogene Daten und Informationen:

- Sie werden in den (Statistik-) Systemen WAMAS, SAS und WAMASTAT bearbeitet,
- sie fließen on-line und off-line in die verschiedenen Expertensysteme ein und
- sie bilden die Grundlage für autonome Forschungen des IMC auf dem
  Gebiete der Compartmentanalyse, der Pharmakokinetik, der Simulation verschiedener physiologischer Vorgänge etc.;
- zusätzlich werden, teilweise mit dem WAMIS verknüpft, nicht direkt
  patienten-bezogene, der klinischen Praxis und der Wissenschaft
  jedoch dienende Informationssysteme (etwa über toxische Effekte,
  über Literatur etc.) angeboten.

Die <u>biometrische Auswertung</u> der am Institut computergerecht gespeicherten Daten erfolgte schon im Vorläufer des WAMIS, in der ersten
Batch-Version, die ab dem Jahre 1967 an mehreren Kliniken im Einsatz
war. Mit dem Ausbau des On-line-Systems ab 1975 und mit dem Zuwachs

der an Bildschirmen durchführbaren (vornehmlich) statistischen Auswertungsmöglichkeiten verschob sich allmählich das wissenschaftliche Procedere vom zentralisierten Betrieb am Institut in die Peripherie der Universitätskliniken und Institute.

Zum 15jährigen Bestand des IMC 1983 wurden cirka 1.400 wissenschaftliche Einzelprojekte, die durch Mitarbeiter des IMC für verschiedene Institute und Kliniken durchgeführt wurden, registriert; es ist nicht bekannt, wieviel Arbeiten tatsächlich publiziert worden sind. Die Zahl der größeren und kleineren Untersuchungen und Voruntersuchungen über die On-line-Systeme liegt in der Größenordnung zwischen 1.200 und 1.500 pro Jahr. Auch hier ist nicht bekannt, wieviele davon zur endgültigen Reife und Publikation gelangten.

In wenigen Jahren werden Expertensysteme wesentlicher Bestandteil von medizinischen Informationssystemen sein. Aus diesem Grunde und aus rein wissenschaftlichem Interesse wurde sehr frühzeitig mit der Planung und Implementierung von computerunterstützten Diagnosesystemen am IMC begonnen.

Daten und Informationen aus dem WAMIS werden in die Diagnosesysteme CADIAG-1 und CADIAG-2 zur Verarbeitung und epikritischer Beurteilung übertragen. Obwohl diesen Projekten relativ viel Arbeitskapazität gewidmet wurde, bestanden doch nie Zweifel darüber, daß alle Expertensysteme wohl eine große aber doch nur limitierte Bedeutung für die praktizierende Medizin haben werden: Sie können nie in die Bereiche vorstoßen, die der eigentlichen ärztlichen Kunst des Ermessens und des Erfühlens zugehören.

Die Einführung der wissenschaftlichen On-line-Auswertungssysteme hat zu vielen Anträgen um neue Anschlüsse an das WAMIS geführt. Dies betraf einerseits Erweiterungen an einzelnen Kliniken, weiters die Aufnahme bisher nicht computerisierter Institutionen sowie die Ankoppelung von kleineren Rechnern, die bereits an einzelnen Kliniken und Instituten vorhanden waren; damit sollen die in der Regel größeren Auswertungsmöglichkeiten des WAMIS nutzbar gemacht werden. Besonders die beiden letzteren Aufgaben verlangen relativ große organisatorische und analytisch-programmtechnische Vorarbeiten.

Das Wachstum vom WAMIS in der Zahl der Benutzer und in der Vielfalt der Applikationen hat kontinuierlich personelle und maschinelle Änderungen notwendig gemacht.

Die Erhöhung der Rechnerkapazität bei fast gleichbleibendem Budget
wurde durch strengste Kalkulation nach Ausschreibung und Testung,
durch Übergang zur Mixed-Hardware und vor allem durch die ganz
wesentliche Verbilligung der Hardware selbst ermöglicht. Daneben
haben einzelne Kliniken nach Erkenntnis der Nützlichkeit aus eigenem
periphere Geräte angeschafft und angeschlossen.

Da seit 1974 auch die Zahl der Mitarbeiter am IMC nicht vermehrt werden konnte, war eine laufende Umschichtung der Arbeit zwischen Projektierung, Implementierung und Wartung des WAMIS einerseits und der
eigentlichen autonomen Forschungsarbeit des IMC andererseits notwendig.

Die Projektierung und der laufendende Betrieb des WAMIS haben bisher
etwa 50 Mannjahre beansprucht. Darin nicht enthalten sind die Sonder-
wünsche einzelner Kliniken, die sich für bestimmte Problemlösungen
eigene Analytiker und Programmierer, teilweise langfristig, ange-
stellt haben; dies ist ein Weg, der nach unserer Erfahrung sehr zu
empfehlen ist.

Die laufende Wartung verlangt von seiten des IMC die ständige Dele-
gierung von zwei Mitarbeitern, denen die verschiedensten Aufgaben ob-
liegen: Von komplexen Problemen der Systemanalyse bis zum Austausch
defekter Lichtstifte.

Die Zuverlässigkeit des WAMIS ist weitestgehend vom Rechner abhängig
und aus den Operator-Protokollen erkennbar. Die den Kliniken zur Verfügung stehende Betriebszeit von 7.30 Uhr bis 19.00 Uhr (teilweise
22.00 Uhr) wurde in den letzten Jahren zu weniger als 1% allgemein
unterbrochen.

Eine hohe Betriebssicherheit ist notwendig, da Stockungen im Krankenhausbetrieb, etwa in den Ambulanzen oder Laboratorien, weder von
Ärzten und Schwestern noch Patienten toleriert werden. Der natürliche Tagesablauf des Krankenhausbetriebes führt zu Spitzenbela-
stungen, die nicht durch organisatorische Maßnahmen ausgeglichen werden können; das Maximum der Belastung liegt etwa zwischen 10.00 Uhr
und 16.00 Uhr.

Die Auslastung der CPU des Rechners des IMC im gesamten Tagesdurch-
schnitt betrug 1984 72%. Am späten Vormittag und frühen Nachmittag
war sie stets über 85%, erreichte mehrmals täglich 100%.

Unter Berücksichtigung der Stoßzeiten des Betriebs war es daher notwendig, den einzelnen Transaktionen Prioritäten zuzuordnen, um die
psychologische Toleranz der Ärzte an den Bildschirmen nicht zu über-
strapazieren. Erfahrungsgemäß stellen zwei Sekunden ein Maximum der
Response-Zeit dar, wenn nur wenige Auskünfte oder Eingaben hintereinander erfolgen sollen. Werden aber längere Bildschirmsequenzen
notwendig, so werden Response-Zeiten von höchstens einer Sekunde
akzeptiert. Wartezeiten von fünf Sekunden werden ungern toleriert,
zehn Sekunden werden nachhaltig abgelehnt. Nur bei der Literatursuche, bei größeren Statistikprogrammen und bei graphischen Darstel-
lungen werden Response-Zeiten zwischen dreißig Sekunden bis zu einer

Minute (kaum länger!) als notwendig angesehen. Diese Transaktionen
haben daher einen nachgeordneten Rang, was sich jedoch nur in
Stoßzeiten bemerkbar macht.

Die weitere Entwicklung ist durch zwei Faktoren vorgegeben:

- Grundsätzlich wird die in wenigen Jahren bevorstehende Übersiedlung
  der Universitätskliniken in den Neubau des Allgemeinen Krankenhauses eine Aufteilung der Aufgaben zur Folge haben. Die EDV-
  Unterstützung der Patientenbetreuung wird an die MD-ADV übergehen,
  die computergemäße Unterstützung der klinischen Lehre und Forschung
  wird durch das IMC erfolgen. Die Funktionen des WAMIS im engeren
  Sinne (computergerechte Patientenauskunft) werden daher nicht mehr
  betrieben werden, sondern das IMC wird die für die Forschung relevanten patientenbezogenen Informationen von der MD-ADV erhalten.

- Praktisch wird diese Übergabe allerdings ebenso stufenweise erfolgen wie die Übersiedlung der einzelnen Kliniken in die neuen Ge-
  bäude selbst. Für einige Jahre wird daher WAMIS noch weiter in
  Betrieb bleiben müssen.

Die Zahl der Benützer ist jedoch weiter im Steigen, dadurch nimmt
auch die Belastung der Rechenanlage progressiv zu. Es ändert sich
auch die Benutzung selbst: Waren es früher vorwiegend interaktive
Arbeiten wie Editieren von Dateien und Ansehen von Listen über Bildschirm, so sind es jetzt immer mehr CPU-aufwendige komplexe Anwendungen, vor allem wissenschaftliche Studien, die die Belastung stark
ansteigen lassen. Der Anschluß von Kleinrechnern führt nur zum Teil
zu einer Entlastung, da gerade die aufwendigen Applikationen (z.B.
große statistische Auswertungen) vorwiegend auf dem Zentralrechner
durchgeführt werden müssen. Daraus ergibt sich für die nächste Zukunft (Ende 1985) ein Engpaß, der die Erweiterung (auch) des zentralen Rechners erforderlich macht.

Durch diese schärfere Trennung der Aufgaben werden neue Kapazitäten
zur Verfügung stehen, die nicht mehr mit der Akquisition und Speicherung der Daten belastet sein werden, sondern die rein der Forschung
und Lehre dienen können. Unabdingbare Voraussetzung für die erfolgreiche Erfüllung der Aufgaben des IMC ist die Schaffung einer Verbindung zwischen der EDV-A der MD-ADV und jener des IMC in der
Weise, daß alle für die Forschung und Lehre relevanten patientenbezogenen Daten sofort on-line übermittelt werden. Entsprechende Vorarbeiten sind bereits im Gange und werden in absehbarer Zeit für
Teilbereiche auch implementiert sein.

Der alte Datenbestand, der bis dahin sicherlich die Krankengeschichten von 1 Million Patienten umfassen wird, wird dann ebenso
zur wissenschaftlichen Auswertung zur Verfügung stehen wie die neuen
Informationen, die (von der EDV-A der MD-ADV kommend) am IMC in eine
relationale Datenbank übernommen werden werden.

Die Konzeption einer <u>relationalen Datenbank</u> und die Implementierung
an einer Klinik (parallel zum Betrieb des WAMIS) ist bereits erfolgt.
Die nächsten Monate und Jahre werden der Überprüfung gelten, inwieweit dieses neue Datenbanksystem den komplexen wissenschaftlichen
Auswertungen gerecht wird, wenn es mit sehr großen Datenmengen belastet wird.

Die Einführung von Computern in die klinische Medizin stellt zweifellos einen Fortschritt dar. Der Fortschritt selbst hat jedoch zwei
Richtungen: Von wo er kommt und wohin er geht. Die Wiener Medizinische Schule, die jetzt mit dieser Entwicklung konfrontiert ist,
war immer durch eine besondere Hinwendung zum Patienten charakterisiert. Der mehr als zehnjährige Einsatz einer neuen Technologie
hat gezeigt, daß das Fortschreiten in die Zukunft dieses alte Ideal
keineswegs zerstören muß, sondern daß die Computermedizin ein
Instrument sein kann, das bei weiterer rascher Entwicklung der Medizin den am Krankenbett Tätigen die notwendige Freiheit für die Zu-
wendung zum Patienten sichern kann. Die Medizin als Wissenschaft hat
durch den Einsatz von Computern sehr große Impulse erhalten.

Abschließend soll den vielen Mitarbeitern am IMC, die direkt und
indirekt an der Entwicklung und am Betrieb des WAMIS mitgewirkt
haben, große Anerkennung ausgesprochen werden. Diese Arbeit hat viel
an wenig honoriertem Idealismus verlangt. Aufrichtiger Dank sei auch
den vielen Ärzten, die mitgearbeitet haben, ausgesprochen. Die
gegenwärtigen und die früheren Mitarbeiter sind in den folgenden
Seiten genannt.

Liste der derzeit aktiven Mitarbeiter des IMC

*	Dipl.Ing.Dr. K.-P. ADLASSNIG	01.09.76	Systemanalytiker
	Theodor BROUCEK	01.09.76	Systemoperator
	Ecaterina DODU	01.02.84	Dokum.Assistent
*	Dipl.Ing. Wolfgang DORDA	01.09.74	Chefsystemanalytiker
*	Gerhard GINZLER	01.10.73	Leiter der Software
*	Eva GRABER	01.10.73	Programmierer
*	Dr. Helmut GRABNER	01.11.66	Wiss.Leiter
*	Ingrid GRILL	01.10.80	Programmierer
	Ilse GRÖGER	07.01.75	Programmierer
*	Dipl.Ing. Peter GRÖSSER	12.03.79	Leiter d. Verarb.
	Christine HAY	14.01.74	Chefsekretärin
	a.o.Prof.Dr. Wolfgang HORAK	26.04.84	Oberarzt
*	Dipl.Ing. Brigitte LAMINGER	01.04.83	Univ.Assistent
*	Franz LIPOMERSKY	03.07.78	Systemprogrammierer
	Johann LISZT	02.12.74	Systemoperator
*	Dr. Alois MARKSTEINER	01.11.66	Cheforganisator
	Irene MATH	11.08.71	Datenerfassung
	Doris MUCHA	23.11.84	Jugendl./VB
*	Christian REICHETZEDER	01.10.82	Systemprogrammierer
	Waltraud RIEDL	03.11.75	Datenerfassung
*	Peter SACHS	05.11.73	Chefprogrammierer
	Johann SAUERMANN	04.11.74	Systemoperator
	Dipl.Ing.Dr. Ernst SCHUSTER	01.02.75	Univ.Assistent
	Georgine SEDIVY	12.03.73	Leiterin d. Datenerf.
	Sabine SEDLACEK	02.05.83	Datenerfassung
	Lieselotte STANGEL	12.03.73	Datenerfassung
	Frieda STIEGER	02.11.83	Operator
	Martha TRÖTZMÜLLER	01.08.67	Org.Assistent
*	Gottfried ULLMER	01.03.71	Organisator
*	Thomas VANOREK	14.08.81	Programmierer
	Monika WEIDHOFER-NEUNTEUFEL	01.03.71	Chefoperator
	Margarita WÖLS	01.09.81	Schreibkraft

*   Mitarbeiter an den Systemen WAMIS, WAMAS und WAMASTAT.

Liste der früheren Mitarbeiter des IMC

Dr. Christine BENTZA	15.10.66	31.03.67	Univ.Assistent
Helgard AFZAL-JÄNIG	01.01.67	30.04.71	Programmierer
Ilse ZBORIL	16.01.67	30.04.71	Locherin
Mag. Christine WÜRTH	01.02.67	06.03.72	wiss.Hilfsk.
Dr. Viktor SCHEIBER	01.03.67	31.03.72	Univ.Assistent
Dipl.Ing.Dr. Peter BAUER	03.05.67	30.06.70	Univ.Assistent
* Josef LEJHANEC	01.08.67	30.04.80	Techn.Leiter
Elfriede KALENDA	01.12.68	18.04.84	Org.Assistent
* Dr. Fritz DORAU	02.01.69	31.08.76	Univ.Assistent
* Prof.Dr. Günther VINEK	01.10.70	30.06.73	Leiter
Susanne EULER	01.12.70	31.12.73	Sekretärin
Georg NOVAK	15.05.71	29.02.72	wiss.Hilfsk.
Brigitte SCHÖRGENHOFER	08.06.71	31.10.71	Locherin
Franz GROSSENBERGER	01.07.71	15.08.71	Programmierer
Paul Frederik RENNERT	01.07.71	30.06.72	Programmierer
Rudolf RAMBERGER	16.08.71	30.09.71	Operator
Mag. Iris BERGMANN	15.09.71	15.05.76	Univ.Assistent
Gertraud FRANTAR	15.11.71	27.01.72	Locherin
Elisabeth CZONKA	14.02.72	31.12.72	Locherin
Alfred SCHÖBERL	15.03.72	31.08.74	Operator
* Dr. Johann BANCSICH	01.05.72	28.02.78	Techn.Leiter
* Wolf Dieter KITTEL	01.05.72	31.03.78	Systemprogr.
* Marianne PUCHNER	01.05.72	30.09.74	Programmierer
* Petra BOSAK	02.06.72	30.09.73	Programmierer
* Paul SZAWLOWSKI	17.07.72	30.09.79	Programmierer
Rosa KLEE	06.11.72	16.11.82	Schreibkraft
* Dipl.Ing. Reinhard GEIER	01.06.73	31.12.78	Univ.Assistent
Manfred HOBIGER	01.10.73	28.02.74	Operator
* Mag. Michael RUBIK	15.11.73	31.08.78	Programmierer
Herbert SCHÖBERL	01.03.74	30.11.74	wiss.Hilfsk.
Günther BERNHARD	01.03.74	30.09.74	Operator
* Dipl.Ing.Walter KOGLER	01.07.74	30.06.78	Univ.Assistent
Wilhelm STROHSCHNEIDER	01.10.74	30.11.84	Operator
Robert PAWEK	15.10.74	31.08.76	Operator
Alexander KORN	01.01.75	30.06.75	Werkvertrag/Progr.
Daniel REISCHER	01.01.75	30.06.75	Werkvertrag/Progr.

* Dr. Walter WOLF	03.04.78 - 31.12.82	Univ.Assistent
Walter RESCHL	02.10.78 - 31.07.84	System-Progr.
Margareta TOWIN	01.04.80 - 20.08.80	Programmierer
Heinz LAUFER	02.05.80 - 30.09.84	Programmierer
Claudia SCHRENK	03.11.80 - 30.04.83	Jug.Vertragsb.
Franz BLAHA	13.01.82 - 31.12.83	Werkvertrag/Progr.
Arnulf LIEBHART	09.12.82 - 31.03.83	Werkvertrag/Progr.
Manfred HOFSTÄTTER	08.08.83 - 07.09.83	Operator
Dipl.Ing. Franz SCHWARZ	01.02.84 - 31.03.84	Werkvertrag/Progr.
Andreas HATVAN	01.10.84 - 13.04.85	Programmierer

* Mitarbeiter an den Systemen WAMIS und WAMAS.

Adresse des Verfassers:
O.Univ.Prof.Dr.Georg Grabner
Institut für Medizinische Computerwissenschaften
Garnisongasse 13
A-1090 Wien/Österreich

Institut für Medizinische Computerwissenschaften, Universität Wien
Vorstand: Prof. Dr. Georg Grabner

TECHNISCHE VORAUSSETZUNGEN FÜR DAS MEDIZINISCHE INFORMATIONSSYSTEM W A M I S

Peter Grösser

1. Entwicklung

Das Eindringen von exakten Methoden der Naturwissenschaften in die
klinische Medizin in einer Zeit der stürmischen Entwicklung von
elektronischen Datenverarbeitungsanlagen führte unter O.Univ.Prof.
Dr. Karl Fellinger zur Gründung eines Rechenzentrums an der Medizinischen Fakultät der Universität Wien.

Die erste Computeranlage, eine IBM 360/30 mit 16 kByte Kernspeicher
wurde in den Jahren 1966/67 angeschafft und durch die "Rundfunkspende
der österreichischen Bevölkerung - Kampf dem Krebs - 1965" sowie
durch Unterstützung aus Bundesmitteln finanziert.

Die Rechenanlage war in kürzester Zeit voll in den Forschungsbetrieb
der Kliniken integriert und ausgelastet. Um den wachsenden Anforderungen gerecht zu werden, mußte die Zentraleinheit bis zum Jahre
1970 zunächst auf 32 kByte, dann auf 64 kByte Kernspeicher ausgebaut
werden. Die Plattenperipherie IBM 2311 wurde im genannten Zeitraum
verdreifacht.

Der erste Einsatz von Bildschirmen IBM 2260 erfolgte im Jahre 1970
mit dem Ziel, patientenbezogene Informationen direkt am Krankenbett
zu erfassen und im direkten Zugriff wissenschaftlich auszuwerten.

1973 hatte die Computeranlage ihre maximale Kapazitätsgrenze erreicht
und wurde im Rahmen eines Ringtausches, den das Bundesministerium für
Wissenschaft und Forschung zwischen drei wissenschaftlichen Institutionen organisiert hatte, durch eine Anlage IBM/370-145 mit 256

kByte Hauptspeicher ersetzt. Die zugehörige Plattenperipherie IBM
3330 mit insgesamt 600 Millionen Bytes, in Verbindung mit Bildschirmen IBM 3277 und Terminaldruckern IBM 3286 sowie ein Prozeßrechner
IBM S/7 ermöglichten den Aufbau eines für die medizinische Forschung
wesentlich besser geeigneten Rechner- und Informationssystems.

An der II. Univ.Klinik für Gastroenterologie und Hepatologie konnte
in der Folge mit der Testphase des Forschungsprogrammes Wiener
Allgemeines Medizinisches Informations-System (WAMIS) begonnen werden. WAMIS wurde als ein hochspezifisches medizinisches Datenbank-
und Informationssystem konzipiert, mit dem eingegebene Daten on-line
verarbeitet und gespeichert werden können, um daraus wiederum
on-line mit dem Applikationspaket Wiener Allgemeines Medizinisches
Auswertungs-System (WAMAS) klinische Forschungsergebnisse zu erarbei-
ten. Nach einem halbjährigen Probebetrieb in der 2. Jahreshälfte
1974 konnte am 01.01.1975 die Inbetriebnahme von WAMIS erfolgen und
der stufenweise Anschluß weiterer Kliniken und Institute der Medizinischen Fakultät vorgenommen werden.

Auf Grund des ständig steigenden Bedarfs an Rechenleistung hat das
Bundesministerium für Wissenschaft und Forschung im November 1977
die vorhandene Computeranlage gegen ein System IBM 370/148 mit
1 Megabyte Hauptspeicher ausgetauscht. Im Jänner 1980 wurde der
Hauptspeicher auf 2 Megabyte erweitert, wobei das ADV-Subkommitee im
Bundeskanzleramt empfohlen hatte, das gesamte EDV- System mit
Auslaufen der Mietbindung Ende 1981 neu auszuschreiben, um die
verbesserte Preis/Leistungssituation auf dem EDV- Markt zu nutzen.

2. Derzeitiger Stand der Hardware

Die öffentliche Ausschreibung der Hardware mit der dazu notwendigen
Betriebs-Software durch das Bundesministerium für Wissenschaft und
Forschung erfolgte im Juni 1980. Aus den Anboten wurde eine Konfigu-
ration gewählt, die ein optimales Preis/Leistungsverhältnis garan-
tiert: Von der Firma IBM wurden Zentraleinheit, Magnetplatten,
Systemdrucker, Kartenleser, TP-Steuereinheiten und die TP-Peripherie
ausgewählt; als zweckmäßigste Magnetbandeinheiten wurden jene der
Firma NAS angesehen.

Die neue EDV-Anlage wurde im Laufe des zweiten Halbjahres 1981 nach einem Stufenplan installiert.

Einzelne Komponenten wurden in den darauffolgenden Jahren entsprechend dem Ausbaukonzept ausgetauscht bzw. ergänzt. So wurde die Zentraleinheit 1982 auf ein Modell IBM 4341/M02 mit 8 Megabyte Hauptspeicher umgebaut, 1983 erfolgte eine weitere Aufstockung um 4 Megabyte (Modell IBM 4341/N02). Desgleichen wurde die Plattenperipherie von 3,3 Gigabyte Kapazität schrittweise auf insgesamt 14,12 Gigabyte ausgebaut /1/.

Die folgenden Abbildungen sollen die Entwicklung bzw. den heutigen Stand der Hardware der EDV-Anlage am Institut für Medizinische Computerwissenschaften dokumentieren.

So zeigen Abb. 1. den Verlauf der Hauptspeicherkapazität und Abb. 2. die Zunahme der Bildschirmterminals bzw. Terminaldrucker.

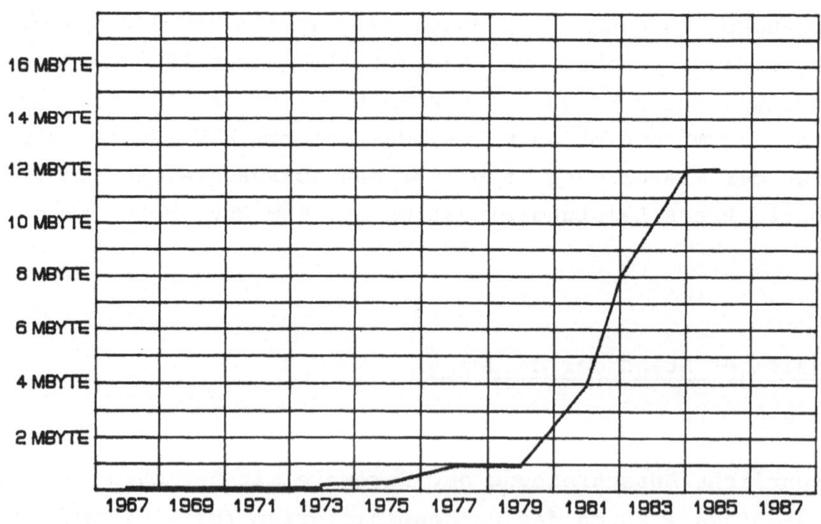

Abb. 1. : Entwicklung der Hauptspeicherkapazität

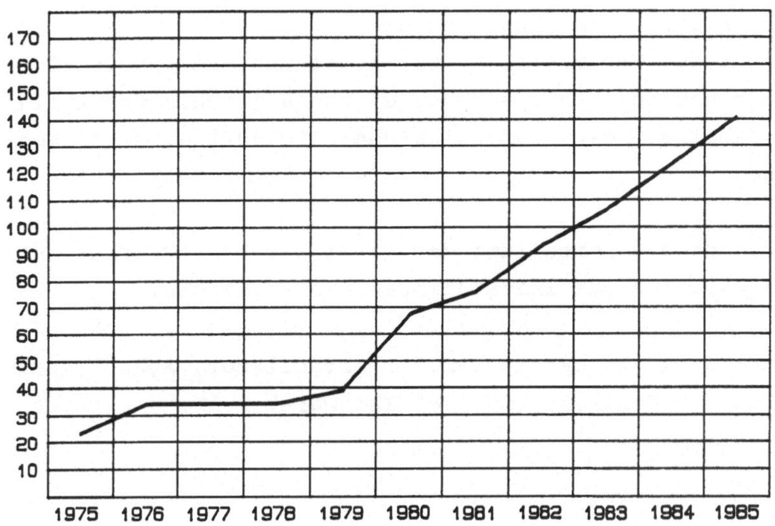

Abb. 2. : Anzahl der Bildschirme und Terminaldrucker (Summe)

Dekanat der Medizinischen Fakultät der Universität Wien
Neurologisches Institut
Institut für Neurophysiologie
Institut für allgemeine und vergleichende Physiologie
Institut für Medizinische Chemie
Institut für allgemeine und experimentelle Pathologie
Institut für Tumorbiologie-Krebsforschung
Hygiene-Institut
Institut für Gerichtliche Medizin
Institut für Klinische Chemie und Laboratoriumsdiagnostik
Kardiologische Universitätsklinik
Neurologische Universitätsklinik
Institut für Tiefenpsychologie und Psychotherapie
I.Univ.-Augenklinik
Universitätklinik für Kiefer- und Gesichtschirurgie
Universitätsklinik für Anästhesie und allgemeine Intensivmedizin
Universitätsklinik für Strahlentherapie
Universitätsklinik für Zahn-, Mund- und Kieferheilkunde
Institut für Humanbiologie
Anton-Proksch-Institut Kalksburg
Ludwig-Boltzmann-Institut für Rheumatologie und Fokalgeschehen Baden
Bundesinstitut für Gesundheitswesen

Tabelle 1.: Sonstige Auftraggeber ohne On-line-Anschluß

Nicht alle Kliniken und Institutionen, welche die Unterstützung durch
das Institut für Medizinische Computerwissenschaften in EDV-Belangen
in Anspruch nehmen, verfügen über eigene Bildschirmterminals und
Drucker. Tabelle 1 gibt Aufschluß über die Auftraggeber ohne On-line-
Anschlüsse.

In Tab. 2. ist die Aufteilung der Terminals bzw. Drucker auf die
einzelnen Kliniken und Institutionen wiedergegeben.

Die gesamte Hardware ist in Tab. 3. aufgelistet, Abb. 3. zeigt
schließlich die Konfiguration der Hardware.

Klinik/Institut	Bildschirme	Drucker
I. Med. Univ.-Klinik	5	4
II. Med. Univ.-Klinik	1	1
II. Univ.-Klinik für Gastroentero- logie und Hepatologie	6	4
Univ.-Kinderklinik	5	3
I. Univ.-Frauenklinik	5	5
II. Univ.-Frauenklinik	7	4
Psychiatrische Univ.-Klinik	2	1
I. Univ.-Hautklinik	1	
II. Univ.-Hautklinik	1	
II. Univ.-Augenklinik	1	1
I. Univ.-Klinik für HNO-Krankheiten	1	1
I. Chirurgische Univ.-Klinik	7	3
II. Chirurgische Univ.-Klinik	5	4
I. Univ.-Klinik für Unfallchirurgie	1	1
II. Univ.-Klinik für Unfallchirurgie	2	2
Urologische Univ.-Klinik	2	2
Orthopädische Univ.-Klinik	1	1
Univ.-Klinik für Chemotherapie	1	1
Univ.-Klinik für Arbeitsmedizin	1	1
II. Institut für Anatomie	1	1
Institut für Pathologische Anatomie	1	
Zentrales Institut für Röntgendiagn.	1	1
Institut für Med. Dok.u.Statistik	1	1
Institut für Medizinische Psychologie	2	2
BM für Gesundheit und Umweltschutz	1	1
Inst.für Med. Computerwissenschaften	23	7
	85	52

Tabelle 2.: Terminalaufteilung

Bezeichnung	Anzahl	Modell/Type
Zentraleinheit	1	IBM 4341/N02
Konsolbildschirme	1	IBM 3277/2
	3	IBM 3278/2
	2	IBM 3279/C02
Konsoldrucker	1	IBM 3287/1
Plattensteuereinheiten	1	IBM 3880/1
	1	IBM 3880/3
Platteneinheiten	2	IBM 3375/A01
	6	IBM 3375/B01
	1	IBM 3380/AA4
	2	IBM 3380/B04
Magnetbandsteuereinheit	1	NAS 7803-21
Magnetbandeinheiten	4	NAS 7420-88
Systemdrucker	1	IBM 3203/5
	1	IBM 3262/5
Kartenleser	1	IBM 2501/B01
Kartenlocher	1	IBM 0029/A22
Belegleser	1	IBM 3881/1
TP-Steuereinheiten	3	IBM 3274/A01
	1	IBM 3274/A31
	1	IBM 3274/A41
	1	IBM 3725/1
Multiplexer	3	IBM 3299
Bildschirme	8	IBM 3276/12
	2	IBM 3277/2
	1	IBM 3277/2 GA
	1	IBM 3179
	51	IBM 3278/2
	3	IBM 3278/5
	5	IBM 3279/B02
	7	IBM 3279/B03
	1	TEKTRONIX 618
Terminaldrucker	3	IBM 3268/2
	6	IBM 3287/1
	32	IBM 3287/2
	7	IBM 3287/C02
	1	IBM 7436/1
Protokoll-Konverter	1	AGILE
Plotter	1	SERVOGOR 281
	1	TEKTRONIX Hardcopy Unit 4631
Personal Computer	13	IBM PC XT
	1	IBM System 9000 *)
	4	TELEVIDEO TS 1603
	1	TELEVIDEO TS 806/20
	1	TELEVIDEO TS 816/40
	1	TELEVIDEO TS 802
	2	TELEVIDEO TS 800 A
Drucker	1	MANNESMANN TALLY 180I
	1	DIABLO 630 RO
Bandeinheit	1	DIGI DATA
Prozeßrechner	1	IBM S/1 *)
Prozeßrechner	1	IBM RSP *)
Graphisches Bildschirmsystem	1	RAMTEK 9351 *)

*) Leihgaben der Firma IBM im Rahmen der Förderung der Lehre
und Forschung an den Universitäten.

Tabelle 3.: Hardware

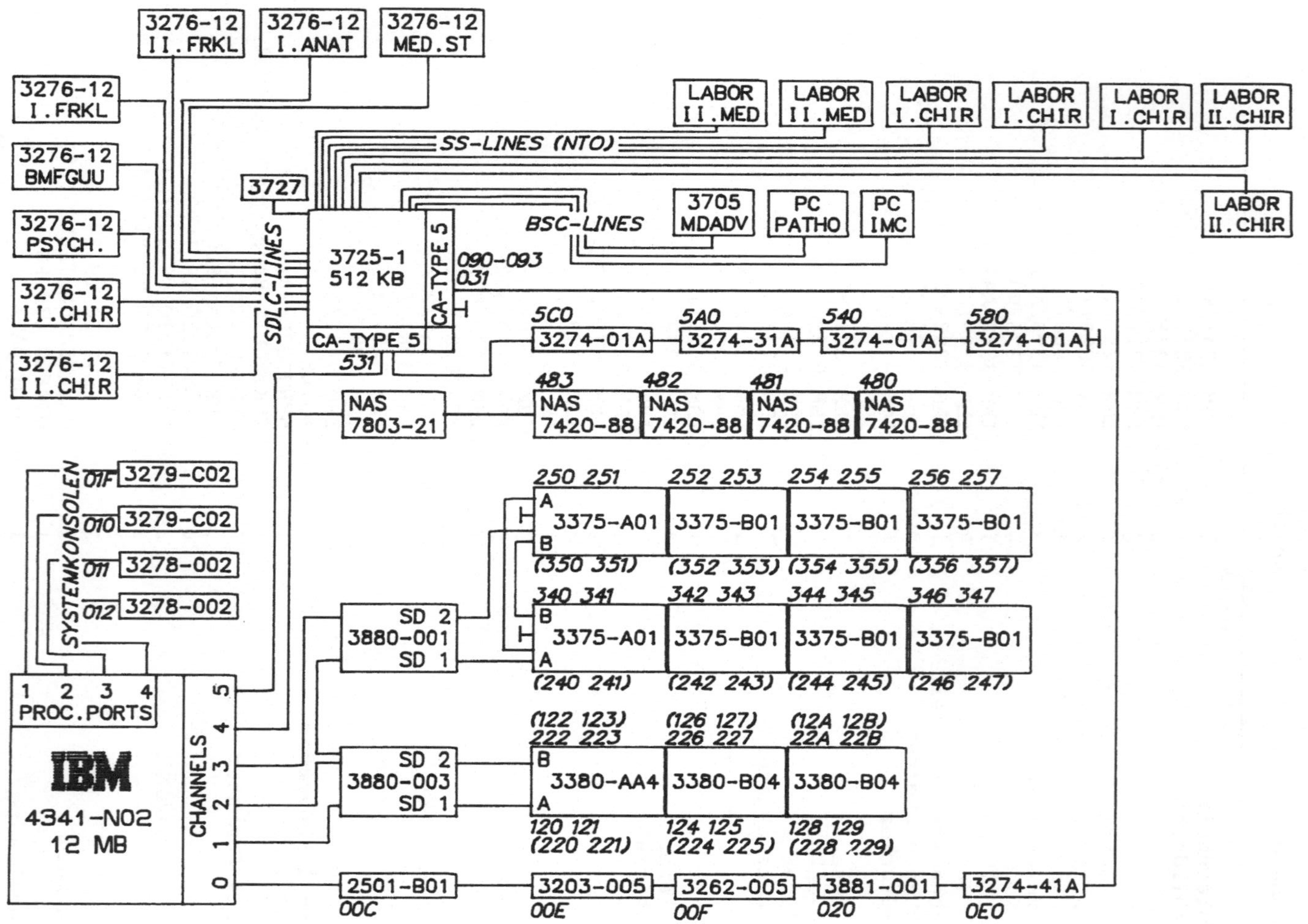

Abbildung 3.: Hardwarekonfiguration

3. Software

Die grundsätzlichen Komponenten des Betriebssystems und die darunter
laufenden Applikationen am Rechenzentrum des Institutes für Medizinische Computerwissenschaften sind in Abb. 4. überblicksweise dargestellt.

VM							
PRODDOS	TESTDOS	BATCH-DOS	CMS	CMS	....	CMS	CMS
PRODCICS	TESTCICS						
WAMIS	ENT-WICKLUNG VON ON-LINE KOMPO-NENTEN	BATCH	WAMASTAT WISSENSCHAFTLICHES INFORMATIONSZENTRUM				

Abb. 4. : Betriebssystem und Applikationen

Auf einer realen CPU läuft das Betriebssystem VM (Virtual Machine),
welches für die nachfolgenden Betriebssystemkomponenten eine beliebige Anzahl sogenannter "virtueller Maschinen" simuliert. Die
on-line Anschlüsse sind seit 1979 gemäß des SNA-Konzeptes (System
Network Architecture) angeschlossen und zunächst grundsätzlich der
PRODDOS- Maschine zugeordnet, doch können über die Softwarekompo-
nenten ACF/VTAM, VM/VCNA bzw. SWITCH/VM und die Steuereinheit 3725
Pfade in andere virtuelle Maschinen geschalten werden. Damit wird
die Möglichkeit geboten, von jedem Bildschirmterminal jede beliebige
Applikation aufzurufen.

Die Forschungsaufgaben der Kliniken werden zum überwiegenden Teil in
den CMS-Maschinen (WAMASTAT, SAS, BMDP ...) abgewickelt. Eine Liste
der eingesetzten Standard-Software ist Tabelle 4. zu entnehmen.

IBM VM/SP
IBM ISPF Dialog Manager
IBM Interactive File Transfer Utility
IBM VM/370 IPCS
IBM VM/IFS
IBM RSCS Networking
IBM Interactive Prod. Facility
IBM VM/370 Directory Maintenance
IBM DMS/CMS
IBM SDF/CICS CMS
IBM VM Realtime Monitor
IBM VM/VCNA
IBM VM/Backup Restore Utility
IBM VM/370 Resource Limiter
PERFORMANCE SOFTWARE Switch/VM, Watch/VM, Print/VM
PERFORMANCE SOFTWARE Monitoring, Easyqueue/VM, VCNA/VM
IBM DOS/VSE System Control Progr.
IBM VSE/Advanced Function
IBM VSE/POWER
IBM DOS/VSE Sort/Merge 2
IBM VSE/VSAM
IBM ACF/VTAM/DOS/VSE
IBM ACF/NCP
IBM ACF/SSP
IBM Network Terminal Option
IBM 3725 Emulation Program
IBM CICS/DOS/VS
IBM CICS PARS
IBM DOS/GPAR
IBM Print Spooling unter CICS/VS
IBM Information/VM-VSE
IBM Information System
IBM Doc. Composition Facility
IBM Assembler
IBM VS FORTRAN Compiler
IBM DOS PL/I Opt. Compiler
IBM PL/I Transient Library OS
IBM SQL/DATA SYSTEM
IBM QMF
IBM VS APL 1
IBM APL Applic. Prototype Envir. 1
IBM APL PL/I File Create
IBM APL Graphs and Histogramms
IBM APL Full Screen Support
IBM APL Graphics Attachement Supp.
IBM APL Statistics Library 1
IBM APL Statistics Library 2
IBM APL Multivariate Time Series
IBM Continuous System Mod. Prog. 3
IBM Graphic Data Display Manager
IBM Graphic Interactive Appl. Mon.
SAS INSTITUTE CMS/SAS
SAS INSTITUTE SAS/GRAPH
SAS INSTITUTE SAS/FSP
UNIV. OF CALIFORNIA BMDP
NUM. ALGOR. GROUP NAG Library

Tabelle 4.: Software

4. Personal

Das Institut für Medizinische Computerwissenschaften umfaßt seit
1974 den zahlenmäßig konstanten Personalstand von 29 Mitarbeitern,
wovon 4 nur halbtags beschäftigt sind.

Das Institutspersonal ist in die Struktur des dem Institut angegliederten Rechenzentrums integriert.

Als Hauptaufgabe der Rechenanlage am Institut für Medizinische
Computerwissenschaften besteht in Übereinstimmung mit § 90 des
Universitätsorganisationsgesetzes die Verpflichtung, die an der
Medizinischen Fakultät anfallenden wissenschaftlichen Forschungsvorhaben, soweit sie der Unterstützung durch elektronische Datenverarbeitung bedürfen, zu betreuen.

Innerhalb dieses Rahmens nimmt die Entwicklung und der Betrieb der
Systeme WAMIS und WAMAS eine zentrale Stellung ein. An der Entwicklung des Produktes WAMIS waren in den Jahren 1972 bis 1974
10 Mitarbeiter beschäftigt, die Entwicklungszeit läßt sich somit auf
30 Mannjahre abschätzen. WAMAS wurde von 4 Mitarbeitern erstellt,
die Entwicklungszeit betrug hier 10 Mannjahre. Für die laufende
Betreuung von WAMIS sind von seiten des Instituts derzeit 3 und
für WAMAS 4 Mitarbeiter eingesetzt.

Darüber hinaus wird an den angeschlossenen Kliniken seit mehreren
Jahren eigenes Personal für die Belange der EDV eingesetzt. Die
Erfahrung zeigte nämlich, daß auf Grund der vorgegebenen Autonomie
der Universitätkliniken der EDV-Einsatz nur dann zufriedenstellend
funktioniert, wenn klinikeigenes Personal für die Dateneingabe und
für organisatorische bzw. programmtechnische Aufgaben zuständig
ist.

Neben der Betreuung von WAMIS und WAMAS werden von den Mitarbeitern
des Institutes noch zahlreiche andere Aufgaben wahrgenommen. Dazu
zählen neben der Vorlesungstätigkeit für die Wahlfachausbildung der
Medizinstudenten gemäß § 13 Studiengesetz Medizin bzw. für Informatikstudenten der Studienrichtung Medizinische Informatik die Betreibung eigener Forschungsvorhaben, wie z.B.: Computerunterstützte
Medizinische Diagnostik, computerunterstützte Simulation medizi-

nischer Vorgänge, computerunterstützter Unterricht in der Medizin
und computerunterstützte Ultraschallbildverarbeitung.

Das Ultraschallbildverarbeitungsprojekt wird von IBM Österreich im
Rahmen ihrer Aktivitäten zur Förderung der Lehre und Forschung an
den Universitäten durch die leihweise Überlassung von Prozeßrechner-
systemen sowie graphischen Bildschirmsystemen unterstützt. Die zur
Verfügung gestellten Geräte sind in Tabelle 1. (Hardware) besonders
gekennzeichnet.

Trotz der ständig wachsenden Anforderungen, die an das Institut
gestellt werden und der progressiv steigenden Anzahl von EDV-Geräten,
die betreut werden müssen, konnte der Personalstand des Institutes
mangels an Planstellen seit 1974 nicht erhöht werden. So kann die
Rechenanlage z.B. während der Nachtstunden bzw. an Wochenenden aus
Personalmangel nicht betrieben werden, obwohl seitens vieler Kliniken der dringende Wunsch nach EDV-Unterstützung rund um die Uhr
ständig geäußert wird. Derzeit wird untersucht, inwieweit diesem
Bedarf durch operatorlosen Betriebs während der Nachtstunden ent-
sprochen werden kann.

Abschließend gibt Tabelle 5. Auskunft über die für den Betrieb der
Rechenanlage und für die Unterbringung des Personals derzeit zur
Verfügung stehenden Räumlichkeiten. Es kann damit nur knapp das
Auslangen gefunden werden.

Maschinenraum	75 m^2
Konsoloperating	20 m^2
Datenarchiv	8 m^2
Papierlager	3 m^2
Technikerraum	6 m^2
Aufenthaltsraum Operating/Teeküche	10 m^2
Arbeitsraum für Studenten	20 m^2
Zentrale Datenerfassung	20 m^2
Graphikzentrum	20 m^2
Institutsvorstand, Sekretariat, Schreibbüros	95 m^2
11 Büroräume	175 m^2

Tabelle 5.: Raumaufteilung

5. Dezentrale intelligente Mikrocomputer (PCs)

Mit dem Aufkommen der Personal Computer (PC) ergab sich für das
Institut ein völlig neuer Problemkreis. Eine Reihe von Kliniken
rüstet sich nicht mehr mit herkömmlichen, nicht-intelligenten
Bildschirmen sondern mit PCs aus, die einerseits stand-alone andererseits aber als normale Großrechnerterminals betrieben werden sollen.

Voraussetzung für den Anschluß von PCs an den Großrechner ist eine
Hard- und Softwarekompatibilität. Die Anpassung der Hardwareschnitt-
stellen erfolgt durch spezielle Protokoll-Konverter (z.B. IRMA-Inter-
face), die Datenkommunikation wird durch File-Transfer-Programme
ermöglicht.

Auf diese Weise sind bereits mehrere PCs im Großrechnersystem
integriert. In Tabelle 6. sind sie klinikweise aufgelistet, soweit
sie am IMC angeschlossen sind.

Klinik/Institute	Anzahl
I. Med. Univ.-Klinik (Intensivstation)	1
Univ.-Klinik für Chemotherapie	1
I. Univ.-Frauenklinik	1
II. Univ.-Frauenklinik	5
II. Med. Univ.-Klinik (Onkologie)	1
II. Med. Univ.-Klinik (Isotopenstation)	1
I. Univ.-Klinik für Unfallchirurgie	2
Pathologisch-Anatomisches Institut	2
Institut für Medizinische Computerwissenschaften	1

Tabelle 6.: Personal Computer

Der Anschluß der Personal Computer an den Großrechner stellt sicher
einen zukunftsweisenden Trend dar. Am PC können kleinere Aufgaben
unabhängig vom Großrechner, d.h. unabhängig von dessen Betriebszeiten, von Ausfällen bei Störungen, abgewickelt werden.

Darüber hinaus kann der PC an Universitätskliniken und Instituten
für administrative Applikationen, die über den Zuständigkeitsbereich
des Instituts für Medizinische Computerwissenschaften hinausgehen,

herangezogen werden. Für Forschungsvorhaben bzw. für die Bearbeitung
großer Datenmengen steht hingegen der Zentralrechner mit seiner
Vielzahl an einschlägiger Software weiterhin zur Verfügung.

Über den Anschluß von Mikrocomputern hinausgehend besteht noch ein
Großrechnerverbund zwischen dem Rechenzentrum der Gemeinde Wien
(MD-ADV) und dem Rechner des Institutes für Medizinische Computerwis-
senschaften. Dieser Verbund ist zur Zeit in Form eines Remote-Job-
Entry-Betriebes realisiert.

Im Hinblick auf den Umzug in den Neubau des Allgemeinen Krankenhauses der Stadt Wien (Universitätskliniken) soll zwischen den
beiden Institutionen ein on-line Verbund eingerichtet werden, um die
für die wissenschaftliche Forschung relevanten medizinischen Daten,
die zunächst vom administrativen Rechenzentrum der MD-ADV erfaßt
werden, dem wissenschaftlichen Rechner des Institutes für Medizinische Computerwissenschaften zugänglich zu machen.

6. Anschluß von medizinisch-technischen Geräten

Bildschirme und Terminaldrucker sind im Rahmen eines SNA-Netzwerks
an den Rechner des Institutes für Medizinische Computerwissenschaften
angeschlossen. SNA-Geräte bedienen sich des synchronen Leitungsproto-
kolls "SDLC", wogegen die Laboranalyseautomaten durchwegs mit
asynchronen Start-Stop-Schnittstellen ausgerüstet sind.

Zur Anpassung dieser asynchronen Laborgeräte an das SNA-Netz werden
grundsätzlich drei Wege beschritten:

*   Anschluß an Start-Stop-Eingänge der Ferndaten-
      steuereinheit IBM 3725 und Protokollkonvertierung
      mit Hilfe des Softwarepaketes "Network Terminal
      Option (NTO)".

*   Anschluß über den Laborrechner IBM System 9000.

*   Anschluß über die Protokollkonverter
        IBM 7426 Terminal Interface Unit und
        IBM 7171 ASCII Device Attachment Unit.

An das Institut für Medizinische Computerwissenschaften sind derzeit
die Analyseautomaten von drei Zentrallaboratorien on-line angeschlossen.

Es handelt sich dabei um:

*   das Zentrallaboratorium der I. Chirurgischen
        Univ.-Klinik
        (1 x Hitachi 737; 1 x Hitachi 705; 1 x Beckman-Astra)

*   das Zentrallaboratorium der II. Chirurgischen
        Univ.-Klinik
        (1 x Hitachi 705; 1 x Beckman-Astra)

*   das Hauptlabor der II. Med. Univ.-Klinik
        (1 x "Parallel" (American Monitor Corporation))

Alle oben genannten Analysenautomaten sind über Telefonmodems als
Remote-Terminals an die Steuereinheit IBM 3725 angeschlossen.

Ein Laborrechner IBM S-9000 ist im Forschungslaboratorium der
II. Univ.-Klinik für Gastroenterologie und Hepatologie installiert
und dient als Träger eines wissenschaftlichen Laborinformationssystems.

Zur weiteren Information über Laororganisation und Laborinforma-
tionssysteme siehe Artikel "Systeme zur Unterstützung der Arbeitsabläufe in klinischen Laboratorien" /2/.

7. Datensicherung

Die WAMIS-Datenbank wird physisch auf Magnetfestplatten gespeichert.
Zum Zwecke der Datensicherung wird die Datenbank in zweifacher Weise
auf Magnetbänder ausgelagert:

*   Tägliches Überspielen im Dreierrhythmus; d.h. es sind jederzeit
    drei Generationen der Datenbank auf drei Sätzen von Magnetbändern
    gesichert.

*   Monatliche Auslagerung im Rahmen der Datensicherung für den Kata-
    strophenfall aller Rechenzentren des Bundesbereiches über das
    Bundesministerium für Landesverteidigung.

8. Ausblick

Die Bildschirmterminals bzw. Terminaldrucker an den einzelnen
Kliniken bzw. Instituten sind entweder "lokal" über Koaxialkabel
oder "remote" über Telephonleitungen on-line an die Rechenanlage
angeschlossen. Durch die Einführung des Koaxmultiplexers IBM 3299
ist es möglich geworden, über nur ein Koaxialkabel bis zu acht
Datenendgeräte anzuschließen. So können Erweiterungswünsche der
Kliniken oft ohne kostenintensive Neuverlegung von Koaxialkabeln
realisiert werden.

Seit der Einführung der graphikfähigen Bildschirme IBM 3279 bzw. der
Graphikdrucker IBM 3289/C02 und der Softwareapplikation "WAMASTAT"
erfährt das Institut für Medizinische Computerwissenschaften einen
wahren Anschlußboom. Die derzeit noch nicht realisierten Ansuchen um
Neuanschlüsse für Bildschirmterminals, Personal-Computer bzw.
Terminaldrucker sind Tabelle 7. zu entnehmen.

Klinik/Abteilung	EDV-Gerät
II. Med. Univ.-Klinik	1 Bildschirm
	1 Drucker
Univ.-Kinderklinik/Onkologie	1 Bildschirm
	1 Drucker
Univ.-Kinderklinik/Heilpädagogik	1 Bildschirm
	1 Drucker
	1 Multiplexer
I. Univ.-Frauenklinik/Hormonlabor	1 Personal-Computer
I. Chir.Univ.-Klinik/Stoffwechsellabor	1 Bildschirm
I. Chir.Univ.-Klinik/Station 125	1 Bildschirm
Institut für Physikalische Medizin	1 Personal-Computer
Univ.-Klinik für Chemotherapie	1 Personal-Computer
Psychiatrische Univ.-Klinik	2 Bildschirme
	1 Drucker
Orthopädische Univ.-Klinik	1 Farbbildschirm
	1 Farbdrucker
II. Univ.-Hautklinik	1 Drucker
Institut für Tumorbiologie-Krebsforschung	1 Bildschirm
Epidemiologie der Neoplasmen (§56-UOG)	1 Bildschirm
	1 Drucker
Neurologische Univ.-Klinik	3 Bildschirme
Ord. für Biomed. Technik und Physik	1 Personal-Computer
	und Prozeßrechner

Tabelle 7.: Liste der Anschlußwünsche

Um diese Anschlüsse technisch realisieren zu können, wird eine zusätzliche TP-Steuereinheit angeschafft und die bestehende Zentraleinheit durch eine leistungsfähigere CPU ersetzt (voraussichtlich IBM 4381/P03).

Der durch die starke Zunahme der Benützer hervorgerufene Trend des CPU-Verbrauches im Jahre 1984 ist in Abb. 5 zu erkennen.

Trend des CPU-Verbrauchs
in der Zeit von Februar 1984 bis Dezember 1984

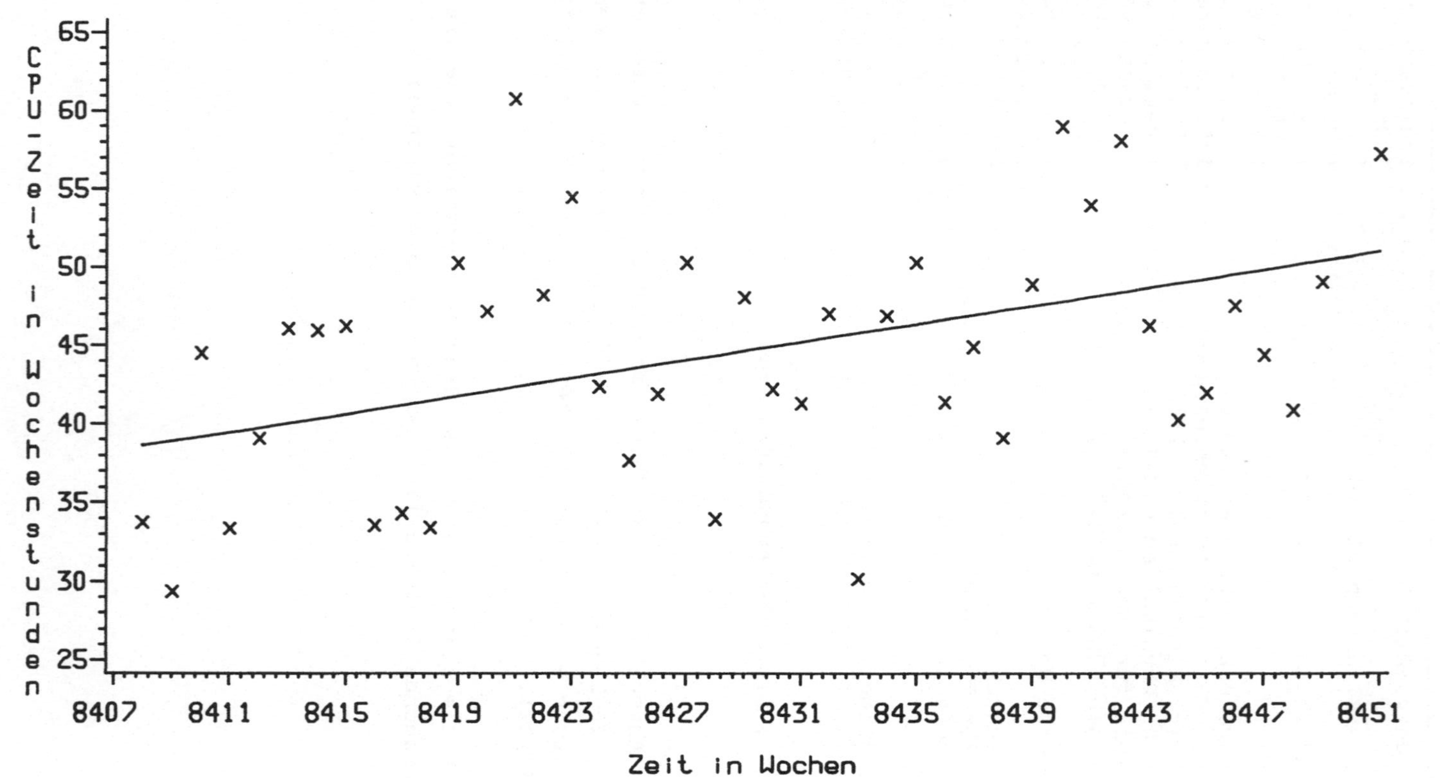

Abb.5: Lineare Regression zur Ermittlung des Trends beim CPU-Verbrauch der EDV-Anlage am Institut fuer Med.Comp.Wissenschaften

9. Literaturhinweise

/1/ BUNDESMINISTERIUM FÜR WISSENSCHAFT UND FORSCHUNG: Medizinisches
    Rechenzentrum der Universität Wien. 15 Jahre angewandte medi-
    zinische Informatik. Juli 1982.

/2/ MARKSTEINER, A.: Systeme zur Unterstützung der Arbeitsabläufe
    in klinischen Laboratorien. In GRABNER, G. (Hrsg.): WAMIS -
    Wiener Allgemeines Medizinisches Informations-System 10 Jahre
    klinischer Praxis und Forschung. Springer-Verlag. Berlin-
    Heidelberg-New York-Tokyo, 1985, 199-250.

Anschrift des Verfassers:
Dipl.Ing. Peter Grösser
Institut für Medizinische Computerwissenschaften
Garnisongasse 13
A-1090 Wien/Österreich

Institut für Medizinische Computerwissenschaften, Universität Wien
Vorstand: Prof. Dr. Georg Grabner

DIE DATENBANK DES MEDIZINISCHEN INFORMATIONSSYSTEMS WAMIS

Helmut Grabner

1. Einleitung

Die Datenbank des Wiener Allgemeinen Medizinischen Informations-
Sytems WAMIS ist der Mittelpunkt für die patientenbezogene Erfassung
medizinischer Daten, der individuellen Auskunft sowie der wissenschaftlichen Auswertung. Sie wurde aufbauend auf die mehrjährige
Erfahrung mit der Stapelverarbeitung an den Universitätskliniken in
der Zeit von 1972 bis 1974 geplant und implementiert.

Der folgende Artikel beschreibt das konzeptionelle, hierarchisch
orientierte Modell und dessen physische Realisierung. Rund um die
Datenbank sind die verschiedenen Transaktionen des Produktionsbetriebes bausteinartig angesiedelt. Diese Module sind in den einzelnen
Artikeln dieses Buches näher beschrieben. Im Laufe von 10 Jahren
on-line Betrieb konnten umfangreiche Erkenntnisse im Umgang mit
großen Datenmengen und deren Auswertung gewonnen werden. In einem
eigenen Abschnitt dieses Artikels wird der neue Trend zum Einsatz
von Expertensystemen in der Medizin mit der Einführung des wissenschaftlichen Informationszentrums aufgezeigt, das die Daten der
WAMIS-Datenbank in verdichteter Form dem Kliniker unter Zuhilfenahme
geeigneter Software-Werkzeuge für dessen Forschungsvorhaben zur
Verfügung stellt.

Wie bei jedem Systementwurf generell gefordert, ist es zweckmäßig,
die im Krankenhaus anfallenden Daten in 3 Ebenen zu sehen:
- logische Gesamtsicht (konzeptionelles Modell)
- physische Datenorganisation (internes Modell)
- Sicht einzelner Anwendungsprogramme (externes Modell).
Dieses in der Literatur mehrfach beschriebene Drei-Schichten-Konzept
/20/, ANSI/X3/SPARC-Bericht in /21/,/22/, wird dazu benützt, alle

medizinischen Sachverhalte, d.h. die perzipierbare medizinische Realität /18/ so zu beschreiben, daß einerseits eine Abbildung in der
Datenbank möglich ist, andererseits eine allgemeine Akzeptanz durch
die Benützer erreicht wird.

Im folgenden werden per definitionem die diskreten Objekte der medizinischen Realität als Objekttypen (Entitäten) angesprochen, ihre
Eigenschaften als Attribute und die Beziehungen zwischen den Objekttypen als Assoziationen. Die Betrachtung der Beziehungen zwischen
den Objekttypen beschränkt sich dabei auf isomorphe und homomorphe
Abbildungen, d.h. 1:1- bzw.1:n-Assoziationen; m:n-Assoziationen werden wie üblich als in 2 homomorphe 1:n-Assoziationen transformierte
Beziehungen aufgefaßt. Folgt man NIJSSEN /18, 22/, dann besteht die
Hauptaufgabe beim Übergang von der Realität zur Datenbankbeschreibung
darin
1) sich auf konkrete Ausschnitte der medizinischen Realität zu
   beschränken,
2) die Objekttypen der Medizin sowie die Assoziationen eindeutig zu benennen und
3) die natürliche Inhomogenität der Objekttypen und Assoziationen durch Klasseneinteilung in den Griff zu bekommen.

Die Datenbank des medizinischen Informationssystems WAMIS /8, 9, 11,
12/ erhebt daher auch nicht den Anspruch vollständig zu sein in dem
Sinne, daß damit ein integriertes medizinisches Informationssystem
/1/ betrieben werden kann, sondern beschränkt sich auf konkrete
durch EDV-Unterstützung realisierbare Ausschnitte der medizinischen
Welt mit der Blickrichtung auf klinische Tätigkeit und auf Forschungsvorhaben.

In den beiden folgenden Abschnitten dieses Artikels werden zunächst
die logische Gesamtsicht des konzeptionellen Modells und die physische Datenorganisation der internen Ebene des Produktionssystems
dargestellt. Bezüglich der externen Sicht der einzelnen Anwendungsprogramme wird auf die Artikeln "Operationelle Komponenten der Datenerfassung im medizinischen Informationssystem WAMIS" /16/ sowie
"Verarbeitung formatierter medizinischer Daten" /10/ verwiesen.

Im vierten Abschnitt wird das "wissenschaftliche Informationszentrum" als eigenständige Komponente der Informationsverarbeitung im
Bereich der medizinischen Informatik und der klinischen Forschung

besprochen. Da im Informationszentrum nur mehr selektierte bzw.
verdichtete Daten weiterbearbeitet werden, ist es zweckmäßig, eine
eigene den Bedürfnissen der informationellen Komponente angepaßte
konzeptionelle Modellierung vorzunehmen.

2. Konzeptionelles Modell

Das konzeptionelle Modell, das die medizinischen Daten auf logischer
Ebene, d.h. unabhängig von EDV-Realisierungen beschreibt, bildet den
zentralen Bezugspunkt für alle transaktionsorientierten Anwendungen
und die damit verbundenen externen Benutzersichten. Diese prinzi-
pielle von der Theorie geforderte Vorgangsweise wurde bei der
Konzeption des medizinischen Informationssytems WAMIS konsequent
eingehalten.

Die unter anderen auch im ANSI/X3/SPARC-Bericht /21/ angesprochene
Unternehmensadministration, als verantwortliche Gruppe für die
Entwicklung sowie Zuständigkeit im Bereich der konzeptionellen
Modellierung, ist hier die "Cheforganisation". Die vielen Benützer-
wünsche wurden bzw. werden stets von der Cheforganisation zentral
bearbeitet und resultieren in diversen neuen Sichten der Daten durch
die Kliniken. Daten-bedingte Änderungen auf der Ebene der physischen
Datenorganisation konnten dadurch von vornherein vermieden werden.
Darüber hinaus wird so von zentraler Stelle der Gebrauch der Daten
(Datenschutz, Zugriffsrechte, Integrität der Daten) kontrolliert.

Die konzeptionelle Modellierung wurde dabei unter Zuhilfenahme des
hierarchischen Modells vorgenommen. Der Assoziationsgraph ist der
Abbildung 1 zu entnehmen. Dieser besteht aus den Objekttypen: I-ZAHL,
ARBNR, INTNR, NAME, ADRESSE, SONSTPERS, AUFENTHALT, MEDINFO, MEDDAT,
die in den folgenden Abschnitten 2.1-2.8 beschrieben sind.

Neben diesen wird beim Komplex der "täglichen Routine" noch der
Objekttyp MEDANF (Verzeichnis der medizinischen Anforderungen)
verwendet, der in /16/ näher beschrieben ist.

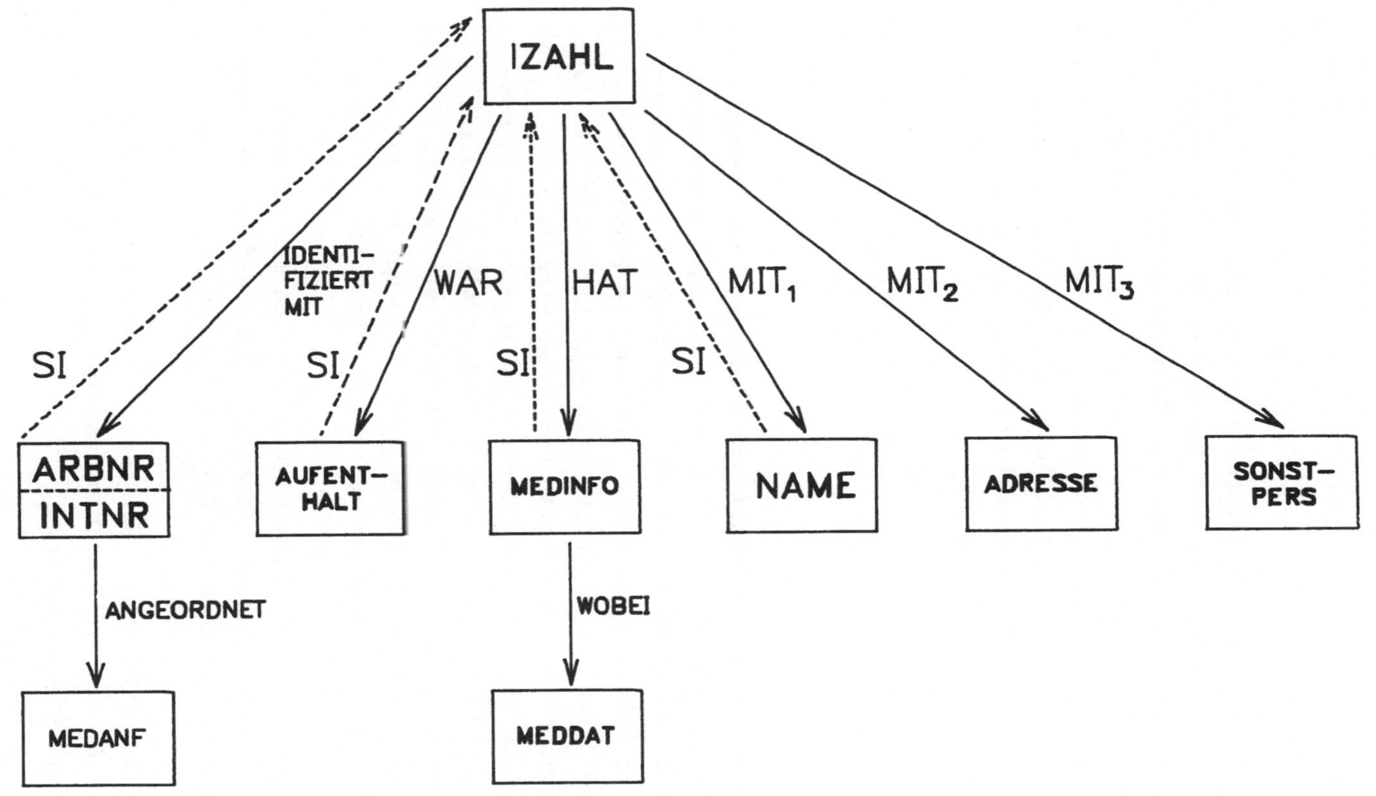

Abb. 1: Assoziationsgraph der Datenbank des
medizinischen Informationssystems WAMIS

Die Kanten haben eindeutige Namen, desgleichen die Knoten.
SI steht fuer Sekundaerindex.

2.1. <u>Objekttyp I-ZAHL</u>

Dieser Objekttyp beinhaltet den Hauptordnungsbegriff des Systems
WAMIS. Die I-Zahl setzt sich zusammen aus den ersten 6 Buchstaben des
Geburtsnamens, aus dem Geburtsdatum, dem Geschlecht sowie aus einer
Folgenummer, die im Falle von Doppelbelegungen (Mehrlingen und
sonstigen I-Zahl-Dopplern) Verwendung findet. Aus Gründen des Datenschutzes wird die 16 Zeichen lange I-Zahl einer Chiffrierung unter-
worfen. Die physische Realisierung erfolgt dann in 7 Bytes.

2.2. <u>Objekttypen ARBNR und INTNR</u>

Im täglichen Gebrauch ist die I-Zahl auf Grund der Länge etwas
umständlich zu handhaben. Auf den Stationen bzw. in den Ambulanzen
arbeitet man daher mit einer 6-stelligen, vom Computer vergebenen
Arbeitsnummer, die klinikabhängig ist (vorgesetzte 2-stellige
Kliniknummer) und deren letzte Ziffer eine Prüfziffer ist, die nach
dem Modulo-11-Divisionsrest-Verfahren berechnet wird (z.B.
43-00707-2). Zufolge der vorgeschalteten Kliniknummer ist es möglich, die gesamte physisch realisierte Datenbank als in logisch
getrennte Sektoren aufgeteilt zu sehen. Damit wird erreicht, daß der
Zugriff zu den Daten nur dann eröffnet wird, wenn der Patient an
einer betreffenden Klinik aufgenommen ist. Die im Objekttyp ARBNR
gespeicherte Arbeitsnummer des Patienten dient in erster Linie als
Hilfsmittel bei der täglichen Arbeit: Im einzelnen zur Identifizierung der diversen Datenträger, Formulare, Laborgefäße, Krankengeschichte, usw. und ist deshalb ein Sekundärordnungsbegriff im WAMIS.

Ein Patient kann im Laufe seiner Klinikaufenthalte mehrere Arbeitsnummern erhalten. Es handelt sich hier um eine 1:n-Assoziation
zwischen I-Zahl und Arbeitsnummer.

Desgleichen werden an den einzelnen Abteilungen auch Archiv-Ordnungsbegriffe verwendet, die verschieden von der Computer-Arbeitsnummer
sind, wie z.B. eine Röntgen-Nummer. Diese Archiv-Ordnungsbegriffe,
die ebenfalls sekundäre Ordnungsbegriffe im WAMIS sind, sind im
Objekttyp INTNR gespeichert.

2.3. Objekttyp NAME

In diesem Objekttyp sind gespeichert: Geburtsname, Familienname(n), Vorname, Titel, Geburtsdatum und Geschlecht. Sowohl der Geburtsname als auch die Familiennamen (wichtig bei Namensänderung durch Verheiratung) stehen als Sekundärindizes zur Verfügung.

2.4. Objekttyp ADRESSE

Dieser Objekttyp enthält Angaben über die Adresse des Patienten, Versichertenname, -adresse und Daten bezüglich des nächsten Angehörigen.

2.5. Objekttyp SONSTPERS

Gespeichert werden: Staatsbürgerschaft, Familienstand, Religion, Beruf, Berufsstatus, Dienstgeber, Dienstgeberadresse, Krankenkasse, Zusatzversicherung.

2.6. Objekttyp AUFENTHALT

In diesem Objekttyp werden sämtliche Patientenbewegungsdaten gespeichert, die bei der stationären bzw. ambulanten Behandlung anfallen. Es sind dies im Falle eines stationären Aufenthaltes: Aufnahmszahl der Aufnahmskanzlei, Klinik, Station/Abteilung, Zimmer, Bett, Pflegeklasse, Aufnahmsdatum, Aufnahmsgrund, Entlassungsdatum, Entlassungsart, Entlassungsrichtung, Transferdaten (zu- bzw. wegtransferierende Abteilung), abteilungsinterner Archiv-Ordnungsbegriff (sofern dieser verschieden ist von der Computer-Arbeitsnummer), behandelnder Arzt (Hausarzt).

Liegt ein Ambulanzbesuch vor, wird vermerkt:

Klinik, Ambulanz, Erstbehandlungsdatum, Datum der letzten Kontrolle, Ambulanz-interner Archiv-Ordnungsbegriff (sofern dieser verschieden ist von der Computer-Arbeitsnummer), behandelnder Arzt (Hausarzt).

Über diese generell verwendeten Attribute der medizinischen Basis-dokumentation hinausgehend, werden noch weitere klinikspezifische Patientenstammdaten gespeichert (z.B. Sozialstatus in der Psychi-atrie, etc.).

2.7. Objekttyp MEDINFO

Dieser Objekttyp enthält in komprimierter Form eine Übersicht über die am Patienten erhobenen Befunde, therapeutischen Maßnahmen, Diagnosen und Risikofaktoren. Im einzelnen wird registriert, welcher Befund erhoben, welche therapeutische Maßnahme angeordnet und welche Diagnose erstellt wurde, wobei nur die jeweiligen Notationen aus den verwendeten Verzeichnissen (Befundnummernsystem, Code aus dem Diagnoseschlüssel, etc.) eingetragen werden. Die einzelnen Ergeb-nisse zu diesen Attributen (z.B. das Ergebnis einer Glucose-Bestim-mung: 115 mg%) werden mit Ausnahme des jeweiligen letzten Erhebungs-datum nicht in MEDINFO, sondern im Objekttyp MEDDAT gespeichert. Alle Attribute in MEDINFO sind Sekundärordnungsbegriffe, die bei der Auswertung im Auswertsystem WAMAS verwendet werden (siehe Artikel "Computereinsatz zur Analyse medizinischer Daten. Die Auswertungs-systeme WAMAS und WAMASTAT"/6/).

Mit Hilfe des Objekttyps MEDINFO ist es unmittelbar möglich, einen umfassenden Überblick über den aktuellen Stand der Behandlung zu bekommen, ohne in jedem einzelnen Fall mit den im Objekttyp MEDDAT gespeicherten Einzelergebnissen des Krankheitsverlaufes konfrontiert zu werden. Der Arzt hat die Möglichkeit in Verbindung mit dem letzten Erhebungsdatum zu entscheiden, ob ein gespeicherter Befund, eine angeordnete therapeutische Maßnahme bzw. erhobene Diagnose für seine Zwecke überhaupt relevant ist.

Bei den Laboruntersuchungen wird ein bei allen Universitätskliniken einheitlich verwendeter Befundnummern-Code benützt, der von der

Cheforganisation verwaltet wird.

Die Dokumentation der angeordneten medikamentösen Therapie stützt
sich auf das Verzeichnis der in Österreich zugelassenen Medikamente
und Spezialitäten, den "Austria-Codex". Dieses Ordnungssystem
benützt eine 5-stellige numerische Notation, die direkt in das
System WAMIS übernommen wurde.

Die Vercodung von Diagnosen (Einweisungs- und Entlassungsdiagnosen)
erfolgt üblicherweise anhand der internationalen Diagnoseschlüssel
und/oder mit Hilfe von klinikeigenen Schlüsselsystemen.

Zum Einsatz für die Erfassung von Diagnosen gelangen:
- die Internationale Klassifikation der Krankheiten, Verletzungen
  und Todesursachen (IDC) der Weltgesundheitsorganisation in der
  Fassung der 9.Revision /13/
- der Klinische Diagnosenschlüssel (KDS) von IMMICH /14/
- fachspezifische Schlüssel in den Bereichen Chirurgie, Pädiatrie,
  Gynäkologie, Urologie, Ophthalmologie und Orthopädie. Diese sind
  entweder Abkömmlinge der ICD oder klinische Eigenentwicklungen.

Das im amerikanischen Sprachraum verbreitete Ordnungssystem SNOMED
(Systematized Nomenclature of Medicine) /26/ hat sich in der engli-
schen Fassung an den Kliniken nicht durchgesetzt. Lediglich am
Pathol.-anatomischen Institut und an den gynäkologischen Universi-
tätskliniken wird ein Teilgebiet (Histologie) der englischen SNOMED-
Fassung zur Dokumentation verwendet. Nach Vorliegen einer deutschen
SNOMED-Ausgabe und deren Implementation im Laufe des Jahres 1985 be-
steht die Hoffnung, daß auch dieser Schlüssel zufolge seines enormen
Detailumfanges eine gewisse Verbreitung finden wird.

Durch die zusätzliche Identifizierung der Codesysteme mit Hilfe
einer vorgeschalteten Codesystem-Nummer ist jedes Ordnungssystem im
WAMIS verarbeitbar und die Speicherung der vercodeten Diagnosen ist
unabhängig vom verwendeten Ordnungssystem. Desgleichen ist es
irrelevant, ob das Ordnungssystem hierarchisch ist, unterschiedliche
Codelängen aufweist, Synonyma beinhaltet oder in verschiedenen
Sprachen vorliegt (siehe Artikel "Verarbeitung natürlichsprachiger
medizinischer Begriffe" /3/).

Die für Forschungszwecke verwendeten Spezialdokumentationen der

Kliniken, die in der Regel eine Zusammenfassung vieler in der
Mehrzahl qualitativer Einzelbefunde mit identem Erhebungsdatum sind,
werden in MEDINFO analog wie die Einzelbefunde registriert, d.h. nur
der Code der Spezialdokumentation aus dem Dokumentationsverzeichnis
wird zusammen mit dem Letzterhebungsdatum gespeichert. Die Einzeldaten sind dann in MEDDAT zu finden.

Die Risikofaktoren sind einzelne Befunde, Therapien oder Diagnosen,
die in MEDDAT näher spezifiziert sind und deren genaue Festlegung
durch die Klinik erfolgt.

Die im WAMIS verwendeten Sekundärordnungsbegriffe sind: Name(n),
Computer-Arbeitsnummer, Archiv-Ordnungsbegriff, Befundnummer,
Austria-Codex-Nummer, Code(s) inklusive Codesystem-Nummer(n). Bezüg-
lich weiterer Sekundärordnungsbegriffe, die im Bereich der täglichen
Routine Verwendung finden, siehe /16/.

2.8. Objekttyp MEDDAT

Der Objekttyp MEDDAT enthält die Einzelergebnisse zu den in MEDINFO
gespeicherten Sekundärordnungsbegriffen. Die folgenden Attribute
sind enthalten:
a) Befunde: I-Zahl, Befundnummer, Erhebungsdatum und -uhrzeit,
              Befundergebnis(se), Kommentar
b) Therapie: I-Zahl, Austria-Codex-Nummer, Durchführungsdatum
c) Diagnose: I-Zahl, Codesystem-Nummer(n), Code(s), Zusätze zur
             Diagnose, Diagnosetext (nur bei Freitexteingabe),
             Erhebungsdatum, Befunder

Bei den Befundergebnissen muß zwischen Einzel- und Sammelbefunden
unterschieden werden. Letztere sind in der Regel die Resultate eines
selektiv oder profilorientierten Analysenautomaten oder mehrdimensio-
nale Ergebnisse einer einzelnen Untersuchung (z.B. Elektrophorese).
Ob das Befundergebnis quantitativen oder qualitativen Typs ist, ergibt sich anhand der (einheitlich verwendeten) Befundnummer.

Bei der Therapie muß man zwischen intern konservativer, intern inva-
siver, operativer und radiologischer Behandlung unterscheiden. Die

Speicherung der Daten der intern konservativen Therapie erfolgt über
das Austria-Codex-System. Die Daten zur invasiven, operativen und
radiologischen Therapie werden mit Hilfe von Codes (klinische Eigenentwicklungen) dokumentiert.

Eine Krankheit (Diagnose) kann horizontal und vertikal durch entsprechende Codes dokumentiert werden. Bei der horizontalen Dokumentation wird das Krankheitsgeschehen entsprechend der Technik der
medizinischen Bezugssysteme Topographie, Morphologie, Ätiologie,
Nosologie, Funktionen und Prozeduren durch mehrere Dimensionen
beschrieben (wie etwa in der SNOMED). In der vertikalen Komponente
erfolgt die Verbindung zweier oder mehrerer gleichzeitig auftreten-
der Erkrankungen, was besonders wichtig ist, wenn man die Abhängigkeit einer Komplikation von einer Grundkrankheit vermerken will. Die
gleichzeitige Verwendung mehrerer Codesysteme in Hinblick auf die
vertikale und horizontale Beschreibung ist möglich und wird auch
häufig frequentiert (z.B. Diagnose, Therapie, Komplikation und/oder
Histologie an den Chirurgischen Universitätskliniken).

Die Zusätze zum Diagnose-Code sind Funktionsdeskriptoren /7/,
wie z.B .:

- ist Hauptdiagnose,
- Verdacht auf,
- Zustand nach
- ist Risiko,
- ist ungeklärt,
- ist Todesursache, usw.

Die gestellte Diagnose wird bei den internistischen Fächern im
Originaltext mitgespeichert, da dieser gegenüber den Deskriptoren
und Vorzugsbenennungen in den Diagnose-Codesystemen des öfteren
Zusätze aufweist, die das Krankheitsgeschehen nuancierter
beschreiben.

In allen Fällen wird das Alter des Patienten als virtuelles Datenelement aufgefaßt, das aus dem Erhebungsdatum und dem Geburtsdatum
(Bestandteil der I-Zahl) berechnet werden muß. Die "kontrolliert
redundant" /17/ im Objekttyp MEDDAT mitgespeicherte I-Zahl hat
darüber hinaus auch den Zweck, im Falle einer lokalen Zerstörung
(z.B. der Zeiger) bei den Recovery-Prozeduren die Daten korrekt
zuzuordnen.

3. Physische Datenorganisation der internen Ebene

3.1. Hierarchisches Modell

Das für die konzeptionelle Darstellung verwendete hierarchische
Modell wurde intern durch diverse VSAM- sowie DAM-Dateien realisiert. Die im Assoziationsgraph (Abb. 1) ausgewiesenen Kanten sind
physisch durch Zeiger realisiert, die im gegenständlichen Fall physische Adressen sind.

Diese Vorgangsweise hat rein pragmatische Gründe. Die Systemakzep-
tanz korreliert eng mit der "Response"-Zeit an den Datenendgeräten.
Daher schieden "höhere" DB-Managementsysteme (DBMS) für den Betrieb
von vornherein aus, da vertretbare Antwortzeiten bei der zur Pla-
nungszeit (1972-74) vorhandenen Hardware nicht zu garantieren waren.
Die im Rahmen der DBMS empfohlenen Routinen zur Überprüfung der
semantischen und operationalen Integrität, Datenschutz und Konsistenz /20/, wurden sorgfältig geplant und durch eigene Programmodule
abgedeckt, die in der Assembler-Sprache geschrieben sind.

Desgleichen wurden Recovery- und Restartprozeduren durch eigenstän-
dige Lösungen realisiert. Diese "hausgemachten" Bestandteile des
DBMS im WAMIS haben sich bewährt und es hat sich die Entscheidung,
ein DBMS in jenen Bereichen selbständig zu entwickeln, wo keine
Unterstützung durch das TP-System CICS (Customer Information Control
System) vorhanden war, als richtig erwiesen.

Es wurde auch von vornherein keine auf DL/1 (Data Language/1) auf-
bauende physische Realisierung angestrebt, da zum Planungszeitpunkt
dieses Programmprodukt nicht verfügbar war. Ein zu einem späteren
Zeitpunkt (1980-81) unternommener Versuch, die Datenbank physisch
auf DL/1 umzustellen, wurde aus Performance-Gründen wieder eingestellt. Messungen erbrachten deutlich schlechtere Antwortzeiten im
Bereich der Zugriffe zu den einzelnen Patientendaten im Vergleich
zur physischen Realisierung in der WAMIS-Datenbank.

Die Datenbank ist der Mittelpunkt des medizinischen Informationssystems WAMIS, insbesondere bei der täglichen Routine und der

patientenbezogenen Auskunft (siehe Artikel "Operationelle Komponenten der Datenerfassung im medizinischen Informationssystem WAMIS" /16/), der computerunterstützten medizinischen Diagnostik (siehe Artikel "CADIAG1 und CADIAG2. Ansätze zur computerunterstützten medizinischen Diagnostik" /2/) und der Auswertung der medizinischen Daten für wissenschaftliche Zwecke (siehe Artikel "Computereinsatz zur Analyse medizinischer Daten. Die Auswertungssysteme WAMAS und WAMASTAT" /6/). Nach nun mehr als 10-jährigem Betrieb sind 702.380 Patienten (Stand: 31. August 1985) gespeichert, die Zuwachsrate liegt bei durchschnittlich 7000 Patienten im Monat.

3.2. Zugriffe, Kettenstruktur

Die Benutzer des medizinischen Informationssystems WAMIS verfolgen zwei Ziele, die wesentlichen Einfluß auf die physische Realisation gehabt haben:

1) Auswahl von Objekttypen, die bestimmte Bedingungen erfüllen (Selektion)
2) Auswertung von Assoziationen zwischen verschiedenen Objekttypen

Die Zugriffspfade richten sich demgemäß nach den medizinischen Anforderungen in den beiden genannten Punkten.

3.2.1. Selektion

Meistens ist es erwünscht, daß bei der Selektion die Individualauskunft nur das Letzt- und Vorletztergebnis beinhaltet. Der Erstbefund wird bei vielen Anfragen nicht benötigt. Verknüpfungen von Objekttypen bei der Selektion spielen keine Rolle, da die medizinischen Sekundärordnungsbegriffe in MEDINFO dafür vollkommen ausreichend sind.

Der Datenbankzugriff im Falle der Selektion beginnt entweder mit der I-Zahl, der Computer-Arbeitsnummer, der Archiv-Ordnungsnummer oder dem Patientennamen. Die I-Zahl ist für den täglichen Gebrauch auf Grund der beträchtlichen Länge wenig geeignet. Die Selektion beginnt daher im überwiegenden Fall entweder mit dem Familiennamen oder der Computer-Arbeitsnummer, in besonderen organisatorischen Fällen (z.B. Röntgen-Abteilung) mit der internen Archivnummer.

Der volle Name des Patienten wird bei jedem Selektionszugriff benötigt, die Adresse und die sonstigen personenbezogenen Daten nur im Zuge einer neuerlichen Aufnahme und Entlassung des Patienten.

Durch die Computer-Arbeitsnummer ist automatisch der jeweilige stationäre oder ambulante Aufenthalt festgelegt, da per definitionem immer der letzte Aufenthalt in den zur Verfügung stehenden Transaktionen bei der Selektion angeboten wird. Damit erreicht man, daß der Zugriffspfad minimal gehalten wird. Die in AUFENTHALT gespeicherten Attribute werden in der Regel nur bei speziellen Fragen benötigt. Der Weg über AUFENTHALT beschränkt sich deshalb nur auf die Fälle einer gezielten Suche nach weiter zurückliegenden Daten.

Je nach Bedarf werden die persönlichen Daten aus NAME, ADRESSE und SONSTPERS selektiert. Im nächsten Schritt werden die in MEDINFO enthaltenen Informationen angeboten, die der Benützer weiter selektieren kann, wenn er die in MEDDAT gespeicherten Resultate abrufen will. Um allen Anfragen gerecht zu werden, wurde eine Kettenstruktur /23/ gewählt, wobei Vorwärts- und Rückwärtszeiger die Suchvorgänge optimieren helfen. Die zeitlich geordneten Resultate in MEDDAT sind dabei aufsteigend und absteigend verkettet, womit Verlaufsfragen (Vorwärtssuchen) und Vorwertanalysen (Rückwärtssuchen) nur minimale Dateizugriffe erforderlich machen. Die Verkettung der Daten in den Objekttypen MEDINFO und MEDDAT ist der Abb. 2 zu entnehmen.

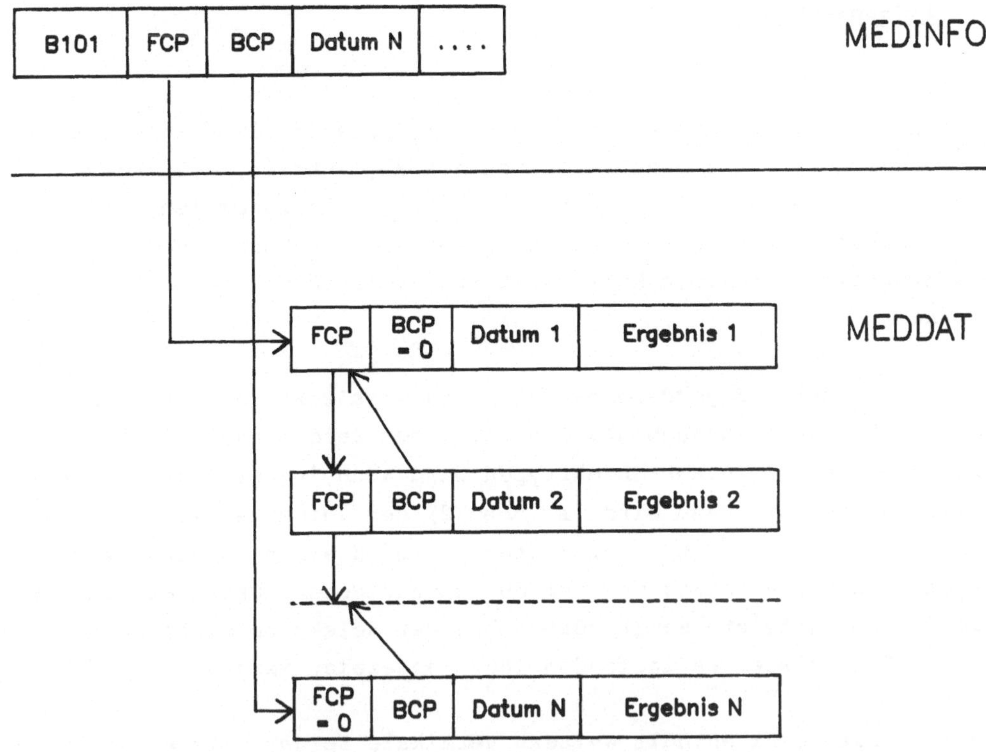

Abb.2: Verkettung in den Objekttypen MEDINFO und MEDDAT
    FCP ist ein Vorwaerts-Adresszeiger
    BCP ist ein Rueckwaerts-Adresszeiger
    B101 ist eine Notation aus dem Befundnummernverzeichnis

3.2.2. <u>Auswertung</u>

Anders ist die Situation bei der wissenschaftlichen Auswertung, wo
Verknüpfungen auf der Ebene des Objekttyps MEDDAT die Regel sind.
Das On-line-WAMAS verwendet zu diesem Zweck invertierte Dateien mit
den in MEDINFO gespeicherten Sekundärordnungsbegriffen als Schlüssel.
Das Batch-WAMAS kann MEDDAT direkt auswerten, sofern man keine
unmittelbaren Antworten (im Sekundenbereich) benötigt (siehe Artikel
"Computereinsatz zur Analyse medizinischer Daten. Die Auswertungs-
systeme WAMAS und WAMASTAT" /6/).

3.3. <u>Tagesdatenbank</u>

Das gesamte Tagesgeschehen wird in einer operationellen Tagesdatenbank abgewickelt. Die Benützer haben die Möglichkeit, die Tagesdaten
nach verschiedenen Kriterien auf ihre Integrität zu prüfen, so z.B.
in den Labors. Im einzelnen können dabei die Ergebnisse von den
verantwortlichen Leitern korrigiert bzw. vollständig gelöscht
werden.

Die operationelle Tagesdatenbank ist ein verkleinertes Abbild der
eigentlichen WAMIS-Datenbank, d.h. die über Zeiger realisierte
Verbindung der einzelnen Objekttypen wird auch in der Tagesdatenbank
on-line aufgebaut. Dazu wird (s. Abb. 2) der Vorwärtszeiger (FCP=0)
im zeitlich letzten Datensatz (Datum N) durch einen temporär verwendeten Zeiger ersetzt, der auf den nachfolgenden Datensatz in der
Tagesdatenbank zeigt. Somit können bei der Selektion stets auch die
letzten Ergebnisse des laufenden Tages angezeigt werden.

Die Tagesdatenbank enthält weiters vertikale Zeiger, die es erlauben,
abteilungs-, stations- und ambulanzspezifische Listen der Tagesdaten
zu erstellen.

Das Tagesgeschehen wird nach Abschluß des On-line-Betriebes in einem
Batch-Reorganisationslauf in die WAMIS-Datenbank übertragen. Eine
spätere Korrektur von Fehlern, die sich erst nach erfolgter Reorganisation herausstellen, ist mit Hilfe von speziellen Routinen auch in
der WAMIS-Datenbank möglich. In diesem Fall kann jedoch ein bestimmter zu korrigierender Datensatz nur mit einem "Delete"-Code
versehen werden. Ein komplettes Löschen, wie bei der operationellen
Tagesdatenbank, ist aus Gründen der späteren Überprüfbarkeit und des
Datenschutzes nicht mehr zugelassen. Im Falle einer Korrektur wird
der fehlerhafte Datensatz ebenfalls mit dem "Delete-Code" gekennzeichnet und prinzipiell ein neuer Datensatz mit dem richtigen
Ergebnis erstellt.

3.4. Datenbank-Lesen bzw.-Schreiben

Sämtliche Datenbank-Lese- und Schreibvorgänge erfolgen über zentrale
DBMS-Routinen, die im WAMIS ebenfalls speziell entwickelte Module
sind. Mit Hilfe dieser zentralen DBMS-Routinen ist sichergestellt,
daß die Benützer in jedem Fall bei der Auskunft die gewünschten
Datensätze selektiert bekommen. Desgleichen ist auch gewährleistet,
daß im Sinne des "Medical Record Linkage" die Daten eines bestimmten
Patienten unter dessen I-Zahl gespeichert werden.

3.5. I-Zahl-Fehler

In der täglichen Praxis tritt gelegentlich der Fall auf, daß bei der
Aufnahme die Personalien eines Patienten, insbesondere jene Daten,
aus denen die I-Zahl aufgebaut wird, fehlerhaft am Bildschirm eingegeben werden, z.B. Zahlendreher beim Geburtsdatum (21.01.1957 statt
12.01.1957) und dergleichen. Derartige reale (faktische) Fehler sind
ohne Kenntnis des wahren Sachverhaltes durch den Computer nicht
überprüfbar. Erst bei einer neuerlichen Hospitalisierung mit komplet-
ter Erfassung der Patientenpersonalien lassen sich die Unterschiede
durch Vergleich der gesamten übrigen Personalien (z.B. anhand der
Adresse) erkennen. Der von der jeweiligen Universitätsklinik beauftragte Leiter der Datenerfassung hat dann die Möglichkeit mit Hilfe
einer eigenen Transaktion eine I-Zahl-Zusammenführung vorzunehmen,
wenn die Identität sichergestellt ist /16/.

4. Wissenschaftliches Informationszentrum

Ein medizinisches Rechenzentrum, das als unterstützendes Instrument
für die klinische Forschung eingesetzt wird, muß in der Lage sein,
die gespeicherten Daten den Benützern in aufbereiteter Form anzubieten. Die Hard- und Softwareeinrichtung "wissenschaftliches
Informationszentrum" ist ein dafür einsetzbares Instrument.

Während die Transaktionsverarbeitung des Produktionsbetriebes innerhalb des medizinischen Informationssystems WAMIS erfolgt, wird die
klinisch-wissenschaftliche Informationsverarbeitung davon losgelöst,
innerhalb eines eigenen Systems abgewickelt, wobei nur mehr verdichtete Daten für die Weiterverarbeitung zur Verfügung stehen. Dieses
Konzept entspricht auch der im Neubau des Allgemeinen Krankenhauses
geplanten On-line Verbindung des administrativen/betrieblichen Rechenzentrums, das von der Magistratsdirektion-Automatische Datenverarbeitung der Stadt Wien betrieben wird, mit dem wissenschaftlichen
Rechenzentrum am Institut für Medizinische Computerwissenschaften.
Die im Produktionsbetrieb über das administrative Rechenzentrum gesammelten Daten des Tagesgeschehens (z.B. Laborergebnisse) werden im
wissenschaftlichen Informationszentrum verdichtet für die klinische
Forschung bereitgestellt.

Das wissenschaftliche Informationszentrum ist somit eine Einrichtung,
die im Sinne eines Expertensystems, eine gezielte Heranführung der
Kliniker an die EDV unter Einsatz von Systemen der 4.Generation
anstrebt. Eine benützerfreundliche Führung am Terminal ist dabei
ebenso erforderlich wie der Einsatz eines höheren Datenbanksystems,
das bei größtmöglicher Flexibilität getrennt von den operationellen
Applikationen arbeitet und wo jederzeit, entsprechend den wissenschaftlichen Erfordernissen, die individuelle Erschließung der Daten
möglich ist.

Das von CODD /5/ vorgeschlagene Relationenmodell bietet dazu die
Möglichkeit der formalen Beschreibung der an den Kliniken anfallenden Daten in einem konzeptionellen Modell, wie es für den Aufbau des
Datenpools eines wissenschaftlichen Informationszentrums notwendig
ist. Im Relationenmodell wird jedem Objekttyp eine Tabelle zugeordnet, deren Spalten die Attribute sind. Diese Tabelle - das Relatio-
nenschema - wird im folgenden in abgekürzter Schreibweise stets als
Relation bezeichnet. Assoziationen zwischen den Objekttypen sind
ebenfalls in Tabellenform dargestellt.

Der in den einzelnen Relationen verwendete Schlüssel ist dabei stets
unterstrichen. Alle nicht-primen Attribute sind voll funktional abhängig vom jeweiligen Schlüssel des Relationenschemas. Weiters sind
transitive Abhängigkeiten durch Zerlegung eliminiert.

Im Bereich der medizinischen Daten und deren Speicherung in einer
patientenorientierten Datenbank tritt immer wieder der Fall auf,
daß zu den Objekttypen sowie Assoziationen nicht alle Eigenschaften
der daran beteiligten Attribute bekannt sind. Dieses Faktum ist
beispielsweise dann gegeben, wenn ein Sammelbefund eine feste vorgegebene Menge von Ergebnisattributen hat, jedoch nicht alle Resultate bestimmt werden, womit in einem konkreten Tupel der Relation
Leerwerte auftreten.

Die Werte von Schlüsselattributen sind - wie von der Theorie gefordert - stets bekannt.

Als zweckmäßig erweist sich die Verwendung von verschiedenen indizierten unbekannten Werten ω_i, wobei diese jedoch als gleich angesehen werden, wenn es bei Mengenoperationen darum geht, Duplikat-
tupel zu eliminieren. Bezüglich der Probleme der dreiwertigen Logik
nach Verbund-Operationen (Echt-Verbund und Vielleicht-Verbund)
siehe /22/. Wertbereichseinschränkungen, wie sie von LIPSKI /15/
untersucht wurden, z.B. Attributwert eines Resultates liegt zwischen
100 und 150, kann man dadurch vermeiden, daß man eine Skalierung
einführt oder konkrete numerische Repräsentanten nach der Fuzzy-Set-
Theorie /27/ gewählt werden, wie etwa im Abschnitt 4.6.3. bei der
Wirkung von pharmakologischen Substanzen.

Als Retrievalsprachen für das relationale Datenbankmodell des
wissenschaftlichen Informationszentrum wurden die abbildungsorien-
tierte Sprache SQL/DS (Structured Query Language/Data System) sowie
die graphikorientierte Sprache QMF (Query Management Facility)
implementiert.

Das beschriebene Konzept wurde 1984 erarbeitet und mit den in der
WAMIS-Datenbank gespeicherten Daten der II. Universitätsklinik für
Gastroenterologie und Hepatologie (Vorstand: Prof. Dr. G. Grabner)
bis auf die mit den Leerwerten verbundene Problematik, für die die
Softwareunterstützung in den Retrievalsprachen derzeit in Ausarbei-
tung ist, praktisch erprobt.

4.1. Administrative Komponenten

4.1.1. Patientenidentifikation

Die den Patienten charakterisierenden personenbezogenen Daten lassen
sich am besten mit Hilfe der beiden Relationen IZNAME und PATIENT
beschreiben.

Die Relation IZNAME enthält die Attribute I-Zahl, Name#, Name, wobei
die Schlüsselattribute - wie üblich - unterstrichen sind. Dabei ist
Name# eine fortlaufende Nummer. Beim Geburtsnamen wird #=0 eingetragen. Der Name mit der höchsten Nummer (#=Max!) ist stets der aktuelle
Familienname.

Die Relation PATIENT besteht aus den Attributen I-Zahl, Vorname,
Titel, Sozialversicherungsnummer, Staatsbürgerschaft, Familienstand,
Beruf, Adresse, Todesdatum. Sämtliche in PATIENT gespeicherten Daten
werden im Falle von Veränderungen nicht im zeitlichen Verlauf evi-
dent gehalten, da in der Regel nur der aktuelle Stand von Interesse
ist. Geburtsdatum und Geschlecht sind als Bestandteile der I-Zahl
nicht ein zweites Mal gespeichert. Beim Beruf wird der in der SNOMED
vorliegende Code zur Dokumentation herangezogen. Im Falle des Able-
bens wird das Todesdatum eingetragen und steht dann für Überlebens-
statistiken zur Verfügung. Alle administrativen Daten, die in erster
Linie für die Pflegegebührenabrechnung von Belang sind, wie z.B.
Krankenkasse des Patienten, Zusatzversicherung, Zahlungsdaten, etc.
werden im wissenschaftlichen Informationszentrum nicht benötigt.

4.1.2. Aufenthalt

Zur Dokumentation eines Krankenhausaufenthaltes (Aufnahme, Entlassung) wird die Relation AUFENTHALT verwendet. Diese enthält die
Attribute I-Zahl, Klinik#, Abteilungs#, Subeinheit#, Aufnahmsdatum,
Aufnahmsuhrzeit, Aufnahmegrund, Zutransfer-Abteilung, Entlassungsdatum, Entlassungsuhrzeit, Entlassungsart, Entlassungsrichtung, Weg-
transfer-Abteilung, Computer-Arbeitsnummer, abteilungsinterne

Nummer, Aufnahmszahl.

Stationäre und ambulante Behandlungen werden über die gleiche Relation AUFENTHALT registriert. Neben der I-Zahl wird auch die vom Computer vergebene Arbeitsnummer (siehe Objekttyp ARBNR in 2.1.) oder eine abteilungsinterne Patientennummer (siehe INTNR in 2.1.) vermerkt.

4.2. Befunde

Darunter sind zu verstehen:

a) quantitative Meßwerte, wie z.B. "Glucose 115 mg%" oder Urobilinogen im Harn mit einer "Verdünnung 1:4 positiv"

b) qualitative Ergebnisse bzw. Merkmale, Zeichen, wie z.B. "Leber vergrößert" (Ergebnis einer Alternativentscheidung: Merkmal vorhanden - nicht vorhanden) oder "Vermehrte Zahl von Erythrozyten im Harn" (Ergebnis aus einer mehrstufigen Skala). Das Ergebnis selbst wird des öfteren in vercodeter Form gespeichert.

c) Ergebnisse, die im Freitext vorliegen (z.B. Beschreibung einer Hauteffloreszenz).

Ein Befund ist entweder ein einzelnes Ergebnis einer Untersuchung oder eine Zusammenfassung mehrerer solcher Einzelergebnisse, wobei sowohl quantitative, sowie qualitative als auch freie Texte gleichzeitig als Resultate vorkommen können. So wird der obige Einzelbefund "Leber vergrößert" in der Regel bei der Statuserhebung festgestellt, die neben diversen Meßwerten wie Körpergröße, Gewicht, Blutdruck, usw. auch eine Reihe weiterer Alternativmerkmale, aber auch freie Beschreibungen von Pathologica enthält. Eine solche Zusammenfassung mehrerer zum selben Zeitpunkt erhobener Einzelbefunde ist per definitionem ein medizinischer Sammelbefund.

Weiters gehören zu dieser Gruppe auch solche Laborbefunde, bei denen stets mehrere Einzelergebnisse gemeinsam anfallen (z.B. bei der Elektrophorese). Im Bereich der Labordatenverarbeitung spricht man in diesem Zusammenhang auch von einem Mehrfachbefund.

Demgemäß benötigt man für die Erfassung der Einzelergebnisse die
Relation EINZELBEFUND und für die Mehrfachbefunde die Relationen
SAMMELBEFUND(I), I=1,...,K.

EINZELBEFUND enthält die Attribute I-Zahl, Befund#, Erhebdatum,
Erhebuhrzeit, Durchführungsdatum, Arzt#, Gerät#, Ergebnis, Kommentar.
Im Falle eines quantitativen Meßwertes wird im Attribut Ergebnis der
numerische Zahlenwert eingetragen. Bei einem qualitativen Merkmal
ist das Ergebnis entweder ident mit dem Vorhandensein der Einzelbe-
fund#, wenn nur vorhandene (positive) Merkmale dokumentiert werden -
in diesem Fall erfolgt im Attribut Ergebnis keine Eintragung - oder
ist ein Code, der im Attribut Ergebnis registriert wird, z.B. 1=Merk-
mal vorhanden, 0=Merkmal fehlt, falls nur zwei Ausprägungen vorgesehen sind. Die Schlüssel# des relevanten Code-Systems ist über die
Befund# aus der Relation BEFUNDTEXT zu entnehmen. Das explizite Vermerken des Fehlens von Merkmalen entspricht der Annahme einer geschlossenen Welt, wo die Datenbank alle relevanten Daten der medizinischen Realität enthält. In der Praxis kommt auch der Fall der
offenen Welt vor, wo nur positive Merkmale gespeichert werden.

Bei Ergebnissen, die im Freitext vorliegen, wird das formatfreie
Resultat der Untersuchung gespeichert.

SAMMELBEFUND(I) besteht aus den Attributen I-Zahl, Erhebdatum,
Erhebuhrzeit, Durchführungsdatum, Arzt#, Gerät#, Ergquanl,..ErgquanM,
Ergquall,...,ErgqualN, Ergcodel,...,ErgcodeK, Ergtextl,...ErgtextL,
Kommentar. Jeder Sammelbefund wird in einer eigenen Relation ge-
speichert, die eindeutig zu benennen ist (z.B. ELEKTROPHORESE,
ALLGEMEINSTATUS, etc.). Die Befund# im Schlüssel erübrigt sich
daher. Weiters sind die einzelnen Ergebnisattribute in diesen
Relationen eindeutig zu benennen (z.B. Körpergröße, Cholesterin,..).

4.3. Diagnosen

Dieser Gruppe von Daten ist gemeinsam, daß ihre Dokumentation
vorwiegend mit Hilfe der Schlüsselsysteme ICD, SNOMED, KDS, etc.
erfolgt (siehe auch Abschnitt 2.7.). Es werden aber auch Daten, die
in freiem Text anfallen, gespeichert, insbesonders in jenen Berei-

chen der Medizin, wo eine Formalisierung der Begriffe nur schwer gelingt. Die Beschreibung eines Krankheitsgeschehens ist oft ein vielschichtiges Problem und bei Verwendung nur eines bestimmten Schlüsselsystems schwierig, da der Differenzierungsgrad für die vorliegende medizinische Situation in manchen Fällen nicht ausreichend ist. Eine Abhilfe schafft das parallele Verwenden verschiedener Schlüsselsysteme mit unterschiedlichen Bezugssystemen, womit auch im komplexen Fall eine genügend genaue Beschreibung erreicht werden kann.

Ein weiteres Problem ist durch die gelegentlich vorkommenden wechselseitigen Abhängigkeiten von Krankheiten, Operationen, Komplikationen etc. gegeben. Im konkreten Fall kann beispielsweise eine Pneumonie als Komplikation im Zuge einer Operation auftreten, in einem anderen Fall ist die Lungenentzündung alleinige Diagnose. Die Dokumentation eines Krankheitsgeschehens muß also sowohl horizontal als auch vertikal als Abhängigkeitsstruktur erfolgen (siehe Abschnitt 2.8.). Weder das parallele Beschreiben, noch die Abhängigkeit darf aber bei einem Retrieval der Diagnosen zu Fehlinterpretationen führen, d.h. die Frage nach allen Pneumonien muß, unabhängig davon, ob diese Erkrankung Komplikationsfolge oder nicht ist, zu einem korrekten Resultat führen.

Die Relation DIAGNOSE enthält den Originaltext der vom Arzt erstellten Diagnosen im freien Text und besteht aus den Attributen I-Zahl, Erhebdatum, Zähler, Diagnosetext. Der Zähler nummeriert die zu einem bestimmten Erhebdatum gestellten Diagnosen.

Die eigentlichen Codes, die einem Diagnosetext zugeordnet werden, sind in der Relation DIAGCODE gespeichert. Diese enthält die Attribute I-Zahl, Erhebdatum, Zähler, Schlüssel#, Code, Diagnosehinweise. Alle Codes, die aus verschiedenen Schlüsselsystemen (z.B. ICD, SNOMED,..) entstammen können, sind zur Beschreibung eines Krankheitsgeschehens, dessen Diagnosetext in der Relation DIAGNOSE gespeichert ist, zugelassen. Die Schlüssel# identifiziert dabei das Schlüsselsystem. Durch den identen Zähler erfolgt das parallele Beschreiben. Die Diagnosehinweise sind die üblichen Funktionsdeskriptoren: Einweisungsdiagnose, Hauptdiagnose, Verdachtsdiagnose, Status post (eventuell in Verbindung mit einer Zeitangabe), ungeklärte Situation, Todesursache, Risiko, etc.

Das vertikale Abhängigkeitsverhalten muß in einer eigenen Relation
DIAGABHAENGIG vermerkt werden. Dazu ist es lediglich erforderlich,
eine "Vater-Kind-Beziehung" zu dokumentieren. Die Attribute "Zähler"
bekommen daher als Zusatz im Namen den Buchstaben P für Vater und C
für Kind: I-Zahl, Erhebdatum, ZählerP, ZählerC. Dabei muß ZählerP>
ZählerC sein. Die Dokumentation der Diagnosen ist abgeschlossen
durch Angabe der Arzt#, die in einer eigenen Relation DIAGARZT
erfolgt. Die Attribute sind I-Zahl, Erhebdatum, Arzt#.

4.4. Behandlung

Zur Dokumentation der konservativen medikamentösen Therapie wird der
Austria-Codex verwendet. Dieses Ordnungssystem folgt dem Prinzip der
Klassifikation und hat eine rein numerische Notation, die zur
Identifizierung der pharmazeutischen Präparate herangezogen wird.
Weitere Daten betreffen die Gesamtdosis und die Applikationsform.
Damit wird der Therapieverlauf dokumentiert. In der Relation THERAPIE
sind als Attribute vorgesehen: I-Zahl, Beginndatum, Endedatum, ACX#,
Gesamtdosis, Applikationsform, Verordnungshinweise.

Die invasive, operative und radiologische Behandlung wird - wie im
Abschnitt 2.8. erläutert - über Codesysteme dokumentiert, d.h. es
wird wie im vorigen Abschnitt 4.3. vorgegangen. Die relationale
Darstellung ist wie dort angegeben.

4.5. Risikofaktoren, Entbindung, Unfall

Da die Risikofaktoren nicht separat gespeichert wurden, sondern nur
anhand eines Funktionsdeskriptors ("ist Risiko") gekennzeichnet
sind, ist keine eigene relationale Darstellung notwendig. Bei den
Befunden wird wie bei der Behandlung dieser Umstand im Kommentar
vermerkt, bei den Diagnosen in den Diagnosehinweisen.

Die wie üblich bei der medizinischen Basisdokumentation vorgesehenen

Angaben über Entbindungsdatum, Anzahl und Geschlecht der Kinder, etc.
werden im geburtshilflichen Status der gynäkologischen Universitätskliniken gespeichert. Analog erfolgt die Dokumentation eines Unfall-
geschehens im Rahmen eines dementsprechend umfassenden Spezialsta-
tus. Alle genannten Daten werden, wie im Abschnitt 4.2. beschrieben,
in einer Relation vom Typ SAMMELBEFUND gespeichert.

4.6. Sach- und Stellendaten

4.6.1. Befunde

Die detaillierte Beschreibung des Sachbereiches Befunde beschränkt
sich auf jene Teile, die nicht mit der apparativen Ausrüstung der
Labors, der Verarbeitungsinformationen (Abnahmeinformationen der
Röhrchen für Blutabnahme), etc. zusammenhängen. Diese Informationen
sind Bestandteil der administrativen Komponente und werden im
wissenschaftlichen Informationszentrum nicht benötigt. Die Darstellung des Sachbereiches Befunde kann sich daher auf die folgenden
Relationen beschränken.

BEFUNDTEXT hat als Attribute Befund#, Schlüssel#, Inputformat,
Befundtyp, Befundkurztext, Befundlangtext, Specimen#, Dimension.

Da Befundergebnisse vom Typ her quantitativ, qualitativ oder freie
Texte sein können, ist es notwendig, die Befund# so aufzubauen, daß
sie alle Typen umfaßt, leicht erweiterbar ist und als Relationen-
schlüssel verwendet werden kann. Um von vornherein Labors (Zentral-,
Stations-, Forschungslaboratorien) von sonstigen Einrichtungen im
Krankenhaus zu trennen, ist es am besten, eine 6-stellige numerische
Notation zu verwenden, die aufgrund einer Intervalleinteilung erkennen läßt, welchen Bereichen ein einzelner Befund zuzuordnen ist. Für
Laborbefunde - gleichgültig welchen Typs - kann man die Nummern 1000
- 9999 vorsehen und innerhalb dieses Bereiches eine Klasseneinteilung
nach dem Specimen (Blut, Harn,...) treffen. Die Nummern von 1 - 999
sind für die Sammelbefund# reserviert. Der Nummernbereich ab Befund#
= 10000 steht für die qualitativen Einzelbefunde zur Verfügung, die
in der Regel Ergebnis einer ärztlichen Untersuchung am Patienten

selbst sind. Die Einzelbefund# wird nur einmal vergeben, d.h. es ist
nicht zugelassen, daß dieselbe Untersuchung - unter der Annahme, daß
keine methodischen Unterschiede vorliegen - an den verschiedenen
Kliniken/Abteilungen eine verschiedene Nummer erhält. Ferner ist es
zweckmäßig, bestimmte Nummernbereiche für eine hierarchisch aufge-
baute Notation zu reservieren, was sich vor allem bei den diversen
Statusdokumentationen anbietet.

Im Attribut Inputformat wird die vom Benützer festgelegte Formatierung der Eingabe in der üblichen Form angegeben. Beim Befundtyp = A
(Lichtstift-Dokumentation) entfällt diese, beim Befundtyp = K wird
die Maximaldatenlänge eingetragen.

Im Falle eines Codes (Befundtyp = R) wird die Nummer des Codesystems
im Attribut Schlüssel# verzeichnet, mit der über CODETEXT (s. Abschnitt 4.6.2.) zu den Texten der Codes zugegriffen wird. Im Attribut
Inputformat ist die maximale Codelänge vermerkt.

Es sind zwei Texte vorgesehen, die je nach Bedarf Verwendung finden:
der Kurztext in erster Linie zur Auswahl am Bildschirm, der Langtext
für Ausdrucke. Im Attribut Specimen# ist in codierter Form das Specimen vermerkt (Blut, Harn, Stuhl, etc.). Der Patient als zu Behandelnder ist bei vielen Untersuchungen, z.B. Röntgen, selbst auch Specimen
und dementsprechend ist die Specimen#=Patient zu setzen. Das Attribut
Dimension wird in erster Linie bei den quantitativen Ergebnissen
benutzt, kann aber auch fehlen (dimensionslose Resultate).

Beispiel 1 (Einzelbefunde):

Befund-#	Schlüs-sel#	Input-format	Bef.-Typ	Bef.kurz-text	Bef.lang-text	Spec.#	Dim.
1014	–	3	N	Größe	Körpergröße	0	cm
1160	–	3.1	N	Leuko	Leukozyten	1	Taus.
1161	–	2.1	N	Ery	Erythrozyten	1	Mill.
1615	–	3	N	Urobil	Urobilinogen	2	mg/die
1635	HS	1	R	Leuko	Leukozyten	2	–
1636	HS	1	R	Ery	Erythrozyten	2	–
156711	–	–	A	Leber bis 3 cm	Leber vergrößert bis 3 cm	0	–
156712	–	–	A	Leber 3-6 cm	Leber vergrößert 3-6 cm	0	–
980007	–	2000	K	HNO	HNO-Konsiliar-bericht	0	–

Dabei ist Befundtyp = N (quantitativ), A (Alternativmerkmal),
K (Freitext), R (Code). Der im Falle der #=1635 bzw. 1636 (Einzelergebnisse des Sammelbefundes "Harnsediment") verwendete einstellige
Code ist in CODETEXT registriert. Über die Schlüssel#=HS werden die
zugehörigen Texte ermittelt; so bedeutet 0=keine, 1=+, 2=++, 3=+++,
4=++++. Der Text zur Specimen# wird der Relation SPECIMEN entnommen
(s. Bsp. 5).

Die beiden Texte zu den Sammelbefunden (#=1-999) erhält man ebenfalls aus BEFUNDTEXT. Mit dem Schlüssel=Befund# werden Kurz- und
Langtext angesprochen. Analog wie bei den Einzelbefunden ist es
nicht zweckmäßig, die Sammelbefund# von den Abteilungen/Kliniken des
Krankenhauses abhängig zu machen.

Das Zusammenfassen der Einzel- und Sammelbefunde zu einem einzigen
Nummernkreis erweist sich auch deshalb von Vorteil, weil beim Komplex der Leistungserfassung nur mehr allgemein von Befunden gesprochen wird.

Beispiel 2 (Sammelbefunde):

Befund#	Bef.kurztext	Bef.langtext
001	AS	Allgemeiner Status
005	EKG	Elektrokardiogramm
025	US	Ultraschall-Untersuchung
040	Gebh.St.	Geburtshilflicher Status
105	BB	Kleines Blutbild
180	Sediment	Harnsediment

In BEFUNDTEXT können auch anderssprachige Texte eingetragen werden,
indem man ein eigenes Attribut zur Relation hinzufügt.

In der Relation SAMMELBEFUNDINHALT ist angeführt, welche Einzelbe-
funde zu einem Sammelbefund gehören. Die Relation besteht aus den
Attributen Sammelbefund#, Einzelbefund#, Wiederholungsfaktor,
Seiten#, Positions#, Sprungseiten#, Endseiten#, Endpositions#,
Ausdruckposition1, Ausdruckposition2, Ausdruckposition3, Ausdruckhin-
weis.

Die Beschreibung der angeführten Attribute erfolgt im Artikel "Verarbeitung formatierter medizinischer Daten" /10/. Damit wird die externe Benützersicht festgelegt bzw. erfolgt die Ausdruckformatierung.
Desgleichen sind weiterführende Angaben zum Attribut Befundtyp der
Relation BEFUNDTEXT in dem genannten Artikel zu finden.

Beispiel 3:

Sammelbefund#	Einzelbefund#
001	1014
001	156711
001	156712
105	1160
105	1161
180	1635
180	1636
...	......

Dem Beispiel 3 kann entnommen werden, daß im Sammelbefund "Allgemeiner Status" mit der #=001 die Einzelbefunde "Körpergröße" (#=1014), "Leber vergrößert bis 3 cm" (#=156711) usw. vorkommen. Der Sammelbefund "Harnsediment" (#=180) enthält die Einzelbefunde "Leukozyten" (#=1635), "Erythrozyten" (#=1636) usw., die alle qualitativen Typs sind.

Allfällige Plausibilitätsprüfungen erfolgen anhand der Eintragungen in den Relationen PLAUS1 bis PLAUS4, die ebenfalls in /10/ beschrieben sind.

Bei der Darstellung der numerischen Ergebnisse in Listenform ist es vorteilhaft, die Untersuchungsergebnisse, die außerhalb des Normalbereiches liegen, mit einem Hinweis (Stern oder dergleichen) zu versehen. Dazu ist es notwendig, in der Relation BEFUNDGRENZEN alle relevanten Informationen zu vermerken. Diese enthält die Attribute Klinik#, Einzelbefund#, Vonzeit, Biszeit, Vonalter, Bisalter, Geschlecht, Path-Hinweis, Untergrenze, Obergrenze.

Grenzen der Normalbereiche unterliegen oft einer medizinischen Neuinterpretation durch die einzelnen Kliniken. Deshalb ist es zweckmäßig, die Klinik# im Schlüssel zu berücksichtigen. Letzterer ist daher eine Kombination der Attribute Klinik#, Einzelbefund#, Beginn der Gültigkeit (Vonzeit), Altersuntergrenze, Geschlecht und Wertuntergrenze. Ein bestimmtes Intervall, z.B. der Normalbereich, der Bereich der leichten bzw. starken Erhöhung oder der Bereich der leichten bzw. starken Erniedrigung, ist durch das Wertepaar Unter- und Obergrenze sowie den pathologischen Hinweis festgelegt. Ein solches Intervall kann ferner geschlechtsabhängig und/oder altersabhängig sein.

Medizinische Neuinterpretationen bzw. Veränderungen bei der Meßmethode können Änderungen der Intervallgrenzen zur Folge haben. Es ist daher notwendig, eine Gültigkeitsdauer in den Attributen Vonzeit und Biszeit zu vermerken, um weiter zurückliegende Untersuchungsergeb-

nisse korrekt in bezug auf die pathologischen Grenzen vergleichen zu
können; Vonzeit=Max! liefert den letztgültigen Zeitraum. Die Relation
BEFUNDGRENZEN enthält auch Hinweise bei Vorliegen eines Einzelbe-
fundes qualitativen Typs. Durch Eintragung der Codes zu der Einzel-
befund# in den Attributen Unter- und Obergrenze, bekommt man aus
BEFUNDGRENZEN den zugehörigen pathologischen Hinweis, der dem jeweiligen Code entspricht.

Beispiel 4:

Kl.#	Einzel-bef.#	Von-zeit	Bis-zeit	Von-alter	Bis-alter	Geschl.	Path. Hinw.	Unter-grenze	Ober-grenze
43	1161	19750101	-	0	120	M	OB	3,70	5,20
43	1161	19750101	-	0	120	M	+	5,21	7,00
43	1161	19750101	-	0	120	M	++	7,01	8,50
43	1161	19750101	-	0	120	M	-	1,50	3,69
43	1161	19750101	-	0	120	M	--	0,5	1,49
43	1161	19750101	-	0	120	W	OB	3,60	5,20
43	1161	19750101	-	0	120	W	+	5,21	7,00

Das im Beispiel 4 angegebene Vonzeit-Datum des Befundes "Erythrozyten" (#=1161) ist der Beginnzeitpunkt der Inbetriebnahme des
medizinischen Informationssystems WAMIS.

Die verschiedenen Specimina sind in der Relation SPECIMEN registriert. Diese enthält die Attribute Specimen#, Specimenbezeichnung.

Beispiel 5:

Specimen#	Specimenbezeichnung
0	Patient
1	Blut
2	Harn
3	Stuhl
4	Sputum

4.6.2. Diagnosen

Die bei der Dokumentation der Diagnosen, Operationen, Histologien
und sonstigen Teilbereiche eingesetzten medizinischen Schlüsselsysteme (siehe Abschnitt 2.7) werden im wissenschaftlichen Informationszentrum im Zuge der verschiedensten Anwendungen benötigt. Man
verwendet dazu:

a) Relation: CODETEXT

   Attribute: <u>Schlüssel#</u>, <u>Code</u>, <u>Typus</u>, Text

b) Relation: VERWEIS

   Attribute: <u>Schlüssel#</u>, <u>Code</u>, <u>Typus</u>, <u>Verweis-Schlüssel#</u>,
           <u>Verweis-Code</u>, <u>Verweis-Typus</u>, Verweis-Art

c) Relation: WORTSTAMM

   Attribute: <u>Stamm</u>, <u>Schlüssel#</u>, <u>Code</u>

d) Relation: WORTSTAMM-SYNONYM

   Attribute: <u>StammV</u>, <u>StammS</u>

Die Relation CODETEXT beinhaltet sämtliche für die Verarbeitung zugelassenen Code- oder Schlüsselsysteme zur Dokumentation von Diagnosen, Operationen, Symptomen (siehe Abschnitt 2.7). Das Attribut Schlüssel# identifiziert dabei das Codesystem. Der Code ist die jeweilige Notation. In der Regel wird einem Code eine Vorzugsbenennung zugeordnet. Dieser können vollsynonyme, teilsynonyme sowie nicht-synonyme oder verwandte Begriffe angefügt werden, die eine eigene Kennzeichnung erhalten und fortlaufend numeriert sind. Im Attribut Typus wird diese Kennzeichnung zusammen mit der fortlaufenden Nummer eingetragen. Dabei bedeutet:

V.....Vorzugsbenennung

S.....Vollsynonym

T.....Teilsynonym

B.....nicht-synonymer (verwandter) Begriff

Beispiel 6:

Schlüssel#	Code	Typus	Text
01	5710	V	Alkoholische Fettleber
01	5710	S001	Alkoholinduzierte Fettleber
01	5710	S002	Aethylische Fettleber
01	5711	V	Akute alkohol. Hepatitis
01	5711	T001	alkoholische Hepatitis
01	5711	B001	Zieve Syndrom
01	5711	B002	alk. Fettleberhepatitis
01	5711	B003	alimentäre tox. Hepatitis
01	5720	V	Leberabszeß
03	T63000	V	Ventriculus
03	T63000	S001	Magen
03	T74000	V	Vesica urinaria
03	T74000	S001	Harnblase
04	M40000	V	Entzündung
04	M40000	B061	Gastritis
04	M40000	B191	Zystitis

Dabei ist Schlüssel#=1 das ICD-System (9. Revision) der Weltgesundheitsorganisation, #=03 die "Topographie" und #=04 die "Morphologie"
der SNOMED.

Mit Hilfe der Relation VERWEIS erfolgt die Dokumentation von Ausschlußdiagnosen und Querverweisen, die in der Regel dazu verwendet
werden, das parallele Beschreiben eines Krankheitsgeschehens
leichter zu bewerkstelligen. Das Attributtripel Schlüssel#, Code,
Typus wird dazu zweimal benötigt. Vom ersten Tripel ausgehend wird
entweder auf das zweite Tripel unter Eintragung der Verweisart=Q
verweisen oder dieses ausgeschlossen. Im letzten Fall wird in Ver-
weisart=A eingetragen.

Beispiel 7:

| | | | V e r w e i s - | | | |
Schlüssel#	Code	Typus	Schlüssel#	Code	Typus	Art
01	5720	V	01	0063	V	A
04	M40000	B061	03	T63000	S001	Q
04	M40000	B191	03	T74000	S001	Q

Die Diagnose#=5720, Typus=V ("Leberabszeß") schließt die Diagnose
"Amöben-Leberabszeß" mit #=0063, Typus=V aus. Im Falle des Schlüs-
sels mit #=04, Morphologie der SNOMED, verweist die Diagnose
"Gastritis" mit dem Code M40000, Typus=B061 auf den Topographie-
Schlüssel (#=03) mit dem Code T63000. Typus=S001 und der Bezeichnung
Magen. Desgleichen verweist die Zystitis (M40000, B191) auf die Harn-
blase (T74000, S001).

Die medizinischen Codesysteme sind in vielen Teilbereichen hierarchisch gegliedert, wobei die unteren Hierarchieebenen bei mehreren
und/oder allen übergeordneten Codes gleiche Texte aufweisen. Damit
wird es möglich, das Krankheitsgeschehen nuanciert zu beschreiben,
wie etwa durch Verwendung der Epitheta "akut", "leicht", "schwer",
usw. Diese Beifügungen werden beispielsweise in der SNOMED als Modi-
fikationen der jeweiligen Vorzugsbenennung vercodet. Allgemein kann
man von Untercodes sprechen, die bei mehreren und/oder allen Vorzugsbenennungen die gleiche Bedeutung haben.

Beispiel 8:

Die SNOMED verwendet in der Morphologie im Bereich der Codes M30000-
M30100, Calculi, die folgende idente Unterteilung in der 5. Stelle:

    0....o.n.A.
    1....Hirschgeweih
    2....rund
    3....solitär

Die SNOMED-Codes

    M3000- Calculus
    M3001- Lithiasis
    M3002- Calciumstein
    usw.

müssen in der fünften Stelle des Zifferteiles je nach medizinischer
Situation mit der obigen Unterteilung (0-8) modifiziert werden.

Mit Hilfe des Zeichens "-" wird das Vorhandensein eines eigenständigen Untercodes gekennzeichnet. Das Zeichen "-" hat dabei nur die
Funktion eines Platzhalters. Die weiteren Eintragungen in der Relation CODETEXT erfolgen wie im Bsp. 7. Synonyme und nicht-synonyme
Begriffe werden ebenfalls wie dort angegeben dokumentiert.

Beispiel 9:

Schlüssel#	Code	Typus	Text
03	M3001-	V	Lithiasis
03	M3001-	B002	Cholelithiasis
03	M3001-	B014	Nephrolithiasis
..	......	....	....

Die Texte zu den Untercodes werden ebenfalls in CODETEXT vermerkt,
wobei vom medizinischen Administrator eine eigene Schlüssel# vergeben wird.

Beispiel 10:

Schlüssel#	Code	Typus	Text
M3	70	V	-
M3	71	V	Hirschgeweih
M3	72	V	rund
M3	73	V	solitär
...	...	...	....
M3	78	V	nichtopak

Als Schlüssel der Untercodes für den Bereich der SNOMED-Codes
M30000-M30100 wurde die #=M3 festgelegt. Die relevanten Codes sind
laut medizinischem Administrator: 70,...,78. In der Zeile mit dem
Code=70 fehlt im Attribut Text die Eintragung, d.h. relevant ist in
diesem Fall die Bezeichnung in der übergeordneten Stufe.

Um den Zusammenhang herzustellen, benötigt man ferner noch eine
Eintragung in der Relation VERWEIS, wobei in diesem Fall als
Verweisart U eingetragen wird.

Beispiel 11:

| Schlüssel# | Code | Typus | V e r w e i s - | | | |
			Schlüssel#	Code	Typus	Art
03	M3001-	V	M3	70	V	U
03	M3001-	V	M3	70	V	U
...	......	.	...	...	...	...
03	M3001-	V	M3	78	V	U
03	M3001-	B002	M3	70	V	U
03	M3001-	B002	M3	71	V	U
...	......	.	...	...	...	...
03	M3001-	B002	M3	78	V	U
03	M3001-	B014	M3	70	V	U
...	......	.	...	...	...	...

In der Regel erfolgt die praktische Verarbeitung von Diagnosen über
den Text, d.h. der Arzt sucht den Code nicht in dem von ihm verwendeten Schlüsselsystem, sondern überläßt diese Arbeit dem Computer. Die Verarbeitung der Texte erfolgt mit Hilfe von Wortstämmen,
die zu den Begriffen verweisen, denen sie zugrunde liegen.

Die Wortstämme werden unmittelbar bei der Aufnahme eines neuen Begriffes in das Codesystem generiert. Die Wortstammtechnik erlaubt es,
Wörter mit gleichem Stamm aber unterschiedlicher Endung, sowie orthographische Varianten und sonstige synonyme Formulierungen auf einen
Begriff zurückzuführen. Der Algorithmus geht auf WINGERT und das in
/24, 25/ als Modell 2 bezeichnete Wortmodell zurück. Es handelt sich
um ein heuristisches Verfahren, bei dem Infixe und zusammengesetzte
Wörter nicht speziell behandelt werden. Es erfolgt keine exakte
morphologische und semantische Zerlegung der medizinischen Wörter.

Beispiel 12:

Stamm	Schlüssel	Code
KONKRE	03	M30000
GALLENSTEIN	03	M30000
STEIN	03	M30000

Aus den Begriffen Konkrement, Gallenstein, Stein wurden mit Hilfe
des Wortsegmentierungsalgorithmus die obigen Stämme gebildet. Ein
bestimmter Wortstamm kann dabei auf mehrere Codes verweisen, wie
etwa im Fall von Homonymen.

Mit Hilfe der Relation WORTSTAMM-SYNONYM schließlich werden Synonyma
unter den Wortstämmen dokumentiert.

Beispiel 13:

Stamm V   Stamm S
____

MALIGN   CARCIN

Da nicht bei allen malignen Erkrankungen die Bezeichnung "Malignom"
als Synonym zur Vorzugsbenennung mit dem Wort "Carcinom" vorkommt,
wird das Wortstammsynonym-Verzeichnis benötigt. Unterschiedliche
(vollsynonyme) Schreibweisen beim Wort "Carcinom" führen aufgrund
des Wortsegmentierungsalgorithmus auf den gleichen Stamm.

Bezüglich weiterer Details (Wortsegmentierungsalgorithmus, etc.) wird
auf den Artikel "Verarbeitung natürlichsprachiger medizinischer
Begriffe" Abschnitt 2 (System der Wörterbücher) und 3 (System der
Wortstämme) verwiesen /3/.

4.6.3. Medikamentöse Therapie und Wirkstoffe

Bei der konservativen Behandlung erfolgt die Dokumentation der
medikamentösen Therapie mit Hilfe des Austria-Codex unter Bezugnahme
auf die Relation MEDIKVERZEICHNIS. Diese enthält die Attribute ACX#,
Medikamenttext, Gebrauchsanweisung, Applikationsform, Hinweis,
Kommentar.

Beispiel 14:

ACX#	Medik.-bezeichnung	Gebrauchsanweisung	Appl.	Hinw.
7336	Gewadal-Tabletten	1-3 mal tägl. 1 Tbl.	oral	H
7283	Butazolidin-Dragees	2-3 mal tägl. 1 Drg.	oral	H
8096	Marcoumar-"Roche"-Tabletten	Dosierung nach Bedarf	oral	H
9822	Sintrom-Tabletten	Dosierung nach Bedarf	oral	H
10693	Grippinon-Dragees	Erwachsene: morgens 1 Drg. mittags 1 Drg. abends 2-3 Drg. Kinder: morgens 1 Drg. abends 1 Drg.	oral	H
12941	Toxogonin-Ampullen	(2-) 5 mg mit Atropin	i.v./i.m.	H

Der Austria-Codex verwendet eine 5-stellige Notation, die auch
Schlüssel der Relation ist. Damit werden die pharmazeutischen
Spezialitäten vercodet. Die im zweiten Teil des Austria-Codex
verzeichneten nummernlosen Sera, Impfstoffe, Vakzine, diätische
Lebensmittel, sonstige Verzehrsprodukte und Dentalpräparate müssen
vom medizinischen Administrator eine Nummer erhalten. Der Medikamenttext ist die Bezeichnung der Spezialität.

In der Gebrauchsanweisung ist die Dosierung im Klartext angegeben,
die Applikation enthält die Darreichungsform. Im Attribut Hinweis
ist vermerkt, ob das Medikament im Handel (H) erhältlich, zurückge-
zogen (Z) oder Testpräparat (T) ist. Im Fall eines Testpräparates
wird vom medizinischen Administrator die ACX# vergeben (ab #=90000).
Im Kommentar wird unter anderen registriert, ob es sich um ein Human-
oder Veterinärpräparat handelt.

Es ist zweckmäßig, bei der Indikation nicht eine freie Textformulie-
rung anzugeben, sondern unter Anwendung eines internationalen medizinischen Schlüsselsystems, z.B. der SNOMED, eine Vercodung durchzuführen. Dazu wird die Relation INDIKATION mit den Attributen
Schlüssel#, Code, Typus, ACX# verwendet.

Beispiel 15:

(Indikation)	Schlüssel#	Code	Typus	ACX#
Thrombose	03	M35100	V	8096
Thrombose	03	M35100	V	9828
Grippaler Infekt	05	D03740	V	7336
Grippaler Infekt	05	D03740	V	10693
Grippe	05	D04110	V	7336
Grippe	05	D04110	V	10693
Rheuma	05	D38050	V	7383
Schmerzen	06	F82600	V	7336
Vergiftung mit E605	07	E63636	B001	12941

Zur Beschreibung der Indikation der im Bsp. 14 angegebenen pharmazeutischen Spezialitäten wurde die SNOMED herangezogen. Der besseren
Lesbarkeit halber wurde der Text zu den SNOMED-Codes, der durch das
Attributtripel Schlüssel#, Code, Typus festgelegt ist, auf der
linken Seite des Bsp. 15 angeführt. Diese Darstellung würde sich
nach einem "Join" mit der Relation CODETEXT (s. Abschnitt 4.6.2.)
ergeben. Aus dem Beispiel ist zu entnehmen, daß ein bestimmtes
Medikament (z.B. ACX#=7336 "Gewadal-Tabletten") bei verschiedenen
Indikationen verwendet wird.

Um die Zusammensetzung einer pharmazeutischen Spezialität zu dokumentieren wird die Relation INHALT verwendet. Es wird festgehalten, in welcher Menge die einzelnen chemischen Substanzen (Wirkstoffe) in den jeweiligen Medikamenten enthalten sind. Da in der Relation THERAPIE die zum Patienten verordnete Gesamtdosis vermerkt bzw. berechenbar ist, ergibt sich mit Hilfe der Relation INHALT mühelos die Gesamtmenge der wirksamen Substanzen. Da es zu den einzelnen wirksamen Substanzen in der Regel mehrere Spezialitäten gibt, besteht die Möglichkeit eines Medikamentwechsels, falls es beim Patienten Unverträglichkeiten geben sollte, ohne gleichzeitig die Substanzgruppe zu wechseln. Auch dann ist die Gesamtmenge anhand der Daten in THERAPIE leicht zu berechnen.

Die Relation INHALT enthält die Attribute ACX#, Substanz#, Menge, Dimension.

Beispiel 16:

ACX#	Substanz#	Menge	Dimension
7336	S0350	50	mg
7336	S0927	250	mg
7336	S1002	250	mg
7383	S0947	200	mg
8096	S0942	3	mg
9828	S0005	4	mg
10693	S0933	20	mg
10693	S0985	2	mg
10693	S1002	100	mg
12941	S0861	0,25	g

ACX#=7336 "Gewadal-Tabletten" enthalten 50 mg Coffein (#=S0350),
250 mg Phenacetin (#=S0927) und 250 mg Propyphenazon (#=S1002),
ACX#=7383 "Butazolidin-Dragees" 200 mg Phenylbutazon (#=S0947),
ACX#=8096 "Marcoumar-Roche-Tabletten" 3 mg Phenprocoumon (#=S0942),
ACX#=9828 "Sintrom-Tabletten" 4 mg Acenocoumarol (#=S0005),
ACX#=10693 "Grippinon-Dragees" enthalten 20 mg Phenobarbital
(#=S0933), 2 mg Piprinhydrinat (#=S0985) und 100 mg Propyphenazon
(#=S1002), das auch Bestandteil des Medikaments mit ACX#=7336 ist.
ACX#=12941 "Toxogonin-Ampullen" enthalten 0,25 Obidoximchlorid
(#=S0861).

Die Bezeichnungen zu jeder Substanz# werden der Relation SUBSTANZBEZEICHNUNG entnommen. Diese besteht aus den Attributen Substanz#, Folge#, Bezeichnungshinweis, Bezeichnung.

Beispiel 17:

Substanz#	Folge#	Bez.Hinw.	Bezeichnung
S0005	00	rINN	Acenocoumarol
S0010	00		Acetylcystein
S0128	00	rINN	Atropin
S0144	00	rINN	Barbital
S0350	00		Coffein
S0428	00		Diethylparanitrophenylthiophosphat
S0428	01		E605
S0637	00		Metamizol
S0861	00	pINN	Obidoximchlorid
S0897	00	rINN	Oxyphenbutazon
S0901	00	rINN	Paracetamol
S0927	00		Phenacetin
S0929	00		Phenazon
S0929	01		Antipyrin
S0933	00	rINN	Phenobarbital
S0942	00	rINN	Phenprocoumon
S0947	00	rINN	Phenylbutazon
S0985	00	rINN	Piprinhydrinat
S1002	00	rINN	Propyphenazon
S1148	00		Theobromin
S1152	00		Theophyllin

Die Substanz# verwaltet der medizinische Administrator anhand der
Stoffliste zum Austria-Codex. Es ist auch möglich, die Ätiologie
der SNOMED - Unterabschnitt: Pharmaka - für die Substanz# zu
verwenden.

Neben den pharmazeutischen Wirkstoffen enthält die Relation
SUBSTANZBEZEICHNUNG auch chemische Verbindungen, die im Falle
von Vergiftungen von Bedeutung sind.

Um den Benützern die Möglichkeit zu geben, die Substanzen, Wirkstoffe und chemischen Verbindungen auch unter synonymen Bezeichnungen zu finden, ist es notwendig, zu einer Vorzugsbenennung auch
die Synonyma mitzuführen. Die Folge#=00 kennzeichnet die Vorzugsbenennung der Substanz. Allfällige synonyme Bezeichnungen enthalten
eine fortlaufende Numerierung beginnend mit der Folge#=01.

Im Attribut Bezeichnungshinweis ist vermerkt, ob die Wirkstoff-
bezeichnung der empfohlene internationale Freiname (rINN), der
vorgeschlagene internationale Freiname (pINN), der abgeänderte
internationale Freiname (INNm) ist.

Um im Falle einer Vergiftung entsprechende Auskunft zu erhalten bzw.
um das pharmako-chemische Verhalten zu dokumentieren, werden zu

jeder Substanz in einer Reihe von Attributen dementsprechende
Eintragungen vorgenommen. Die dafür vorgesehene Relation SUBSTANZ-
VERHALTEN hat die Attribute Substanz#, Molekulargewicht, Suchtgiftvermerk, Beschreibung, Aufnahme, Metabolismus, Ausscheidung, Plasma-
proteinbindung, Plasmahalbwertzeit, Letaldosis, Letalität, Toxizität, Sonstiges.

Beispiel 18:

Substanz#   S0428
Mol.gewicht   248
Beschreibung   Thiophosphorsäureester, der als Insekten-
                            bekämpfungsmittel verwendet wird.
Aufnahme   leichte Resorption: oral, bei Inhalation
                            bzw. über intakte Haut.
Metabolismus   "Giftung" durch noch toxischere Metabolite
                            mit noch stärkerer Hemmwirkung auf die
                            Cholinesterase.
Ausscheidung   Stoffwechselprodukte durch enzymatische
                            Hydrolyse; werden im Urin ausgeschieden.
Letaldosis   nicht genau bekannt; potentiell letal
                            sind 0,5 g bzw. 5-15 mg/kg KG.
Toxizität   Blockade der Acetylcholinesterase.
Sonstiges   Auftreten der Vergiftungssymptome:
                            bei perkutaner Intoxikation: nach 2-6 h,
                            bei oraler Intoxikation: nach 10 min bis 2 h,
                            per inhalationem: sofort bis 20 min.

Alle Nicht-Schlüsselattribute bis auf das Molekulargewicht und den
Suchtgiftvermerk enthalten frei formatierte Eintragungen. Im Attribut Suchtgiftvermerk ist dieser Umstand mittels des Codes=SG
registriert.

Will man zu den Substanzen Literaturhinweise vermerken, dann benötigt
man eine eigene Relation. SUBSTANZLITERATUR hat als Attribute
Substanz#, Signatur.

Im Attribut Signatur wird die Kennzeichnung der Literaturstelle im
Dokumentenspeicher vermerkt. Die Signatur ist Schlüssel einer
Literatur-Relation, die als Attribute: Autoren, Titel der Ver-
öffentlichung, Quelle, Deskriptoren und Inhaltsangabe hat. Bezüglich weiterer Details siehe Artikel "Literaturdokumentation/Lite-
ratursuche" /19/.

Bei bestimmten klinischen Forschungsvorhaben werden die Substanzen
nicht einzeln, sondern in Form von ganzen Gruppen in Zusammenhang

mit den gespeicherten Behandlungsdaten der Patienten in Betracht gezogen. Dazu ist zunächst ein Verzeichnis der Substanzgruppen erforderlich.

Relation: SUBSTANZGRUPPENVERZEICHNIS
Attribute: Substanzgruppen#, Folge#, Substanzgruppenbezeichnung

Beispiel 19:

Substanzgr.#	Folge#	Substanzgruppenbezeichnung
AH01	00	H1-Rezeptorenblocker
AK02	00	Cumarin-Antikoagulantia
AL02	00	Pyrazolderivate
AL03	00	Anilinderivate
HI28	00	Methylxanthine
HP01	00	Barbiturate
HP01	01	Diureide
OP01	00	Alkylphosphate

Die Substanzgruppen# ist ein Buchstaben-Ziffern-Code. Die beiden Buchstaben sind mnemotechnische Kürzeln.

Es bedeutet im Beispiel 19:

    AH...Antihistaminika
    AK...Antikoagulantien
    AL...Analgetika
    HI...Herzinsuffizienz-Pharmaka
    HP...Hypnotika
    OP...Organische Phosphorsäureester

Die Kürzeln stehen für Zusammenfassungen der Gruppen zu definierten Klassen, wie sie in der Pharmakologie verwendet werden. Der Ziffernteil in der Substanzgruppen# ist eine fortlaufende Numerierung. Die für eine Vergiftungsinformationszentrale wichtigen Bezeichnungen von Gruppen chemischer Verbindungen sind ebenfalls in dieser Relation vermerkt.

Welche Substanzen zu einer Gruppe zusammengefaßt sind, beantwortet die Relation SUBSTANZGRUPPE, die aus den Attributen Substanzgruppen#, Substanz# besteht.

Beispiel 20:

Substanzgruppen#	Substanz#
AH01	S0985
AK02	S0005
AK02	S0942
AL02	S0897
AL02	S0929
AL02	S0947
AL02	S1002
AL03	S0901
AL03	S0927
HI28	S0350
HI28	S1148
HI28	S1152
HP01	S0144
HP01	S0933
OP01	S0428

Aus dem Beispiel 20 ist zu entnehmen, daß die Gruppe der Cumarin-Antikoagulantien - unter anderen - aus Acenocoumarol und Phenprocoumon besteht. Die Analgetika-Gruppe der Pyrazolderivate enthält Oxyphenbutazon, Phenazon, Phenylbutazon, Propyphenazon usw., jene der Anilinderivate Phenacetin, Paracetamol, usw.

Die Eintragung einer Substanz in SUBSTANZGRUPPE ist nur dann zweckmäßig, wenn eine pharmakologische Gruppe als übergeordneter Bezug vorliegt.

Die Nebenwirkungen eines Medikaments sind von besonderer Wichtigkeit. Im Austria-Codex sind diese als Symptome, Funktionsstörungen, Organschädigungen etc. angegeben, z.B. Übelkeit, Leberschädigung, nephrotisches Syndrom. Auch die Kontraindikationen, z.B. Hyperthyreose für Schilddrüsenhormone, fallen in diese Gruppe.

Die Nebenwirkungen werden von den einzelnen Substanzen verursacht. Da die Medikamente in vielen Fällen Mischpräparate sind (s. Beispiel 16), ist es notwendig, bei der Dokumentation der Nebenwirkungen von den Substanzen auszugehen. Dazu wird die Relation WIRKUNG verwendet, die die Attribute Substanz#, Folge#, Fuzzy, Schlüssel#, Code, Typus hat.

Eine bestimmte Substanz, z.B. Phenylbutazon (#=S0947), kann im Falle einer Vergiftung eine Reihe von Symptomen hervorrufen, desgleichen treten unerwünschte Nebenwirkungen auf. Letzten Endes ist die Substanz bei verschiedenen Symptomen, Diagnosen kontraindiziert. Mit Hilfe der Folge# werden die Vergiftungen, Nebenwirkungen und Kontraindikationen der Reihe nach angeführt. Neben einem Code (V=Vergiftung, N=Nebenwirkung bei kurzfristiger Einnahme, L=Nebenwirkung bei langfristiger Einnahme, K=Kontraindikation) wird eine fortlaufende Nummer zur Unterscheidung verwendet.

Aus der Pharmakologie ist bekannt, daß Phenylbutazon als unerwünschte Nebenwirkung eine Agranulozytose verursacht, wobei das Auftreten dieser Leukopathieform viel häufiger zu beobachten ist, als bei den übrigen Wirkstoffen der Gruppe der Pyrazolderivate. Ebenso verstärkt ist eine aplastische Anämie zu beobachten. Derartige, hier beispielhaft angeführte Formulierungen lassen sich am besten mit Hilfe der Fuzzy-Set-Theorie quantitativ erfassen.

Die Fuzzy-Set-Theorie wurde 1965 von ZADEH als eine mathematische Theorie der Unbestimmtheit eingeführt /27/. Fuzzy bedeutet soviel wie verschwommen oder unscharf. Damit ist es möglich, ungenaues, vages Wissen mathematisch zu behandeln. In der Mengentheorie werden Mengen und deren Elemente betrachtet, wobei die Zugehörigkeit eines Elements zu einer Menge durch die charakteristische Funktion, die nur die Werte 0 oder 1 annehmen kann, bestimmt ist. In der Fuzzy-Set-Theorie kann die charakteristische Funktion μ eine infinite Anzahl von verschiedenen Werten aus dem geschlossenen Intervall $[0,1]$ annehmen. Elemente gehören dann zu einer Fuzzy-Menge mit einem verschiedenen Grad der Zugehörigkeit. Der Wert der charakteristischen Funktion μ aus dem Intervall $[0,1]$ repräsentiert dabei den Grad der Zugehörigkeit eines Elements zur Fuzzy-Menge. Die Theory der Fuzzy-Mengen beinhaltet auch ein linguistisches Konzept /1, 29/ zur Formalisierung sprachlicher Aussagen. Das Nebenwirkungsverhalten wird in der Regel durch Formulierungen, wie "kann", "selten", "besonders hoch",... beschrieben. Quantitative Aussagen wie "Nebenwirkungen bis zu 45% der Fälle" kommen auch vor.

Die Zugehörigkeitsfunktion einer fuzzy Teilmenge A einer Referenzmenge $\phi(x)=\{0,1,...,100\}$ wird wie folgt berechnet. Der Wert x ist dabei die Häufigkeit des Auftretens von Nebenwirkungen. Die Referenzmenge ϕ basiert auf relativen Häufigkeiten.

Die Zugehörigkeitsfunktion für A ist definiert als
$$\mu_A(x)=f(x;\alpha,\beta,\gamma), \quad x\in\phi,$$
wobei $f(x;\alpha,\beta,\gamma)$ nach ZADEH /28/ die folgende Funktion ist, die die günstige Eigenschaft hat, daß für $\alpha=2$, $\beta=50$, $\gamma=98$ im Falle von x nur

wenig größer als α bzw. nur wenig kleiner als γ sie nur sehr schwach, im Bereich von x≈β dagegen stark monoton wächst, womit die biologische Wirklichkeit sehr gut repräsentierbar ist.

$$f(x;\alpha,\beta,\gamma) = \begin{cases} 0 & \text{für } x \leq \alpha \\ 2\left(\dfrac{x-\alpha}{\gamma-\alpha}\right)^2 & \text{für } \alpha < x \leq \beta \\ 1-2\left(\dfrac{x-\gamma}{\gamma-\alpha}\right)^2 & \text{für } \beta < x \leq \gamma \\ 1 & \text{für } x > \gamma \end{cases}$$

Linguistische Fuzzy-Variable, wie sie oben angegeben sind, und die das Nebenwirkungsverhalten verbal beschreiben, lassen sich mit fuzzy Häufigkeitsbereichen verbinden. Die Häufigkeitsbereiche werden wie bei /1/ festgelegt. Der Mittelwert jedes Häufigkeitsbereiches wird als numerischer Repräsentant x der linguistischen Begriffe gewählt. Mit Hilfe der obigen Funktion $f(x;\alpha,\beta,\gamma)$ errechnet sich dann der Zugehörigkeitsgrad μ. Die folgende Übersicht zeigt die möglichen linguistischen Begriffe, die Häufigkeitsbereiche, numerischen Repräsentanten (Mittelwerte) und Zugehörigkeitsgrade für die Häufigkeit des Auftretens von Nebenwirkungen bei kurz- und langfristiger Einnahme sowie bei Vergiftungen. Bei Kontraindikationen ist μ=1.00.

Linguistischer Begriff	Häufigkeitsbereich	Mittelwert	Zugehörigkeitsgrad μ
immer	99 - 100	99.5	1.00
fast immer	91 - 98	94.5	0.997
extrem hoch	80 - 90	85	0.96
hoch	61 - 79	70	0.83
unspezifisch	40 - 60	50	0.50
besonders häufig	31 - 39	35	0.24
häufig	20 - 30	25	0.11
kann vorkommen	13 - 19	16	0.04
selten	8 - 12	10	0.013
sehr selten	2 - 7	4.5	0.001
nie	0 - 1	0.5	0

Mit dem Attributtripel Schlüssel#, Code, Typus wird wie bei der Indikation die SNOMED zur Beschreibung der Nebenwirkungen herangezogen. Im folgenden Bsp. 21 ist der besseren Lesbarkeit halber die Nebenwirkung zusätzlich angeführt.

Beispiel 21:

Substanz# Folge# Fuzzy Schlüssel# Code Typus   (Nebenwirkungen)

Substanz#	Folge#	Fuzzy	Schlüssel#	Code	Typus	(Nebenwirkungen)
S0927	V01	0.997	06	F10474	V	hypoxische Krämpfe
S0927	V02	0.997	06	F70010	S003	Kreislaufkollaps
S0927	L01	0.96	03	M40000	B072	interstitielle Nephritis
S0927	L02	0.96	03	M54000	B001	Papillarnekrose
S0927	L03	0.001	03	M80001	B054	Nierenbecken-carcinom
S0927	K01	1.00	06	F31000	S004	Schwangerschaft
S0947	V01	0.997	06	F10470	V	hypoxische Krämpfe
S0947	L01	0.24	05	D43570	S001	Agranulozytose
S0947	L02	0.24	05	D40310	V	aplastische Anämie
S0947	L03	0.24	03	M38000	B004	Ulcus ventriculi

Von besonderer Wichtigkeit sind die Wechselwirkungen der Medikamente bzw. Substanzen. Dazu wird die Relation WECHSELWIRKUNG mit den Attributen Substanz#A, Substanz#B, Wirkungsart verwendet. Neben den beiden Substanzen, die in Wechselwirkung miteinander stehen, ist im Attribut Wirkungsart vermerkt:

1 = Substanz A kann die Wirkung von Substanz B verstärken

2 = Substanz A kann die Wirkung von Substanz B abschwächen

3 = Substanz A kann toxisch wirken in Kombination mit Substanz B

Beispiel 22:

Substanz#A	Substanz#B	Wirkungsart
S0933	S0005	2
S0933	S0942	2
S0897	S0005	1
S0897	S0942	1
S0929	S0005	1
S0929	S0942	1
S0947	S0005	1
S0947	S0942	1
S1002	S0005	1
S1002	S0942	1
S1568	S0005	1
S1568	S0942	1

Damit ist dokumentiert, daß Phenobarbital (#=S0933) eine Abnahme der Wirkung von Antikoagulantien der Cumarin-Gruppe hervorruft. Weiters ist festgehalten, daß die Substanzen der Gruppe der Pyrazolderivate (Oxyphenbutazon, Phenazon, Phenylbutazon,...) eine verstärkende Wirkung von Antikoagulantien hervorrufen.

Anhand des Bsp. 22 läßt sich unmittelbar erkennen, daß eine Dokumentation der Wechselwirkungen auf der Ebene der pharmazeutischen Spezialitäten (Relation MEDIKVERZEICHNIS) nicht möglich ist. Das

Medikament "Grippinon-Dragees" (ACX#=10693) enthält nämlich die
Wirkstoffe Phenobarbital (#=S0933) und Propyphenazon (#=S1002), wie
aus den Daten im Bsp. 16 zu entnehmen ist. In Verbindung mit den
Angaben in Bsp. 22 würde sich bei einem Wechselwirkungsverzeichnis
auf Medikamentenebene sofort ein Widerspruch ergeben, da die in
den "Grippinon-Dragees" enthaltenen Wirkstoffe eine entgegengesetzte
Wirkung bei einer gleichzeitig durchgeführten Antikoagulantien-Thera-
pie mit z.B. Marcoumar-"Roche"-Tabletten (ACX#=8096) verursachen.

Eine Dokumentation der Wechselwirkungen auf Basis der Substanzgruppen ist ebenfalls nicht zielführend, da die Elemente einer
Substanzgruppe nicht in allen Fällen das gleiche Wechselwirkungsver-
halten aufweisen.

Für die Vergiftungen und deren Behandlung ist es zweckmäßig eine
Antidot-Datei zu benützen. Die Relation ANTIDOT enthält als Attribut
Substanz#, Substanz#H, Kombination, die Relation ANTIDOTTHERAPIE
als Attribute Substanz#, Schlüssel#, Code, Typus, Erfolg, Kommentar.

Beispiel 23:

Relation ANTIDOT:

Substanz#G	Substanz#H	Kombination
S0428	S0861	S0128
S0901	S0010	

Dem Bsp. 23 ist zu entnehmen, daß eine Vergiftung mit E605 (#=S0428)
mit Obidoximchlorid (#=S0861) lebensrettend behandelt wird, wobei
die Therapie zusammen mit einer Gabe von Atropin (#=S0128) zu erfolgen hat. Welche Medikamente in Frage kommen, ergibt sich aus
der Relation INHALT, im konkreten Fall das Medikament mit ACX#=12941
"Toxogonin-Ampullen". Die genaue Gebrauchsanweisung folgt aus
MEDIKVERZEICHNIS. Weiters kann aus dem Bsp. 23 entnommen werden,
daß eine Vergiftung mit Paracetamol (#=S0901), eingenommen in
suizidaler Absicht, mit Azetylcystein (#=S0010) behandelt wird.

Therapeutische Maßnahmen - sofern sie nichtmedikamentöser Natur sind
- werden über die Relation ANTIDOTTHERAPIE dokumentiert, wie im
folgenden Bsp. 24 die Magenentleerung nach einer Vergiftung mit E605
(#=S0428). Andere Eintragungen sind beispielsweise Diurese, Hämo-
dialyse, Peritonealdialyse, Hämoperfusion mit Aktivkohle, Hämoperfusion mit Austauschharzen, Plasmaseparation, Hämofiltration,

Nierentransplantation, Infusion, Intubation, Alkalisierung des Urins, etc. Zu einigen dieser therapeutischen Maßnahmen, wie etwa bei der Dialyse oder Hämoperfusion, ist die Erfolgschance anhand der einschlägigen Literatur dokumentierbar.

Dazu wird eine Stufenskala verwendet, wobei folgende Zuordnung festgelegt ist:

0 = dzt. klinisch nicht beurteilbar bzw.
    nicht bekannt
1 = nicht signifikant wirksam
2 = wirksam, jedoch mit unsicherem Erfolg
3 = gut wirksam
4 = sehr gut wirksam

Der Kommentar enthält Eintragungen im freien Text als Ergänzung.

Beispiel 24:

Relation ANTIDOTTHERAPIE:

Substanz#	Schlüssel#	Code	Typus	(Therapie)	Erfolg	Komm.
S0428	06	F61430	V	Magenentleerung		orale Intox.
S0428	07	E90340	B001	Hämoperfusion mit Aktivkohle	0	
S0428	07	E90340	B002	Hämoperfusion mit Austauschharzen	0	
S0428	07	E90840	B001	Hämodialyse	1	
S0428	07	E90840	B002	Peritonealdialyse	0	

Sollten über diese Basisdaten der Medikamente und Substanzen hinausgehend weitere Informationen für Auskünfte und Auswertungen benötigt werden, müssen in den entsprechenden Relationen die erforderlichen Attribute angefügt werden.

4.7. Sonstige Verzeichnisse

Zur Beschreibung des Gesamtsystem benötigt man ferner noch diverse
Verzeichnisse. Jede Klinik hat eine Reihe von Abteilungen, die
wiederum aus Subeinheiten, d.h. Stationen, Ambulanzen, Labors, usw.
bestehen. Jede dieser Einheiten hat einen Leiter bzw. Vorstand. Die
Angaben dazu sind in der Relation STAMB vermerkt. Die Attribute sind
Klinik#, Abteilungs#, Subeinheit#, Bezeichnung der Einheit, Arzt#.

Die bei den Einzel- bzw. Sammelbefunden benötigte Gerät# ist in der
Relation GERAET festgehalten. Die Attribute sind Gerät#, Gerätbe-
zeichnung, Spezifikation. Unter den Geräten sind nicht nur medizinisch technische Apparate zu verstehen. Es gehören dazu auch sämtliche EDV-Einrichtungen. Deshalb benötigt man auch ein Geräteverzeich-
zeichnis pro Abteilung/Subeinheit. Die genaue Beschreibung jedes
Geräts wird im Attribut Spezifikation vorgenommen. Die Relation
GERAETEVERZEICHNIS enthält die Attribute Klinik#, Abteilungs#,
Subeinheit#, Gerät#, Reihenfolge#, Installationsdatum. Die Reihen-
folge# wird benötigt, wenn mehrere Geräte des gleichen Typs vorhanden sind.

Zwei weitere Relationen betreffen die Mitarbeiter (Ärzte, Krankenschwestern, technisches Personal, etc.). ARZT enthält die Attribute
Arzt#, Name, Vorname, Titel, Anschrift, Berechtigung, Paßwort. MTA
verwendet als Schlüssel die MTA#. Die übrigen Attribute sind analog
wie in der Relation ARZT. Beide Relationen enthalten Hinweise zur
Systembenutzungsberechtigung sowie das persönliche Paßwort, die in
separaten Tabellen gespeichert sind.

5. Literaturhinweise

/1/   ADLASSNIG, K.-P.: Ein computerunterstüztes medizinisches Diag-
      nosesystem unter Verwendung von fuzzy Teilmengen. Dissertation/
      Technische Universität Wien, Wien 1983.

/2/   ADLASSNIG, K.-P.: CADIAG1 und CADIAG2. Ansätze zur computer-
      unterstützten medizinischen Diagnostik. In GRABNER, G.(Hrsg.):
      WAMIS - Wiener Allgemeines Medizinisches Informations-System
      10 Jahre klinischer Praxis und Forschung. Springer-Verlag.
      Berlin-Heidelberg-New York-Tokyo, 1985, 303-336.

/3/   ADLASSNIG, K.-P., H. GRABNER: Verarbeitung natürlichsprachiger
        medizinischer Begriffe. In GRABNER, G. (Hrsg.): WAMIS - Wiener
        Allgemeines Medizinisches Informations-Sytem 10 Jahre klini-
        scher Praxis und Forschung. Springer-Verlag. Berlin-Heidelberg-
        New York-Tokyo, 1985, 162-189.

/4/   BALL, M.J.: An Overview of Total Information Systems. Meth.
        Inform. Med. 10 (1971), 73-82.

/5/   CODD, E. F.: A relational model for large shared data banks.
        CACM 13 (1970), 377-387.

/6/   DORDA, W., B. LAMINGER, C. REICHETZEDER, P. SACHS: Computer-
        einsatz zur Analyse medizinischer Daten. Die Auswertungssysteme
        WAMAS und WAMASTAT. In GRABNER, G. (Hrsg.): WAMIS - Wiener All-
        gemeines Medizinisches Informations-System 10 Jahre klinischer
        Praxis und Forschung. Springer-Verlag. Berlin-Heidelberg-
        New York-Tokyo, 1985, 251-291.

/7/   GAUSS, W.: Dokumentations- und Ordnungslehre.
        Springer-Verlag. Berlin-Heidelberg-New York 1983.

/8/   GRABNER, G., H. GRABNER: The Viennese General Medical Informa-
        tion System. Proceedings of MEDIS 75 TOKYO, Kansai Institute
        of Information Systems, 1975, 156-163.

/9/   GRABNER, H.: Die Datenbank des Wiener Allgemeinen Medizinischen
        Informationssystems WAMIS. In NAGLER-BREITENBACH, J., H. SCHAUER
        (Hrsg.): Datenbanksysteme. Physica-Verlag. Wien-Würzburg, 1978,
        330-354.

/10/   GRABNER, H.: Verarbeitung formatierter medizinischer Daten. In
        GRABNER, G. (Hrsg.): WAMIS - Wiener Allgemeines Medizinisches
        Informations-System 10 Jahre klinischer Praxis und Forschung.
        Springer-Verlag. Berlin-Heidelberg-New York-Tokyo, 1985,
        129-161.

/11/   GRABNER, H., G. GRABNER: Aims and structure of the Vienna
        General Medical Informationssystem WAMIS. In ANDERSON, J.,
        J.M. FORSYTHE (Hrsg.): MEDINFO 74. North-Holland Publishing
        Company. Amsterdam-New York-Oxford, 1974, 375-379.

/12/   GRABNER, H., A. MARKSTEINER, W. DORDA, W. WOLF, G. GRABNER:
        WAMIS: A Medical Information System. Conception and Clinical
        Usage. J. Clin. Comp. 10 (1982), 154-169.

/13/   ICD/9: Handbuch der Internationalen Klassifikation der Krank-
        heiten, Verletzungen und Todesursachen (ICD) 1979, 9. Revision,
        Band I, Systematisches Verzeichnis, Deutscher Consulting
        Verlag, 1979.

/14/   IMMICH, H.: Klinischer Diagnosenschlüssel, zugleich erweiterte
        deutsche Fassung der 8. Revision der ICD. Verlag Schattauer
        Stuttgart, 1966.

/15/   LIPSKI jr, W.: On semantic issues connected with incomplete
        information databases. ACM TODS 4(3), 1979, 262-296.

/16/   MARKSTEINER, A.: Operationelle Komponenten der Datenerfassung
        im medizinischen Informationssystem WAMIS. In GRABNER, G.
        (Hrsg.): WAMIS - Wiener Allgemeines Medizinisches Informations-
        System 10 Jahre klinischer Praxis und Forschung. Springer-Ver-
        lag. Berlin-Heidelberg-New York-Tokyo, 1985, 83-128.

/17/   MARTIN, J.: Einführung in die Datenbanktechnik. Verlag Carl
        Hanser München-Wien 1981.

/18/   NIJSSEN, G.M. (Hrsg.): Modelling in Data Base Management
        Systems. Amsterdam, 1976.

/19/   SACHS, P.: Literaturdokumentation/Literatursuche. In
        GRABNER, G. (Hrsg.): WAMIS - Wiener Allgemeines Medizinisches
        Informations-System 10 Jahre klinischer Praxis und Forschung.
        Springer-Verlag. Berlin-Heidelberg-New York-Tokyo, 1985,
        357-367.

/20/   SCHLAGETER, G., W. STUCKY: Datenbanksysteme: Konzepte und
        Modelle. Teubner Studienbücher (Informatik), 1977.

/21/   TSICHRITZIS, D., A. KLUG: The ANSI/X3/SPARC DBMS Framework:
        Report of the Study Group on DBMS, Inform. Systems 3 (3),
        1978, 173-191.

/22/   VINEK, G., P.F. RENNERT, A.M. TJOA: Datenmodellierung.
        Theorie und Praxis des Datenbankentwurfes. Physika-Verlag.
        Würzburg-Wien, 1982.

/23/   WIEDERHOLD, G.: Datenbanken. Analyse - Design - Erfahrungen
        Bd. 1: Dateisysteme
        Bd. 2: Datenbanksysteme
        Verlag R. Oldenbourg München-Wien, 1980/81.

/24/   WINGERT, F.: Medical Linguistics: A Review. In LINDBERG,
        D.A.B., S. KAIHARA (EDs.): MEDINFO 80. North-Holland
        Publishing Company Amsterdam-New York-Oxford, 1980, 1321-1331.

/25/   WINGERT, F.: Methoden der Medizinischen Linguistik. In
        ADLASSNIG, K.-P., W. DORDA, G. GRABNER (Hrsg.):
        Medizinische Informatik. R. Oldenbourg Verlag Wien-München,
        1981, 15-47.

/26/   WINGERT, F.: SNOMED-Systematisierte Nomenklatur der Medizin.
        Springer-Verlag. Berlin-Heidelberg-New York-Tokyo, 1984.

/27/   ZADEH, L.A.: Fuzzy Sets. Information and Control 8, 1965,
        338-353.

/28/   ZADEH, L.A.: A Fuzzy-Algorithmic Approach to the Definition
        of Complex or Imprecise Concepts. In BOSSEL, H., S. KLACSKO,
        N. MÜLLER (Hrsg.): System Theory in the Social Sciences.
        Verlag Birkhäuser. Basel-Stuttgart 1976, 202-282.

/29/   ZADEH, L.A.: Linguistic Variables, Approximate Reasoning and
        Dispositions. Med. Inform. 8, 1983, 173-186.

Anschrift des Verfassers:
Dr. Helmut Grabner
Institut für Medizinische Computerwissenschaften
Garnisongasse 13
A-1090 Wien/Österreich

Institut für Medizinische Computerwissenschaften, Universität Wien

Vorstand: Prof. Dr. Georg Grabner

OPERATIONELLE KOMPONENTEN DER DATENERFASSUNG IM MEDIZINISCHEN INFORMATIONSSYSTEM   W A M I S

Alois Marksteiner

1. Einleitung

Ziel des Informationssystems WAMIS ist es, für den forschenden Arzt möglichst viele medizinische Sachverhalte patientenorientiert zu speichern und in einer Datenbank für wissenschaftliche Auswertungen computergerecht zur Verfügung zu stellen.

Dieses Ziel kann nur dann zuverlässig erreicht werden, wenn die medizinischen Daten am Ort ihrer Entstehung durch jene Personen, welche diese Daten erheben, in den Computer eingegeben werden.

Daraus folgt, daß in einer wissenschaftlichen medizinischen Datenbank nur dann genügend Informationen gespeichert sein können, wenn das korrespondierende Informationssystem auch über effektive administrative und operationelle Komponenten verfügt.

Wenn ein Großteil der Informationen, die in einer Krankengeschichte enthalten sind, ohne Zutun des Arztes in die wissenschaftliche Datenbank einfließt, kann sich der Arzt intensiver auf die Auswertung, d.h. auf die wissenschaftliche Fragestellung konzentrieren; andernfalls könnten nur Spezialgebiete bearbeitet werden, wobei jeder Forscher sich selbst um die Dateneingabe kümmern müßte.

Ein praktisches Beispiel möge dies erläutern: Fragestellungen wie "Verlauf der Hämolyse bei bestimmten Diagnosen in Abhängigkeit der Operationstechnik und der medikamentösen Therapie" können aus der Datenbank des WAMIS an jenen Kliniken sofort beantwortet werden, welche nicht nur die medizinischen Sachverhalte "Diagnosen und operative Therapien" regelmäßig dokumentieren, sondern sich auch der operationellen Komponenten LABORSYSTEM und STATIONSUNTERSTÜTZUNG bedienen.

Das medizinische Informationssystem WAMIS wurde am Institut für Medizinische Computerwissenschaften (IMC) für die Kliniken und Institute der Medizinischen Fakultät der Universität Wien konzipiert. Diese Kliniken und einige der Institute sind im Areal des Wiener Allgemeinen Krankenhauses (AKH) untergebracht.

Die einzelnen Kliniken und Institute im Bereich des Wiener Allgemeinen Krankenhauses sind organisatorisch voneinander völlig unabhängig, d.h. die Organisation der Arbeitsabläufe ist an den einzelnen Kliniken verschieden. Diese organisatorische Unabhängigkeit der einzelnen Kliniken durfte auch bei der Konzeption des Informationssystem WAMIS (1972-74) nicht angetastet werden. Die zentrale Datenbank des WAMIS und die Datenerfassungskomponenten waren daher so aufzubauen, daß klinikspezifische Arbeitsabläufe unverändert blieben. Die "perzipierbare medizinische Realität", welche bei der Entwicklung des konzeptionellen Modells (logische Gesamtsicht) berücksichtigt werden mußte, soll nun kurz beschrieben werden, da ohne diese Erklärungen einige Problemlösungen nicht einsichtig sind.

2. Patientenadministration

Die Aufnahmetransaktion (AUFN) ist die Schlüsseltransaktion des Informationssystems, denn sie stellt die vom Konzept her geforderten Verknüpfungen zwischen den in anderen Kapiteln beschriebenen Objekttypen her.

Die organisatorische Unabhängigkeit der Kliniken hat dazu geführt, daß diese Transaktion sehr komplex geworden ist, um all die verschiedenen Wünsche und Ordnungskriterien der einzelnen Kliniken und Institute erfüllen zu können. Um die Problematik besser verständlich zu machen, werden die Anforderungen an die Aufnahmsroutine zuerst vom Standpunkt der Benützer und dann vom Standpunkt des Datenbankdesigns diskutiert. Zuletzt wird aus den bisherigen Erfahrungen ein Modell abgeleitet, das die Organisation der einzelnen Benützer in gewissen administrativen Bereichen zu vereinheitlichen erlaubt.

2.1. Organisation an den Kliniken vor EDV-Einführung

Bei der Analyse der verschiedenen Organisationsformen an den Kliniken findet man relativ wenig Gemeinsamkeiten, obwohl das Ziel jeder dieser Organisationen dasselbe bezwecken möchte, nämlich ein rasches Wiederauffinden aller zusammengehöriger Daten eines Patienten.

Es gibt Kliniken mit einer gemeinsamen Organisation sowohl für stationäre als auch ambulante Patienten und solche mit getrennten Organisationen für diese beiden Kategorien von Patienten.

Die Kliniken des erstgenannten Typs vergeben an einer zentralen Stelle für jeden neu an der Klinik aufzunehmenden Patienten einmalig einen Ordnungsbegriff. Alle Daten werden unter diesem Ordnungsbegriff abgelegt.

Bei getrennter Organisation für stationäre und ambulante Patienten werden an einer Klinik mindestens zwei Ordnungsbegriffe vergeben; aber auch hier sind noch weitere Diversifikationen möglich. An Kliniken mit mehreren Ambulanzen wird entweder ein gemeinsamer Ordnungsbegriff für alle Ambulanzen oder für jede Ambulanz ein eigener vergeben. Für stationäre Patienten wird klinikabhängig entweder einmalig oder für jeden Aufenthalt ein eigener Ordnungsbegriff vergeben.

Während an fast allen Kliniken für ambulante Patienten bzw. pro Ambulanz eine Ambulanznummer vergeben wird, wird in den Unfallambulanzen dieser Ordnungsbegriff pro Fall vergeben. Ähnlich sind die Gegebenheiten auch im Zentralröntgen und am Institut für Pathologische Anatomie, wo pro eingesandtem Präparat eine eigene Probennummer vergeben wird. Für stationäre Patienten aller Kliniken erfolgt darüber hinaus eine zentrale Patientenaufnahme durch die Krankenhausverwaltung. Diese vergibt pro Krankenhausaufenthalt eine Aufnahmszahl (eine innerhalb eines Jahres fortlaufende Nummer).

Diese Vielzahl der klinikinternen Organisationsformen der Patientenadministration erklärt sich aus der unterschiedlichen materiellen und personellen Ausstattung der einzelnen Kliniken und Institute.

Vor dem Anschluß jeder einzelnen Klinik an das Informationssystem mußte daher abgeklärt werden, ob die bisherige Klinikorganisation ohne finanziellen Aufwand an die Modelltransaktion angeglichen

werden konnte. War dies nicht der Fall, wurde die Aufnahmstransaktion den jeweiligen Gegebenheiten angepaßt.

Die Aufnahmstransaktion des WAMIS ermöglicht es daher, verschiedenste Klinikorganisationen zu unterstützen und somit wichtige
praktische Erfahrungen zu gewinnen.

2.2. Datenbankdesign

Die Identifikations-Zahl (I-Zahl) ist der Hauptordnungsbegriff des
Informationssystems WAMIS (siehe Artikel "Die Datenbank des Informa-
tionssystems WAMIS" /2/). Über diese I-Zahl sind alle Daten eines
Patienten verknüpft und auffindbar.

Es ist durchaus eine Organisation denkbar, wo alle Stellen eines
Großkrankenhauses nur mit diesem einzigen Ordnungsbegriff I-Zahl zu
den Daten zugreifen. Der im WAMIS postulierte Ordnungsbegriff I-Zahl
ist mit seinen 16 Stellen für den praktisch Gebrauch zu unhandlich.
Durch eine automatische Zuordnung jeder neuen I-Zahl zu einer im
System fortlaufend vergebenen achtstelligen Zahl kann dieser Ordnungsbegriff auf eine handhabbare Länge verkürzt werden. Selbst wenn
eine dieser acht Stellen als Prüfziffer verwendet wird, bleiben
10^7-1 Möglichkeiten. Die Lesbarkeit dieser achtstelligen Zahl kann
durch Gruppierungen in Paare stark erhöht werden.
(Beispiel: 70980917=70 98 09 17).

Durch geeignete programmtechnische Maßnahmen läßt sich auch bei
einem einheitlichen Ordnungsbegriff die logische Trennung der
Datenbank nach Kliniken erreichen.

Die Einführung einer vollkommen neuen Krankenhausorganisation für
alle Kliniken und Institute konnte natürlich nicht Aufgabe des Be-
treibers einer wissenschaftlichen Datenbank sein, obwohl es für die
wissenschaftliche Auswertung derselben unerläßlich ist, daß durch
eine gute Organisation möglichst viele medizinische Daten, eindeutig
identifiziert, on-line erfaßt werden.

Einschneidende Veränderungen lassen sich nur dann durchführen, wenn
die damit beauftragte EDV-Abteilung Entscheidungsbefugnis besitzt.
Vom Institut für Medizinische Computerwisssenschaften, welches
solche Möglichkeiten nicht hat, mußten also andere Wege beschritten
werden.

24 Kliniken und Institute haben bisher medizinische Daten von rund
700.000 verschiedenen Patienten in der Datenbank des WAMIS gespeichert. Jedes Monat werden weitere 7.000 neue Patienten aufgenommen.
Dies zeigt, daß der vom IMC beschrittene Weg, die Programme den
verschiedenen "Wirklichkeiten" anzupassen, erfolgreich ist.

Neben dem für jeden Patienten einmaligen Ordnungsbegriff "I-Zahl"
werden klinikspezifische Ordnungsbegriffe, die "Arbeitsnummern",
eingeführt. Diese sechsstelligen (5 Stellen + 1 Stelle Prüfziffer)
Arbeitsnummern sind intern noch um 2 Stellen - die Kliniknummer -
erweitert.

Die Abbildung 1 zeigt wie mittels der beiden Ordnungsbegriffe zu den
Daten zugegriffen werden kann. Zwischen I-Zahl und Arbeitsnummer
besteht eine 1:n-Beziehung. Der Patient hat mindestens soviele
Arbeitsnummern als er an verschiedenen Kliniken aufgenommen worden
ist. An Kliniken mit getrennten Organisationen für ambulante und
stationäre Personen hat ein Patient, wenn er beide Einrichtungen
frequentiert, mindestens zwei Arbeitsnummern.

Zwischen Arbeitsnummer und Aufenthalt besteht ebenfalls eine 1:n-
Beziehung, d.h. für jeden stationären Aufenthalt bzw. für jeden
Erstbesuch in einer Ambulanz wird eine Eintragung in den Datenbestand
AUFENTHALT vorgenommen. Für Folgebesuche in Ambulanzen wird in der
entsprechenden Eintragung im Datenbestand AUFENTHALT der Ambulanz-
zähler und das Letztbesuchsdatum verändert.

Für einen Patienten finden sich also in der Datenbank eine I-Zahl,
n Arbeitsnummern sowie p Aufenthalte. War der Patient an m Kliniken,
so ist $p \geq n \geq m$.

Zwei weitere Sekundärindizes vereinfachen die Handhabung der Patientendaten beträchtlich, weil mit ihrer Hilfe auch ohne Kenntnis der
Arbeitsnummer oder I-Zahl der gewünschte Patient aufgefunden werden
kann.

Einer der beiden Sekundärindizes, welcher nur für stationär aufgenommene Patienten gebildet wird, ist das "Verzeichnis der stationär aufgenommenen Patienten" (VERZSTAT). In dieses Verzeichnis werden die Arbeitsnummern der stationär aufgenommenen Patienten eingetragen. Der Schlüssel zu diesem Verzeichnis ist die Kliniknummer und der Stationscode. Daher ist es möglich, die Namen aller Patienten einer Station am Bildschirm zur Auswahl anzubieten.

Der zweite Sekundärindex wird aus dem Geschlecht, dem Familiennamen sowie einem Buchstaben des Vornamens und einer Folgenummer gebildet. Zwischen der I-Zahl und dem Sekundärindex FAMFI besteht eine 1:n-Zuordnung, wobei n eine kleine Zahl (häufig = 1) ist, da Familiennamen fast nur bei weiblichen Patienten bei Verehelichung geändert werden.

Für jene Kliniken und Institute, die ihre bisherigen Ordnungsbegriffe (sei es Röntgennummer, Fallzahl oder Präparatnummer u.a.) beibehalten wollten oder mußten, wurden weitere Sekundärindizes geschaffen. Mit diesen Indizes kann nur an den betreffenden Kliniken gearbeitet werden. Die in Abbildung 1 skizzierte Datenbankstruktur bleibt aber auch für diese Kliniken aufrecht. Die Sekundärindizes stellen eine Verbindung zwischen der WAMIS-Arbeitsnummer und den Klinikordnungsbegriffen und vice versa her.

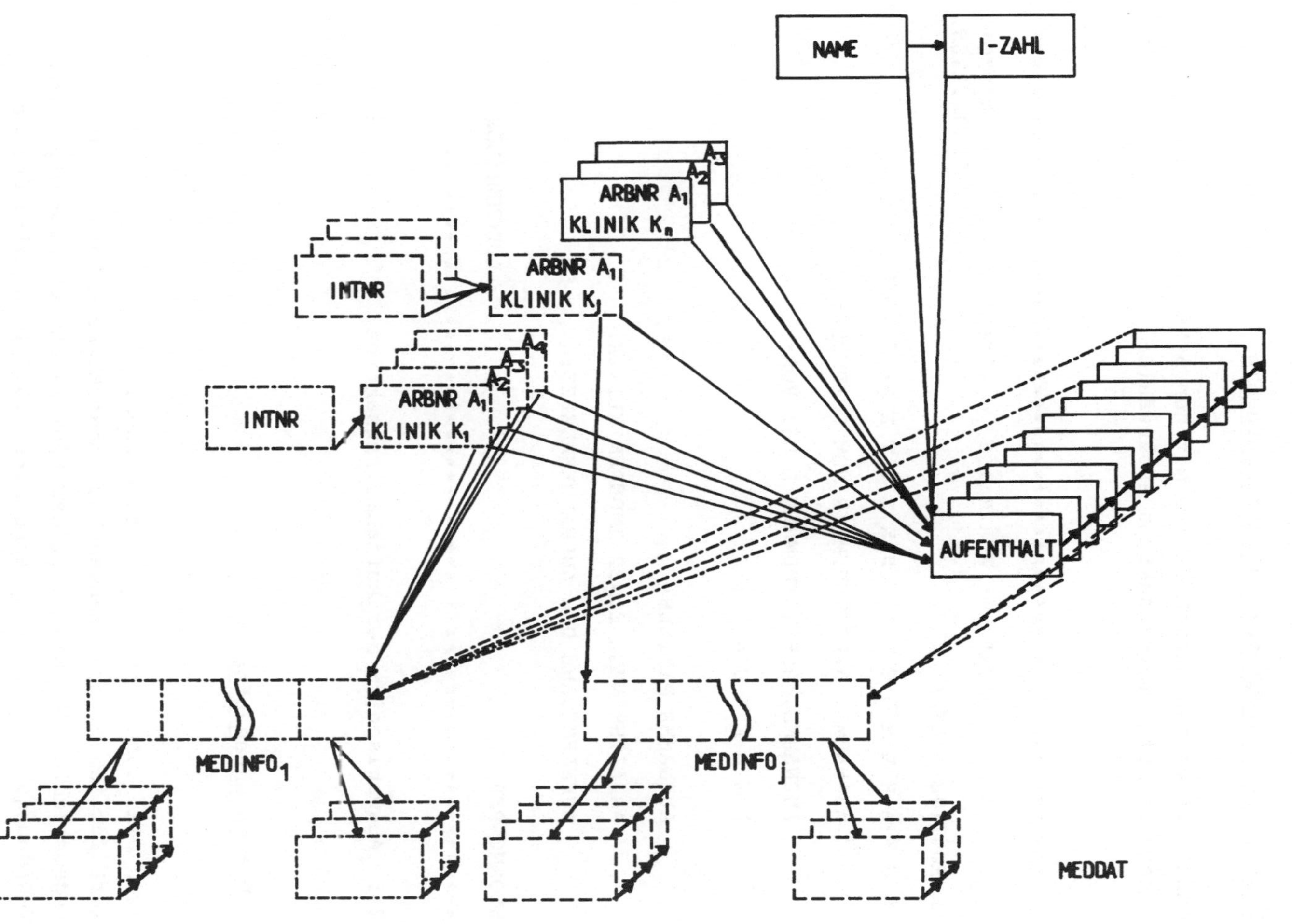

Abb. 1: Physische Zugriffspfade in der WAMIS-Datenbank.

2.3. Praktischer Ablauf der Patientenaufnahme

Abbildung 2 zeigt den Auswahlschirm mit den 5 Möglichkeiten, die
Funktionen der Aufnahmetransaktion auszuwählen.

```
********************************************************************

                 *****   W A M I S   *****              AUFN01
2. G.E.                                                  25.02.1985
AUFNAHMSROUTINE (AUFN):

   A U S W A H L M Ö G L I C H K E I T E N: *     *

       AUFNAHME, ARBEITSNUMMER VOM COMPUTER: 1

       AUFNAHME, ARBEITSNUMMER LIEGT VOR:    2

       Ä N D E R U N G :                     3


       AUFNAHME MITTELS:

       ARBEITSNUMMER EINER ANDEREN KLINIK:   4

       AUFNAHMEZAHL DER AUFNAHMEKANZLEI:     5


   STORNO PF8                                 LÖSCHEN(LÖSCH)

********************************************************************
```

Abb. 2 : Auswahlschirm der Aufnahmstransaktion.

2.3.1. Patientenneuaufnahme

Praktisch wird dabei wie folgt vorgegangen:
Existiert für den aufzunehmenden Patienten keine Ambulanzkarte,
Krankengeschichte oder ein sonstiger Hinweis auf einen WAMIS- oder
MD-ADV-Ordnungsbegriff (siehe Abschnitt 2.3.5.), so wird der Pro-
grammzweig "Erstaufnahme" aufgerufen. In diesem Programmzweig ist
die Eingabe der Basisinformation GEBURTSNAME (=Familienname des
Patienten bei seiner Geburt, d.h. der Mädchenname bei verheirateten
Frauen), GEBURTSDATUM und GESCHLECHT obligat (Abb. 3). Aus dieser
Basisinformation wird die I-Zahl zusammengestellt und geprüft, ob
diese bereits im System existiert oder nicht.

```
*************************************************************************

          *****   W A M I S   *****                    INQU01
2.UNIV.KLINIK FÜR GASTROENTEROLOGIE U. HEPATOLOGIE       25.02.1985
AUFNAHMSROUTINE (AUFN): PATIENTENAUFNAHME          GESTARTET 11 UHR 37



              GESCHLECHT       * M *

              GEBURTS-NAME     * ANxxxxPLAxxxxNET        *

        GEBURTS-DATUM (TT.MM.JJJJ)   * 02.10.1957 *


                                     LÖSCHEN (LÖSCH)
                                     ENDE      (PF8)

*************************************************************************
```

Abb. 3: Bildschirmmaske zur Eingabe der I-Zahl Informationen.

```
*************************************************************************

          *****   W A M I S   *****                    INQU02

2.UNIV.KLINIK FÜR GASTROENTEROLOGIE U. HEPATOLOGIE       25.02.1985
AUSKUNFT (INQU): PATIENTENDATEN                 GESTARTET  11 UHR 37
                                                IZAHL=ANxxxx02105710


*************************************
*   LOEWxxxxxx RICHARD              *
*   GEB:  ANxxxxPLAxxxxNET          *
*   GEB.AM:  02.10.1957             *   VNR.: 9999021057
*                                   *   SELBSTVERS.
*************************************

ANSCHRIFT:                          VERHEIRATET
A  3266  DÜRNSTEIN                   RELIGION:  RÖM.KATH.
Fxxxxxx ZEILE 3                     STAATSBÜRGERSCHAFT: ÖSTERREICH



WOLLEN SIE DIE AUFNAHME D I E S E S
PATIENTEN?   JA = FREIG.   NEIN =  PF1


                        STORNO (PF8)   JA   == FREIGABE
                                       NEIN == PF1


*************************************************************************
```

Abb. 4: Bildschirmausgabe bei Existenz der I-Zahl im WAMIS.

Wird die I-Zahl im System gefunden, so wird dies am Bildschirm
angezeigt (Abb. 4) und der Bildschirmbediener kann an Hand der
weiteren Daten wie Familienname, Vorname, Wohnadresse etc. fest-

stellen, ob der mit dieser I-Zahl im System bereits existierende
Patient mit dem aufzunehmenden Patienten identisch ist oder nicht.

Entscheidet der Bildschirmbediener für Identität, so werden etwaige
an der Klinik bereits vergebene Arbeitsnummern angezeigt (Abb. 5).
Der Bildschirmbediener kann nun die Wiederaufnahme entweder:

a) mit einer dieser Arbeitsnummern durchführen, oder
b) das System beauftragen, eine neue Arbeitsnummer zu generieren oder
c) dem System mitteilen, daß er für diese Aufnahme eine
   bestimmte, noch freie Arbeitsnummer eingeben möchte.

```
**************************************************************************

           *****    W A M I S    *****              BBLG01

2.UNIV.KLINIK FÜR GASTROENTEROLOGIE U. HEPATOLOGIE       25.02.1985
        LOEWxxxxxx              RICHARD


    43-05778-9 (S)   MÖCHTEN SIE DIE WIEDERAUFNAHME MIT EINER DER
                     ANGEGEBENEN ARBEITS-NUMMERN DURCHFÜHREN,
                     SO WÄHLEN SIE DIESE MIT DEM LICHTSTIFT AUS.

                     MÖCHTEN SIE, DASS DER COMPUTER FÜR DIE
                     WIEDERAUFNAHME EINE NEUE ARBEITS-NUMMER
                     GENERIERT, SO DRÜCKEN SIE 'DATEN FREIGABE'

                                              STORNO (PF8)

**************************************************************************
```

Abb. 5: Bildschirmausgabe für bereits an der Klinik aufgenommenen
        Patienten.

Entscheidet sich der Bildschirmbediener dafür, daß der aufzunehmende
Patient mit dem bereits im System existierenden nicht identisch ist,
so wird die I-Zahl mit der nächsten Folgenummer generiert und obiger
Vorgang wiederholt.

Nur falls die I-Zahl noch nicht im System existiert, erfolgt eine
Neuaufnahme, d.h. die Aufnahmetransaktion stellt die vom logischen
Konzept her geforderten Beziehung zwischen den Objekttypen IZAHL,
ARBNR, INTNR, NAME, ADRESSE, AUFENTHALT und MEDINFO her. Für stationär aufgenommene Patienten erfolgt darüber hinaus noch eine Verknüpfung mit den operationellen Komponenten der Datenbank, nämlich
mit den Objekttypen VERZSTAT und MEDANF.

Im Objekttyp VERZSTAT, zu welchem mittels Kliniknummer und Stationscode zugegriffen werden kann, erfolgt die Eintragung des WAMIS-

Ordnungsbegriffes ARBNR. Dieser Datenbestand stellt somit einen
Sekundärindex zu allen Patienten einer bestimmten Station dar (siehe
2.2.).

Im Objekttyp MEDANF werden alle medizinischen Anforderungen vermerkt.
Auf Grund dieser Anforderungen werden Untersuchungen durchgeführt und
deren Ergebnisse in den Attributen von MEDDAT gespeichert. Bei den
medizinischen Anforderungen handelt es sich um Untersuchungsaufträge
für die diversen Laboratorien (Chemie, Röntgen etc.) und um therapeutische Anweisungen.

2.3.2. Aufnahme mit vorgegebener Arbeitsnummer

Da das dzt. vorhandene Personal (Operatoren) für den Zentralrechner
am IMC für einen täglichen 24-Stunden-Betrieb nicht ausreicht,
werden auf Wunsch einiger Kliniken Etiketten mit noch freien Arbeitsnummern vorgeneriert. Mit diesen freien Arbeitsnummern werden
Krankengeschichten und Anforderungsscheine von Patienten, die
außerhalb der Betriebszeiten des WAMIS stationär aufgenommen werden,
beklebt.

Die Computeraufnahme wird dann, sobald das System wieder zur Verfügung steht, mit diesen Arbeitsnummern durchgeführt.

Die eingegebene Arbeitsnummer wird vom System auf Richtigkeit
(=Prüfziffer) geprüft und sodann eingelesen. War die Arbeitsnummer
noch frei, so wird die unter 2.3.1. beschriebene Programmsequenz
durchlaufen. War die Arbeitsnummer schon belegt, so wird angezeigt,
um welchen Patienten es sich dabei handelt. Der Bildschirmbediener
entscheidet über das weitere Vorgehen.

2.3.3. Änderungen

Die Patientenaufnahme an den voneinander unabhängigen Kliniken erfolgt durch das Klinikpersonal. Dabei handelt es sich um Mitarbeiter

unterschiedlicher fachlicher Qualifikation, um Sekretärinnen oder
geschulte Dokumentationsassistentinnen mit Erfahrung in administrativen Arbeiten, um Krankenschwestern oder um Laborantinnen etc.
Wichtigste Aufgabe der Aufnahmetransaktion ist es, diese Personen so
durch die Bildschirme der Aufnahmsroutine zu führen, daß bei neu
aufzunehmenden Patienten erkannt werden kann, ob sie früher schon
einmal in der Datenbank registriert worden sind.

Hat sich der Bildschirmbediener dafür entschieden, daß der aufzunehmende Patient mit einem im System bereits existierenden identisch
ist, so ist eine Änderung der persönlichen Daten nicht möglich.
Abbildung 6 zeigt die Bildschirmmaske, welche in einem solchen Fall
automatisch vom System erstellt wird. Alle Felder für die Eingabe
von persönlichen Daten sind mit den im System gespeicherten Daten
ausgefüllt und können nicht überschrieben werden.

```
***********************************************************************

          *****   W A M I S     *****              AUFN03
2. G.E.                                            25.02.1985
AUFNAHMSROUTINE (AUFN): PATIENTENAUFNAHME
43-05778-9
     FAMILIENNAME:                  * LOEWxxxxxx        *
     VORNAME, TITEL:                * RICHARD           *
     GEBURTSNAME:                   * ANxxxxPLAxxxxNET  *
     GEBURTSDATUM (FORMAT: TT.MM.JJJJ):  * 02.10.1957 *
     GESCHLECHT (M oder W):         * M *
     VERSICHERUNGSNUMMER:           *              *
     AUFNAHMSDATUM (FORMAT: TT.MM.JJJJ): * 25.02.1985 *
     STATION: *    *    BETT: *   *      AMBULANZ: *    *
     WEITERES NATIONALE. DANN J EINGEBEN: *   *
       STORNO(PF8)                              LOESCHEN(LOESCH)

***********************************************************************
```

Abb. 6: Bildschirmmaske zur Dateneingabe bei Wiederaufnahme.

Eine Änderung des Hauptordnungsbegriffes I-Zahl ist mit der Aufnahmstransaktion nicht möglich, da der Personenkreis, welcher diese
Transaktion durchführen darf, zu inhomogen ist. Für I-Zahl-Änderungen
bzw. I-Zahl-Zusammenführungen wurde die Transaktion "IZVA" mit einer
eigenen Transaktionsklasse (siehe Artikel "Realisierung des Datenschutzes im WAMIS" /5/) geschaffen. Die Berechtigung zur Durchführung dieser Transaktion haben pro Klinik meist nur eine oder
wenige ausgewählte Personen. Diese müssen nun entscheiden, welche
I-Zahl die richtige ist und können Änderungen durchführen, wenn der
Patient nur an ihrer und keiner anderen Klinik aufgenommen war.

I-Zahl-Änderungen von Patienten, welche an mehreren Kliniken aufgenommen sind, können nur vom IMC durchgeführt werden.

2.3.4. Aufnahme mit der Arbeitsnummer einer anderen Klinik

Dieser Programmzweig der Aufnahmstransaktion erleichtert die Aufnahme
von Patienten, die von anderen Kliniken zutransferiert werden. Viele
dieser Patienten haben einen Beleg mit der WAMIS-Arbeitsnummer der
anderen Klinik, welche bei Aufruf dieses Programmzweiges eingegeben
werden kann. Da zur WAMIS-Arbeitsnummer einer anderen Klinik eine
I-Zahl existieren muß, werden analog dem in Abschnitt 2.3.1. geschil-
derten Vorgehen die Personaldaten zu dieser I-Zahl am Bildschirm
angeboten. Akzeptiert der Bildschirmbediener diese I-Zahl, so ist
der weitere Programmablauf wie unter 2.3.1. beschrieben, andernfalls
wird ihm neuerlich die Eingabe der Arbeitsnummer am Bildschirm angeboten.

2.3.5. Ordnungsbegriff der MD-ADV liegt vor

Im Abschnitt 2.1. wurde bereits erwähnt, daß für alle stationären
Patienten die Aufnahme durch die Verwaltung des AKH erfolgt. Für
alle aufgenommenen Patienten wird eine innerhalb des Jahres fortlaufende Nummer, die sogenannte Aufnahmszahl, generiert. Die bei der
Patientenaufnahme erhobenen Daten werden im Krankenhausinformationssystem der Gemeinde Wien (WIKIS) gespeichert. Dieses für alle Wiener
Krankenhäuser ausgearbeitete System wurde von der "Magistratsdirek-
tion - Automatische Datenverarbeitung" (MD-ADV), unter der Leitung
von Obersenatsrat Dipl.Ing. L. Koloseus entwickelt und wird von
dieser Stelle aus betreut und eingesetzt.

Zwischen den Rechenzentren der MD-ADV und des IMC besteht ein Verbund, derzeit noch auf der Basis des REMOTE JOB ENTRY (RJE).

Fünfmal täglich erfolgt ein Transfer dieser Aufnahmedaten. Sie werden
am IMC in einen Datenbestand, zu welchem die Aufnahmstransaktion

laufend zugreift, gespeichert. Daher kann die Aufnahme eines Patienten auch mit dem Ordnungsbegriff der MD-ADV (Aufnahmszahl) erfolgen. Dieser Ordnungsbegriff wird von der Aufnahmskanzlei vergeben und auf das Krankengeschichten-Deckblatt gedruckt. Liegt dieser Beleg zum Zeitpunkt der Durchführung der WAMIS-Aufnahmstransaktion vor, so kann ein Programmzweig aufgerufen werden, welcher die Eingabe der Aufnahmszahl erlaubt. Der zum Ordnungsbegriff der MD-ADV gehörende Datensatz wird gelesen und zur Bildschirmausgabe aufbereitet, vorausgesetzt, daß zu diesem Zeitpunkt die Daten der MD-ADV bereits über RJE am IMC eingelangt sind. Gleichzeitig wird die I-Zahl generiert und geprüft, ob diese bereits im System existiert.

Abbildung 7 zeigt den Ausgabeschirm, wenn die I-Zahl noch nicht im System existiert, während Abbildung 8 den Fall einer bereits existierenden I-Zahl zeigt. Im letzteren Fall kann der Bildschirmbediener entscheiden, ob jene Daten des Objekttyps SONSTPERS, wie Adresse, Versicherungsnummer, Familienstand, aus dem MDADV Datensatz oder aus dem WAMIS Datensatz genommen werden bzw. er kann bestimmen, welche dieser Daten ins WAMIS übernommen werden sollen.

```
*****************************************************************************

              *****   W A M I S    *****                      AUFN35
2.UNIV.KLINIK FÜR GASTROENTEROLOGIE U. HEPATOLOGIE            25.02.1985
AUFNAHMEROUTINE (AUFN): PATIENTENDATEN              GESTARTET 11 UHR 52
                                                       MxxxRx21056220


PATIENT ZU MDADV-ORDNUNGSBEGRIFF:
*********************************
* MxxxRxK RENATE                *
* GEB: MxxxRxK                  *
* GEB AM:       21.05.1962      *
*                               *
*********************************

  ANSCHRIFT:
  A    1020 WIEN
  HOxxxxxGASSE 7/14
  VNR:      xxxx210562
  RELIGION: RÖM.KATH.
  STAATSB.: A


WOLLEN SIE DIE AUFNAHME   D I E S E S
PATIENTEN?

JA   - FREIGABE                        NEUER PATIENT - PF7
NEIN - PF1                             STORNO - PF8

*****************************************************************************
```

Abb. 7: Bildschirmausgabe nach Eingabe des Ordnungsbegriffes der MD-ADV. (Der Patient ist im WAMIS noch nicht aufgenommen.)

```
******************************************************************
                ***** W A M I S  *****              AUFN35
2.UNIV.KLINIK FÜR GASTROENTEROLOGIE U. HEPATOLOGIE        25.02.1985
AUFNAHMEROUTINE (AUFN): PATIENTENDATEN           GESTARTET 11 UHR 53
                                                 VORxxx22125220


PATIENT ZU MDADV-ORDNUNGSBEGRIFF:     PATIENT IN WAMIS - DATENBANK:
********************************      ********************************
* MxxxK ERNESTINE              *      * MxxxK ERNESTINE              *
* GEB: VORxxxx                 *      * GEB: VORxxxx                 *
* GEB AM:        22.12.1951    *      * GEB AM:        22.12.1951    *
*                             *       *                             *
********************************      ********************************

   ANSCHRIFT:                            ANSCHRIFT:
   A   1170 WIEN                         1170     WIEN
   SOxxxxG. 5/1/3/13                     SOxxxxGASSE 5/1/3/13


   VNR:          xxxx221251              VNR:
   RELIGION: RÖM.KATH.                   RELIGION: RÖM.KATH.
   STAATSB.: A                           STAATSB.: A

STIMMT DER MDADV-PATIENT MIT DEM WAMIS-PATIENTEN ÜBEREIN?
JA      - FREIGABE

TEILW.- PF2  (AM BEGINN DER GEWUENSCHTEN ZEILE:X) NEUER PATIENT - PF7
NEIN  - PF1                                       STORNO - PF8

******************************************************************
```

Abb. 8: Bildschirmausgabe nach Eingabe des Ordnungsbegriffes der
         MD-ADV. (Der Patient existiert bereits im WAMIS.)

2.3.6. Automatische Patientenaufnahme mit Daten von externen Datenquellen

2.3.6.1. Allgemeines

Eine Reihe von Kliniken haben auch vor ihrem Anschluß an das Informationssystem WAMIS Patientendaten EDV-mäßig dokumentiert. In den
meisten Fällen handelt es sich um Dokumentationen, die über Lochkarten erfaßt und auf Magnetbändern gespeichert wurden (z.B. Univ.Klinik
für Orthopädie, I. Chir.Univ.Klinik, II. Chir.Univ.Klinik etc.).

Andere Kliniken, wie etwa das Institut für Pathologische Anatomie
und die I. Univ.Klinik für Unfallchirurgie führen auf eigenständigen

Klein-EDV-Anlagen Funktionen, die auch durch die WAMIS-Aufnahms-
routine abgedeckt werden, durch. Diese eigenständigen Klein-EDV-
Anlagen wurden angeschafft, weil die aus Personalgründen einge-
schränkte Verfügbarkeit des Informationssystems WAMIS für deren
Arbeitsvolumen nicht ausreichte.

Die Aufnahmsroutine wurde dahingehend erweitert, daß sie auch
dialogfrei aufgerufen werden kann. Dadurch ist gewährleistet, daß
alle Prüfungen bezüglich der eingegebenen Daten, der I-Zahl u.v.a.
nur von einem einzigen Programm durchgeführt werden.

2.3.6.2. Vorgangsweise

Die von den externen Quellen gelieferten Daten werden auf einen
Datenbestand SCSFI (System Communication System File) in genormter
Form geschrieben. Ein automatisch gestartetes Programm verarbeitet
die Sätze dieses Datenbestandes und ruft dabei - dialogfrei - die
Aufnahmsroutine auf (Abb. 9).

Die Entscheidung, ob bereits im System existierende I-Zahlen mit den
übergebenen Daten übereinstimmen, muß vom Programm getroffen werden.
Diese Entscheidung ist kritisch, weil hier die Gefahr besteht, entweder bei zu genauer Prüfung identische Individuen nicht als solche
zu erkennen oder bei ungenügender Prüfung zwei verschiedene Individuen unter einer I-Zahl zu erfassen. Nur letzteres stellt einen
echten Fehler dar, welcher die Datenintegrität berührt. Werden identische Patienten als zwei verschiedene Patienten aufgenommen, so ist
für jede einzelne I-Zahl die Datenintegrität gewahrt. Der Prüfalgo-
rithmus ist so ausgelegt, daß echte I-Zahl-Fehler praktisch ausgeschlossen sind und die falschen doppelten I-Zahlen gering bleiben.

Ein Patient wird dann automatisch als identisch akzeptiert, wenn bei
gleicher I-Zahl der komplette Geburtsname und drei Buchstaben des
Vornamens übereinstimmen.

Dies gewährleistet in vielen Fällen, daß Schreibweisen wie ANNA und
ANNI bzw. GABRIELE und GABY als identisch, FRITZ und FRANZ aber als
different erkannt werden.

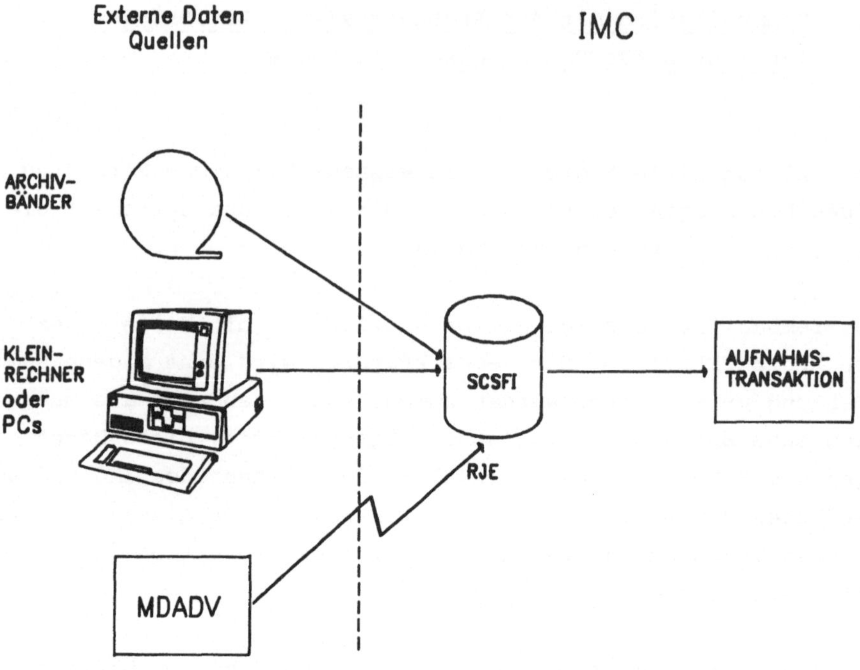

**Abb. 9: Schema des Aufrufes der Aufnahmetransaktion
mit Daten von externen Quellen.**

Ist bei gleicher I-Zahl diese Übereinstimmung nicht gegeben, so wird
die Aufnahme <u>nicht</u> durchgeführt, sondern ein Fehlercode gesetzt. Die
nicht bearbeiteten Datensätze können zu einem späteren Zeitpunkt
noch einmal übertragen werden, nachdem eine Entscheidung getroffen
wurde, wie der Datensatz zu behandeln ist.

2.3.6.3. <u>Einspeichern von Archivbändern</u>

Die Archivbänder sind durch Benützerprogramme auf eine einheitliche
Struktur zu bringen und damit ist der Datenbestand SCSFI zu laden.
Diese Benützerprogramme zur Umstrukturierung der Archivbänder müssen
praktisch für jeden zu übernehmenden Archivdatenbestand neu geschrieben werden.

2.3.6.4. Kommunikation mit dem Rechnersystem TELEVIDEO des Institutes für Pathologische Anatomie

Dieses Institut liefert die für die wissenschaftliche Forschung wichtigen histologischen Befunde und Diagnosen und speichert diese seit 1975 in die Datenbank des WAMIS.

Seit September 1983 erfolgt die Datenerfassung mit Hilfe eines Kleinrechners TELEVIDEO. Für jedes Präparat wird eine eigene Nummer vergeben und unter dieser werden sowohl Patientendaten als auch histologische Befunde und Diagnosen abgespeichert. Diese Daten gelangen via REMOTE JOB ENTRY (RJE) in den Rechner des IMC und somit auf den Datenbestand SCSFI. Diese Daten werden von einer automatisch gestarteten Transaktion, welche die Aufnahmetransaktion dialogfrei aufruft, abgearbeitet.

Bei ca. 1-3% der Datensätze treten Diskrepanzen zu den bereits im WAMIS gespeicherten Daten auf, was mit einem Fehlercode rückgemeldet wird.

Am Institut für Pathologische Anatomie kann mit Hilfe eines dort vorhandenen WAMIS-Bildschirms zu diesen Daten zugegriffen und entschieden werden, ob bzw. wie die zurückgewiesenen Sätze zu ändern sind.

Die Speicherkapazität des Kleinrechners reicht ungefähr für die Datenmenge eines Jahres. Mit diesen Daten kann am Institut für Pathologische Anatomie jederzeit, selbständig und unabhängig vom IMC, wissenschaftlich und auch administrativ gearbeitet werden. Große wissenschaftliche Auswertungen über den gesamten Datenbestand erfolgen nach wie vor aus der Datenbank des WAMIS.

2.3.6.5. Kommunikation mit Personal Computer (PC)

Als externe Datenquellen können auch Personal Computer dienen. An der I. Univ.Klinik für Unfallchirurgie (Vorst.: Prof.Dr.E.Trojan)

erfolgt ein bemerkenswerter PC-Einsatz. Abbildung 10 zeigt die entsprechende Konfiguration. Der Grund für diese Vorgangsweise liegt darin, daß das IMC infolge der angespannten Personalsituation das WAMIS nicht in dem von der Klinik geforderten Maße (24-Stunden-Betrieb) zur Verfügung stellen kann.

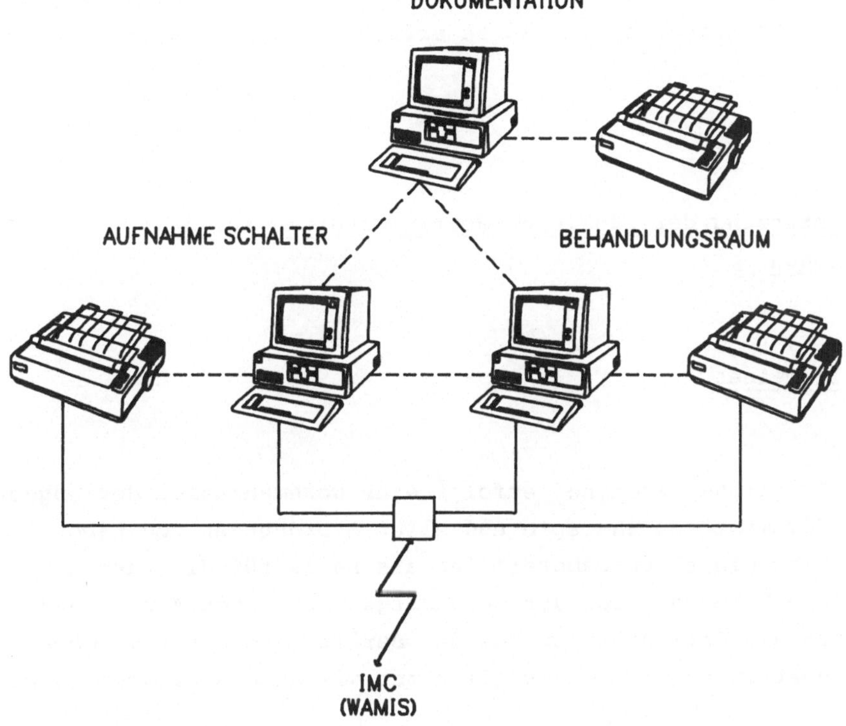

Abb. 10: Schema des PC-Einsatzes an der I. Universitätsklinik
für Unfallchirurgie .

Während der Betriebszeiten des WAMIS werden zwei PCs als WAMIS-Bildschirme verwendet und auf ihnen WAMIS-Transaktionen abgewickelt. Nach Beendigung des WAMIS-Betriebes werden die beiden PCs als unabhängige Rechner mit einem gemeinsamen Plattenspeicher eingesetzt. Auf einem der PCs (am Schalter in der Unfallambulanz) erfolgt die Erfassung der Personaldaten mit dem fortlaufenden Ordnungsbegriff einer Röntgennummer. Am zweiten PC im Behandlungsraum werden Befunde und Diagnosen zu diesem Ordnungsbegriff ergänzt. Der erste PC legt also einen Datensatz im gemeinsamen Plattenspeicher an, welcher vom zweiten PC ergänzt wird. Der dritte PC dient zur Netzwerk-Kontrolle. Mit ihm werden auch eigenständige Arbeiten, welche nicht die WAMIS-Datenbank betreffen, durchgeführt.

Sobald das WAMIS wieder zur Verfügung steht, werden die Datensätze des Plattenspeichers via REMOTE JOB ENTRY (RJE) übertragen und die PCs wieder als WAMIS Bildschirme eingesetzt. Die Verarbeitung der an das WAMIS übertragenen Datensätze erfolgt in der oben beschriebenen Weise.

3. Unterstützung der täglichen Routinearbeiten auf den Stationen

3.1. Allgemeines

Bei der "Täglichen Routine" erfolgt eine Dokumentation der angeordneten medikamentösen Therapie und aller Anordnungen von Laborbefunden. Dies dient den Laboratorien als Basis für die rasche und problemlose Dokumentation der Befundergebnisse, den Ärzten und Schwestern als Unterstützung bei der Bewältigung der täglichen Patientenbetreuung und nachträglich zur wissenschaftlichen Auswertung.

3.2. Praktischer Arbeitsablauf auf den Stationen

Die Computerunterstützung erforderte auf den Stationen fast keine Änderungen im Ablauf des medizinischen Geschehens. Wie bisher werden die ärztlichen Anordnungen bezüglich der medikamentösen Therapie und der durchzuführenden Laboruntersuchungen am sogenannten Therapieblatt des Patienten während der Visite schriftlich festgehalten. Die Therapieblätter werden gesammelt und die darin enthaltenen Anordnungen

mit Hilfe der Bildschirmgeräte in den Schwesternstützpunkten in das
Informationssystem WAMIS eingespeichert.

(Versuche den Bildschirm während der Visite mitzuführen und so die
Anordnungen des Arztes direkt zu erfassen, wurden zu Beginn der
70-er Jahre durchgeführt, haben sich aber nicht bewährt.)

Der Zugriff zu jenen Patienten, für die eine Dateneingabe erfolgen
soll, ist auf zwei Arten möglich: Mit der Arbeitsnummer oder mit der
Stationsnummer.

Im ersten Fall wird die Arbeitsnummer des Patienten über Bildschirm
eingegeben, worauf der Auswahlschirm (Abb. 11) dieser Transaktion
erscheint.

```
************************************************************************

            *****   W A M I S   *****            UTHE02
II.CHIRURG. UNIV.KLINIK    VORST.: PROF. DR.E.WOLNER    25.02.1985
TÄGLICHE ROUTINE (UTHE)                    GESTARTET 12 UHR 21

13-13248-9 HxxxxxR JOHANN            **** STATION D 500 **** *
                                     *                       *
                                     *    BETT: * 23 *       *
                                     *************************

   A U S W A H L M Ö G L I C H K E I T E N


UNTERSUCHUNGEN:                   THERAPIE:

   ANFORDERN    (PF1)                ANFORDERN    (PF4)
                                     E X /ÄND.    (PF5)
   ERG ANSEHEN  (PF3)                ANSEHEN      (PF9)


                                     NEUER PAT. (PF7)
                                     STORNO     (PF8)

************************************************************************
```

Abb. 11: Auswahlschirm der Transaktion UTHE.

Eine andere bewährte Vorgangsweise, welche das Manipulieren mit den
Arbeitsnummern der Patienten bei der Dateneingabe überflüssig macht,
ist der Transaktionsaufruf mit der Stationsnummer. Durch Eingabe des
Transaktionscodes (UTHE) und der Stationsnummer kann der Bildschirmbediener sukzessive alle Patienten einer Station aufrufen und die
entsprechenden Dateneingaben tätigen. Durch Drücken von Programm-

funktionstasten kann zum jeweils nächsten Patienten vor- bzw. zum
vorhergehenden Patienten zurückgeblättert werden. Die Reihenfolge, in
der die Patienten am Bildschirm aufscheinen, hängt von der "Bettennummer" ab, denn die in VERZSTAT eingetragenen Arbeitsnummern sind
danach sortiert. Die Bettennummer kann sowohl bei der Aufnahme des
Patienten eingegeben als auch in dieser Transaktion durch einfaches
Überschreiben (Abb. 11) geändert werden.

An dieser Stelle soll betont werden, daß die Bettennummer lediglich
für die Reihenfolge mit der die Patienten dieser Station am Bildschirm aufgezeigt bzw. auf den diversen Listen angedruckt werden,
von Bedeutung ist. Wird irrtümlich oder auch absichtlich - falls ein
Notbett aufgestellt wird - dieselbe Bettennummer mehrmals vergeben,
hat dies natürlich keinerlei Auswirkung auf die Integrität der für
die einzelnen Patienten angeforderten Untersuchungen - mit anderen
Worten, es kann nicht geschehen, daß die Daten dieser Patienten
miteinander vermischt werden. Der Auswahlbildschirm zeigt dem
Bediener auch alle Funktionen dieser Transaktion an, welche durch
Drücken der entsprechenden Programmfunktionstasten ausgewählt werden
können.

3.2.1. <u>Eingabe der Laboranforderung</u>

Durch die in Abschnitt 3.3. beschriebenen programmtechnischen Maßnahmen wird bei Auswahl der Funktion "Eingabe von Laboruntersuchungen"
eine Sequenz von Bildschirmen (Abb. 12) mit dem gesamten Spektrum
der Laboruntersuchungen in der für die Klinik übliche Reihenfolge
angeboten. Untersuchungen, die an der Klinik häufig gemeinsam angeordnet werden, sind zu sogenannten Befundgruppen zusammengefaßt.
Mit dem Lichtgriffel werden jene Laboruntersuchungen, die für den
betreffenden Patienten angefordert sind, ausgewählt. Die Definition der Befundgruppen bzw. die Plazierung der Befundtexte am Bildschirm ist den Medizinern überlassen und kann für jede Stelle individuell erfolgen.

```
***********************************************************************

                    *****   W A M I S      *****              UTHE10
II.CHIRURG. UNIV.KLINIK    VORST.: PROF. DR.E.WOLNER      25.02.1985
TÄGLICHE ROUTINE (UTHE): UNTERSUCHUNGEN ANFORDERN            12 UHR 21
13-13248-9 HxxxxxR JOHANN                    ALTER=042 J., STATION D 500
  ? BLUTBILD          ? ELEKTROLYTE      ? HDL CHOLEST.    ? LDH
  ? LEUKOZYTEN        ? NATRIUM          ? LDL CHOLEST.    ? L-LDH
  ? ERYTHRO           ? KALIUM           ? AMMONIAK        ? A-HBDH
  ? HÄMOGLOBIN        ? CHLORIDE         ? LAKTAT          ? CK
  ? HÄMATOKRIT        ? NIERENBLUTE      ? ACE             ? CK-MB
  ? THROMBO           ? HARNSTOFF-N      ? A-AMYLASE       ? LAP
                      ? KREATININ        ? LIPASE          ? SRE.PHOSPH
                                         ? CHOLINESTRSE
  ? DIFF. BB                             ? LEBERBLUTE      ? HB.FREI
                      ? KALZIUM          ? BILI,GES.
  ? GERINNUNG         ? MAGNESIUM        ? BILI, DIR.      ? EIWEISS,GES
  ? PTZ               ? ANORG. P.        ? ALK. PHOSPH.    ? E-PHORESE
  ? PTT               ? EISEN            ? GOT
  ? FIBRINOGEN        ? HARNSÄURE        ? GPT
                      ? GLUCOSE          ? GAMMA-GT
  ? TT                ? TRIGLYCERIDE
  ? TZ                ? CHOLESTERIN
UNTERSUCHUNGEN:       THERAPIE:            FORMULAR: 13 SEITE: 01 VON 02
  ANFORDERN (PF1)  ANFORDERN (PF4)  LÖSCHEN (LÖSCH)  UMBLÄTT. (PF10)
                    E X /ÄND.(PF5)  NEUER PAT.(PF7)  ZURÜCKBL.(PF11)
  ERG ANSEHEN(PF3) UNTERS.:T,X(PF6) STORNO    (PF8)  EINGABE (FREIG)

***********************************************************************
```

Abb. 12: Bildschirm zur Auswahl angeordneter Laboruntersuchungen.

Erfolgt nach der Auswahl keine weitere Aktion, so gilt der Befund
für den nächsten Tag als angeordnet. Durch Drücken der Programmfunktionstaste (PF6) kann jedoch zu einem weiteren Schirm verzweigt
werden, wo die Befunde auch für andere Tage (z.B. täglich, jeden
Montag und Mittwoch fortlaufend, etc.) angeordnet werden können.

3.2.2. Eingabe der verordneten medikamentösen Therapie

Bei der Anordnung der medikamentösen Therapie wird meist folgendermaßen vorgegangen: Zuerst wird kontrolliert, welche Therapie für
den Patienten bereits gespeichert ist und diese gegebenenfalls
geändert (Abb. 13). Sodann wird der Zweig Neuanordnung aufgerufen.
Abbildung 14 zeigt den Bildschirm für das Anfordern einer medikamentösen Therapie.

```
************************************************************************

                  *****   W A M I S   *****              UTHE04
II.CHIRURG. UNIV.KLINIK       VORST.: PROF. DR.E.WOLNER    25.02.1985
TÄGLICHE ROUTINE (UTHE): THERAPIE ABSETZEN/ÄNDERN          12 UHR 16
13-13248-9 HxxxxxR JOHANN                ALTER=042 J., STATION D 500

   ?EX   IM   4 1X1  AMP.     SYNACTHEN DEPOT-AMP.   AB FR 22.02. ÄNDERN
   ?EX   OR  T 3X1/2 TBL      VASORBATE-TABLETTEN    AB FR 15.02. ÄNDERN
   ?EX   OR  T 1X1  TBL       ULSAL-TABLETTEN        AB FR 15.02. ÄNDERN
                          20 UHR
   ?EX   OR  T 1X1  KPS       LIMBITROL KAPSELN      AB DI 19.02. ÄNDERN
                          20 UHR
   ?EX   OR  T 2X10 MG        ANAFRANIL 10 MG DRG    AB DI 19.02. ÄNDERN
                          08/12 UHR
   ?EX   OR  T 5x1  TBL       BEPANTHEN LUTSCH TAB   AB SA 16.02. ÄNDERN
   ?EX   OR  T 3x1  EL        PANTOVIT VITAMIN-ELI   AB MI 20.02. ÄNDERN

UNTERSUCHUNGEN:     THERAPIE:                       SEITE 1 VON 1
  ANFORDERN (PF1)   ANFORDERN (PF4)  LÖSCHEN (LÖSCH)  UMBLÄTT. (PF10)
                    E X /ÄND.(PF5)   NEUER PAT.(PF7)  ZURÜCKBL.(PF11)
  ERG ANSEHEN(PF3)                   STORNO    (PF8)  EINGABE (FREIG)

************************************************************************
```

Abb. 13: Bildschirmausgabe für die Funktion ABSETZEN/ÄNDERN der
         angeordneten Therapie.

```
************************************************************************

                  *****   W A M I S   *****              UTHE04
II.CHIRURG. UNIV.KLINIK       VORST.: PROF. DR.E.WOLNER    25.02.1985
TÄGLICHE ROUTINE (UTHE): THERAPIE ABSETZEN/ÄNDERN          12 UHR 16
13-13248-9 HxxxxxR JOHANN                ALTER=042 J., STATION D 500

   THERAPIE:          MARCOUMAR-'ROCHE'-TABLETTEN

   AUSTRIA-CODEX-NR.:                  * 08096 *    MAR    1 V. 18

   AB WANN:                            *        *

   WOCHENTAGE:                         *           *

   HÄUFIGKEIT X DOSIS EINHEIT:              *                    *

   APPLIKATION:                        *      *

   UHRZEIT:                            *           *

   KOMMENTAR:                          *                          *

UNTERSUCHUNGEN:     THERAPIE:
  ANFORDERN (PF1)   ANFORDERN (PF4)  LÖSCHEN (LÖSCH)  UMBLÄTT. (PF10)
                    E X /ÄND.(PF5)   NEUER PAT.(PF7)  ZURÜCKBL.(PF11)
  ERG ANSEHEN(PF3)                   STORNO    (PF8)  EINGABE (FREIG)

************************************************************************
```

Abb. 14: Bildschirmmaske zur Eingabe der angeordneten medikamentösen
         Therapie.

Auf dem Bildschirm werden die ersten Buchstaben des Medikamentennamens (soviele wie man sicher zu wissen glaubt, mindestens zwei, maximal sechs) eingegeben. Auf die Eingabe von "MAR" etwa, bringt das System das am häufigsten verwendete Medikament, nämlich "Marcoumar-Tabletten" und gibt gleichzeitig bekannt, daß im System unter der Kurzbezeichnung "MAR" 18 Medikamente gespeichert sind (1 von 18). Möchte man dieses Medikament anordnen, so wird der (die) Tag(e), an dem (denen) das Medikament verabreicht werden soll, die Häufigkeit und Dosis, die Applikation und eventuell eine Uhrzeit und ein Kommentar eingegeben. Andernfalls werden die Tasten VOR- bzw. RÜCKBLÄTTERN solange betätigt, bis das gewünschte Medikament am Bildschirm aufscheint. Durch die Angabe der Applikation (i.v., oral, etc.) wird festgelegt, auf welcher der Schwesterndienstlisten das Medikament ausgedruckt werden soll.

3.2.3. Listen

Nach der Dateneingabe wird das Ausdrucken der Liste mit Hilfe des Bildschirmterminals abgerufen. Die Listen werden am Stationsdrucker ausgedruckt. Abbildung 15 zeigt den betreffenden Auswahlschirm.

```
*********************************************************************

         *****    W A M I S    *****              PALCO1
II.CHIRURG. UNIV.KLINIK    VORST.: PROF. DR.E.WOLNER      25.02.1985
PAL-LISTEN AUSWÄHLEN                             GESTARTET 12 UHR 25
  KLINIK: * 13 *    STATION: * D50 '    LABOR/ARBEITSPLATZ: *   /   *
  SATZ-NUMMER (VON/ BIS): * 0001  / 1000 *

              SCHWESTERNHAUPTDIENST SPRITZEN (PF1)
              SCHWESTERNHAUPTDIENST ORAL     (PF2)
              SCHWESTERNBEIDIENST            (PF3)
              ANFORDERUNGEN HAUPTLABOR       (PF4)
              LABOR KLEBEETIKETTEN           (PF5)
              BETTENBELEGUNGS-LISTE          (PF6)


  NUMMER DES MATRIX-DRUCKERS:   * TD13 *  ZUSATZ-INF: *       *

                                    LÖSCHEN (LÖSCH)
                                    ENDE    (PF12)

*********************************************************************
```

Abb. 15: Bildschirm zur Druckauswahl von Stationslisten.

```
       STATION 107             SCHWESTERN-HAUPTDIENST SPRITZEN-LISTE   VOM 29.04.1985
              L A B O R                                    T H E R A P I E
              * * * * * *                              * * * * * * * * * *
================================================================================================
* Sxxxxxxxxx ROSA         058432 *
===================================
PARALLEL

SENKUNG
================================================================================================
* Wxxxxx GERTA            058483 *
===================================
PARALLEL                             1X 1000 CC    INF  KALO-800 'LEOPOLD' INFUSIONSFLASCHE
                                     1X 0.2        IV   CEDILANID-AMPULLEN
SENKUNG
================================================================================================
* Sxxx HATICE             054658 *
===================================
                                     1X            INF  GROSZE VITAMINE
                                     1X 5 CC       INF  NOVALGIN-AMPULLEN
                                     1X 1 AMP      INF  KAVITOL-AMPULLEN
                                     1X 50 MG      INF  PREDNISOLON 'LINZ'-AMPULLEN 25 MG/ML
                                     1X 1 AMP      INF  LASIX 20 MG/2 ML-AMPULLEN
                                     1X 500 CC     INF  LAEVULOSE 'HMW' 5%-INFUSIONSFLASCHE
                                     1X 80 MG      INF  TOBRASIX-STECHAMPULLE 80 MG/2 ML
                                     1X 500 CC     INF  AMINO-MEL "HEPA"-INFUSIONSFLASCHE
                                     1X 1 AMP      IV   ALDACTONE-SALUCTIN-TROCKENSTECHAMP.
================================================================================================
* Mxxxxxx JEANNE          045578 *
===================================
PARALLEL

SENKUNG
************************************************************************************************
```

Abb. 16: Arbeitsliste für den Schwesternhauptdienst (Spritzenliste).

STATION 107   SCHWESTERN-HAUPTDIENST ORALE UND RECTALE THERAPIE VOM 29.04.1985

```
========================================================================================

Sxxxxxxxxx R 058432   5 MAL TAEGLICH 1 TBL       OR   BEPANTHEN "ROCHE"-LUTSCHTABLETTEN
                      3 MAL TAEGLICH 1 EL        OR   PANTOVIT VITAMIN-ELIXIER
                      3 MAL TAEGLICH 1/2 TBL     OR   VASORBATE-TABLETTEN
                      2 MAL TAEGLICH 10 MG       OR   ANALFRANIL 10 MG-DRAGEES    ZEIT*08*12*  *
                      1 MAL TAEGLICH 1 TBL       OR   ULSAL-TABLETTEN            ZEIT*20*  *  *
                      1 MAL TAEGLICH 1 KPS       OR   LIMBITROL 'ROCHE'-KAPSELN  ZEIT*20*  *  *

========================================================================================

Wxxxxx GERTA 058483   3 MAL TAEGLICH 1 EL        OR   PANTOVIT VITAMIN-DRAGEES
                      1 MAL TAGELICH 1 TBL       OR   DYTIDE H-TABLETTEN
                      1 MAL TAEGLICH 1 DRG       OR   ISOPTIN-DRAGEES 80 MG
                      2 MAL TAEGLICH 1 TBL       OR   ISOKET RETARD 40 MG-TABLETTEN
                      1 MAL TAEGLICH 1 DRG       OR   TRICODEIN MANTELDRAGEES    ZEIT*20*  *  *

========================================================================================

Sxxx HATICE           4 MAL TAEGLICH 1 KPS       OR   HUMATIN-KAPSELN
                      2 MAL TAEGLICH 1 EL        OR   LAEVOLAC-LACTULOSE-KONZENTRAT
                      1 MAL TAEGLICH 1/2 TBL     OR   ROHYPNOL 'ROCHE' 1 MG-TBL  ZEIT*20*  *  *

========================================================================================

Mxxxxxx JEAN 045578   2 MAL TAEGLICH 1 DRG       OR   ULSAL-TABLETTEN
                      1 MAL TAEGLICH 1 DRG       OR   THEO-LANITOP-DRAGEES


****************************************************************************************
```

Abb. 17: Arbeitsliste für den Schwesternhauptdienst (orale und rektale Therapie).

Entsprechend den Bedürfnissen des Pflegepersonals und des Arbeitsab-
laufes auf den Krankenstationen werden die angeforderten Laboruntersuchungen und Therapien auf einer Reihe von Listen zusammengefaßt.
Zwei Listen gibt es für den Schwesternhauptdienst, nämlich die
"Spritzenliste" und die Liste der "oralen und rektalen Therapie",
eine für den Schwesternbeidienst (Abb. 16 und 17). Die Patienten
sind auf allen Listen nach der Bettennummer sortiert. Auf der
"Spritzenliste" sind links die Blutabnahmen und rechts alle Medikamente, welche mittels Injektionsnadel und Injektionsspritzen verabreicht werden, patientenweise zusammengefaßt.

Die Liste der "oralen und rektalen Therapie" enthält patientenweise
alle Medikamente, die oral bzw. rektal appliziert werden. Die
Schwesternbeidienstliste schließlich enthält Therapien wie "Einrei-
ben", "Mundpflege" u.a. sowie Hinweise auf Harnsammeln, falls für
den betreffenden Tag Harnbefunde angeordnet wurden. Darüber hinaus
kann mit der Drucktransaktion auch noch das Ausdrucken von Etiketten
zum Identifizieren der Probengefäße für die Laboruntersuchungen und
von den dazugehörigen Laboranforderungsbelegen am Stationsdrucker
initiiert werden (Abb. 18).

```
43-05843-2    (107)*           43-05843-2              29/04/85
Sxxxxxxxxx ROSA    *           Sxxxxxxxxx ROSA         STAT.107
PARALLEL-RÖ.       * ABSCHNEIDEN   0.4 ML ZITRAT+1.6 ML BLUT  ( 1)
2.MED.BLUTROUTINE *            2. GE          SCHWEST.-H.D.
DATUM: 29/04/85   *            SENKUNG

43-05848-3    (107)*           43-05848-3              29/04/85
Wxxxxx GERDA      *            Wxxxxx GERDA            STAT.107
PARALLEL-RÖ.      * ABSCHNEIDEN   0.4 ML ZITRAT+1.6 ML BLUT  ( 1)
2.MED.BLUTROUTINE *            2. GE          SCHWEST.-H.D.
DATUM: 29/04/85   *            SENKUNG

43-05465-8          29/04/85   43-05465-8              29/04/85
Sxxx HATICE         STAT.107   Sxxx HATICE             STAT.107
2.MED.      RÖNTGENSTATION     STUHL
ERBITTEN:                     2. GE          STATIONSLABOR
ÖSOPHAGUS RÖNTGEN             OCCULTEST

43-04547-8          29/04/85   43-04547-8              29/04/85
Mxxxxxx JEANNE      STAT.107   Mxxxxxx JEANNE          STAT.107
RÖHRCHEN MIT SAMMELHARN        2.MED.         RÖNTGENSTATION
2.MED.      BLUTROUTINE        ERBITTEN:
KREATININ-CLEARENCE           ORALES GALLEN-RÖNTGEN
```

Abb. 18 :   Selbstklebeetiketten zum Identifizieren der Probengefäße
            bzw. zum Bekleben von Anforderungsscheinen.

3.3. Datenbankdesign

3.3.1. Allgemeines

Die Anforderungen für Laboruntersuchungen und medikamentöse Therapie
werden im Objekttyp MEDANF gespeichert. Praktisch ist dies folgendermaßen realisiert:

MEDANF ist ein "Direct access"-Datenbestand. Jedem stationär aufgenommenen Patienten teilt die Aufnahmstransaktion einen Datensatz in
diesem Datenbestand zu. Dies ist nur der Fall, wenn sich die entsprechende Klinik an der "Täglichen Routine" beteiligt. Diese Information
wird einer Systemtabelle entnommen. Der Schlüsel zu diesem Datensatz
wird im Objekttyp ARBNR eingetragen.

3.3.2. Speicherung der verordneten medikamentösen Therapie

In MEDANF erfolgt pro angeordneter Therapie die Eintragung eines
Datenelements, welches folgende Informationen enthält:

- Medikamentennummer (ACX-NR., siehe /2/)
- Datum des Therapiebeginns
- Datum des Therapieendes
- Anforderungsmaske (siehe 3.3.3.)
- Anforderungscode (siehe 3.3.3.)
- Applikation
- Häufigkeit
- Dosis
- Einheit
- Uhrzeit(en)
- Kommentar

Mit Hilfe der Medikamentennummer können "Therapiegruppen" oder
"Kuren" definiert werden. Eine "Therapiegruppe" ist eine vom Arzt
vorgegebene Medikamentenkombination, z.B. "Große Vitamininfusion".
Eine "Kur" ist eine vom Arzt vorgegebene Medikamentenkombination,
wobei sich sowohl die einzelnen Medikamente als auch deren Dosis und
Häufigkeit im zeitlichen Verlauf ändern können.

Die praktische Erfahrung hat gezeigt, daß nur die Therapiegruppen
verwendet werden, obwohl auch der Wunsch nach "Kuren" von ärztlicher
Seite gefordert und realisiert wurde.

3.3.3. Speichern der angeordneten Laboruntersuchungen

Mit der im folgenden Abschnitt genauer beschriebenen Tabellentechnik
werden die Befundtexte auf die Bildschirme gebracht. Eine Auswahl
dieser Texte bewirkt, daß dem Programm auch die korrespondierenden
Befundnummern zur Verfügung stehen. Pro angeordnetem Befund wird in
MEDANF ein Datenelement gespeichert, welches folgende Informationen
enthält:

- Befundnummer
- Anforderungsmaske
- Anforderungscode

Die Anforderungsmaske ist ein 7 bit langer String, wobei den einzelnen Bits die Bedeutungen der Wochentage zugeordnet sind ("Bit 4
eingeschaltet" bedeutet beispielsweise "Donnerstag"). Der Anforderungscode gibt an, ob der Befund an den entsprechenden Tagen der
Anforderungsmaske einmal oder fortlaufend, d.h. bis auf Widerruf
an diesen Tagen durchgeführt werden soll.

Für das Ausdrucken der in Abschnitt 3.2.3. beschriebenen Listen und
Etiketten sind aber weitere Informationen notwendig, nämlich wo und
woraus der Befund gemacht wird bzw. wann der Befund im betreffenden
Labor durchgeführt werden kann.

Für jede Klinik, welche sich des Services der täglichen Routine
bedient, sind eine Reihe von Tabellen zu definieren. In den Beispielen wird folgender Formalismus eingehalten: Die Schlüsselattribute
sind unterstrichen; wegen der besseren Lesbarkeit enthalten die
Beispiele Texte, welche in den Tabellen aber fehlen. Diese sind in
Klammer gesetzt.

3.3.3.1. Die Formularbeschreibungstabelle FOBxx

An den Kliniken werden derzeit vorwiegend Bildschirme mit den
Formaten: 24 Zeilen à 80 Zeichen verwendet. Für die Dateneingabe,
welche bei den Laborbefunden durch Lichtgriffelauswahl von entsprechenden Textfeldern erfolgt, sind 16 Zeilen vorgesehen, wobei
jede Zeile in 4 Felder unterteilt ist, so daß pro Bildschirmseite 64
Auswahlfelder definiert werden können.

Die Formularbeschreibungstabelle FOBxx (xx = Kliniknummer) stellt
die Zuordnung zwischen Bildschirmseite, Bildschirmposition und
Befundnummer her. Den Befundtext erhält man aus der Tabelle BFTX
(siehe /4/).

Beispiel 1:

Seite	Position	Befundnummer	(Befundtext)
01	01	B0107	Glukose
01	04	A0100	Leberblute
01	07	B0103	Bili, ges.
01	10	B0114	GOT
.	.	.	.
.	.	.	.

3.3.3.2. Die Befundgruppentabelle GRPxx

Wie bereits erwähnt, werden häufig bestimmte Befundkombinationen
(z.B. "Leberbefunde") gemeinsam angeordnet. In den Befundgruppen-
tabellen sind die Einzelbefundnummern zu diesen Befundgruppen
definiert.

Beispiel 2:

Befundgruppennummer	Text	Befundnummern
A0100	Leberbefunde	B0102 B0108 ...
A0101	Elektrolyte	B0111 B0112 B0103

3.3.3.3. <u>Die Klinik-Tabellen WOKxx</u>

Die bereits mehrfach erwähnte organisatorische Unabhängigkeit der
Kliniken und die Weitläufigkeit des Areals auf denen diese Kliniken
untergebracht sind, haben die Notwendigkeit einiger "zentraler
Laboratorien" bedingt. Daher ist es notwendig, daß jede Klinik
definiert, an welcher Stelle bestimmte Untersuchungen durchgeführt
werden sollen. Das folgende Beispiel zeigt einen Ausschnitt aus der
Tabelle für die II.Univ. Klinik für Gastroenterologie und Hepatologie
(WOK43).

Beispiel 3:

<u>Befundnummer</u>	(Befundtext)	WO-Klinik	(Kliniktext)
B0100	Senkung	43	2.G.E.
B0101	Blutgruppe	47	Serolog.Inst.
B0102	Alk.Phosphatase	00	2.Med.
B0103	Bilirubin, ges.	00	2.Med.
.	.	.	.
.	.	.	.
.	.	.	.

3.3.3.4. <u>Die Befunderweiterungstabellen BETxx</u>

Diese Tabellen erlauben jenen Stellen, welche mit der Befunderhebung
befaßt sind, detailliertere Informationen über die Art der Befunde
und über die Labororganisation zu definieren.

Pro Befundelement sind in diesen Tabellen folgende Informationen
enthalten:

- Befundnummer
- Specimen
- Abnahmeinformation
- Möglichkeitsmaske
- Laborarbeitsplatz
- Verteilinformation
- Geräteinformation

Das Specimen ist in dieser Tabelle "kontrolliert" redundant /6/, da
es durch die Befundnummer eindeutig definiert ist; es wurde lediglich aus praktischen Gründen aufgenommen.

3.3.4. Praktische Durchführung

Bei der Befundauswahl entstehen mittels der Tabellen FOBxx und GRPxx in MEDANF Datenelemente, welche die Befundnummer, Anforderungsmaske und Anforderungscode enthalten. Erst zum Zeitpunkt des Listendruckens werden diese Elemente mit den Informationen aus den Tabellen WOKxx und BETxx erweitert. Diese Vorgangsweise ist notwendig, da die Informationen dieser Tabellen praktisch jederzeit von den dazu befugten Personen geändert werden können.

Die Aufgaben der einzelnen Laboratorien und auch der Umfang der von ihnen durchgeführten Analysen sind teilweise identisch, nicht so die zur Durchführung dieser Aufgaben eingesetzten internen Organisationen und Analysenapparate.

Im Artikel "Systeme zur Unterstützung der Arbeitsabläufe in klinischen Laboratorien" /4/ wird darauf hingewiesen, welche programmtechnischen Vorkehrungen zu treffen sind, um dieser Vielfalt gerecht zu werden.

4. Andere Komponenten zur Unterstützung des klinischen Arbeitsablaufes

4.1. Die automatische Terminvergabe

Ausgehend von der Überlegung, daß die Dokumentation komplizierter Untersuchungen durch jene Personen, welche die Untersuchungen durchführen nur dann ordnungsgemäß erfolgen kann, wenn der Arbeitsanfall an diesen Stellen einigermaßen kontinuierlich und überschaubar ist, wurde die "computerunterstützte Vormerkung" zur Verfügung gestellt (Transaktion RABE). Dieses System ermöglicht es, an einer Klinik Arbeitsplätze zu definieren und für jeden dieser Arbeitsplätze eine zeitliche Arbeitseinteilung zu führen.

Abbildung 19 zeigt den Auswahlschirm mit den Arbeitsplätzen, Abbildung 20 den Zeitraster für einen bestimmten Arbeitsplatz. Der Name des Patienten für den ein Termin für die entsprechende Untersuchung reserviert wird, ist links unten angezeigt. Mit dem Cursor kann in das gewünschte Feld mit dem entsprechenden Datum/Uhrzeit gesprungen werden und dort durch das Eintragen des Zeichens " " ein Termin vorgemerkt werden. Dabei wird natürlich geprüft, ob der Patient zu diesem Zeitpunkt nicht schon für andere Untersuchungen vorgemerkt ist.

Wird eine bereits bestehende Eintragung überschrieben, so wird der Benützer gefragt, ob und auf welchen Platz die alte (überschriebene) Eintragung zu setzen sei. Bei allen Eintragungen wird das Datum und die Uhrzeit der Position mit dem aktuellen Tagesdatum und der Tagesuhrzeit verglichen, um zu verhindern, daß Untersuchungen für "gestern" angefordert werden bzw. noch nicht erledigte Untersuchungen nach "gestern" verschoben werden können.

```
*****************************************************************************

                      *****     W A M I S     *****              RABE01
RAUMBELEGUNG FÜR 2. G.E.
LOEWxxxxxx           RICHARD

                     ARZT RAUM 1
                     SCHWESTER RAUM 2
                     SCHWESTER RAUM 3
                     ARZT RAUM 4
                     RECTOSKOPIE
                     GASTROSKOPIE
                     LAPAROSKOPIE
                     COLOSKOPIE
                     GROSSER ULTRASCHALL
                     LV-KATHETER

VORMERKUNGEN DES PATIENTEN ANSEHEN:
  ? ALLE              ? AUSGEWÄHLTE                     ENDE     (PF8)

*****************************************************************************
```

Abb. 19 :   Auswahlschirm der Transaktion RABE.

```
**************************************************************************

                    *****   W A M I S    *****              RABE02
GROSSER ULTRASCHALL                 WOCHE VOM:  25.02.  bis  01.03.1985

              !  MONTAG   ! DIENSTAG  ! MITTWOCH  ! DONNERSTAG! FREITAG
 7 UHR 30 !             !           !           !           !
 8 UHR 00 ! GERAETE     ! FIExxxx  W!           !           !
 8 UHR 20 ! SERVICE     !           !           !           !
 8 UHR 40 ! =           !           !           !           !
 9 UHR 00 ! =           !           ! Fxxx     M!           !
 9 UHR 20 ! =           !           !           !           !
 9 UHR 40 ! =           !           !           !           !
10 UHR 00 ! =           !           !           !           !
10 UHR 20 ! =           !           !           !           !
10 UHR 40 ! =           !           !           !           !
11 UHR 00 ! =           ! POMxxx   W!           !           !
11 UHR 20 ! BIS         !           !           !           !
11 UHR 40 ! 12 UHR      !           !           !           !
12 UHR 00 !             !           !           !           !
12 UHR 20 !             !           !           !           !
12 UHR 40 !             !           !           !           !
13 UHR 00 ! HUTxxxxx  M!           !           !           !
13 UHR 20 !             !           !           !           !
13 UHR 40 !             !           !           !           !
14 UHR 00 !             !           !           !           !

43-000019  LOEWxxxxx  M                                    ENDE (PF8)

**************************************************************************
```

Abb. 20 :   Zeitraster für die Ultraschallunteruntersuchungen.

4.2. Die automatische Patientenoinberufung

Die Qualität der wissenschaftlichen Auswertungen der medizinischen
Datenbank hängt primär von der Homogenität und der Vollständigkeit
der gespeicherten Daten ab. Sowohl die Qualität der wissenschaftlichen Auswertung als auch die Effizienz der Patientenbetreuung kann
wesentlich gesteigert werden, wenn ein Werkzeug zur Verfügung steht,
welches eine automatische Einberufung bestimmter Patientengruppen
erlaubt.

Auf Anregung der Urolog. Univ. Klinik (Vorst.: Prof.Dr.S.Rummelhardt)
wurde das Projekt TUNA (Tumor Nachsorge) realisiert.

Dieser Programmkomplex erlaubt es,

a) Patienten automatisch zu klassifizieren und
b) on-line Listen und Etiketten für die Patienteneinberufung
   zu Kontrolluntersuchungen abzurufen.

Für die automatische Klassifizierung werden die im Artikel "Verarbeitung formatierter medizinischer Daten" /3/ beschriebenen Dokumentationen herangezogen. Kliniken, welche sich dieser automatischen Patienteneinberufung bedienen, definieren in entsprechenden Dokumentationen jene Merkmale, welche die Patienten klassifizieren. Wird nun eines jener Merkmale bei der Bildschirmeingabe der entsprechenden Dokumentation ausgewählt, so erstellt die allgemeine Datenbank-Schreibroutine einen Sekundärindex. Wie im Artikel "Die Datenbank des Medizinischen Informationssystems WAMIS" /2/ genauer ausgeführt, erfolgt das Datenbankschreiben im gesamten System durch eine einzige Routine. In diese Routine wurde daher eine Abfrage nach bestimmten Datenkennzeichnungen und innerhalb dieser nach dem Vorhandensein bestimmter Merkmale eingebaut. Welche Datenkennzeichen und Merkmale abzufragen sind, wird einer Tabelle entnommen.

Diese Vorgangsweise bewirkt, daß alle Patienten mit bestimmten Merkmalen unmittelbar nach der Dateneingabe <u>automatisch</u> den entsprechenden Kontrollgruppen zugeordnet sind. Von den Kliniken wird pro Kontrollgruppe ein bestimmtes Einberufungsschema festgelegt (z.B. 3 Monate lang alle 14 Tage, dann 6 Monate lang alle 3 Wochen etc.).

Mit Hilfe der Transaktion TUNA kann nun über Bildschirm das Ausdrucken von Kontroll-Listen und Adreßetiketten für einen bestimmten Zeitraum gestartet werden (siehe Abb. 21).

Für jeden Patienten, welcher über den Sekundärindex TUNA aufzufinden ist, wird anhand seines Aufnahmedatums in die Kontrollgruppe errechnet, ob er für den vorgegebenen Zeitraum einzuberufen ist oder nicht.

Die Kliniken haben auch die Möglichkeit, Patienten zu streichen. Wird durch die Entlassungsroutine der Tod eines Patienten dem System bekanntgegeben, so erfolgt eine automatische Streichung.

***** WAMIS *****

UROLOG. UNIV.KLINIK   VORSTAND:PROF.DR.S.RUMMELHARDT   29.05.1985

TUMOR-NACHSORGE. EINBERUFUNGSLISTE
==================================

EINBERUFUNGSDATUM 03.06.1985

NAME	BEHANDELT WEGEN	SEIT	SCHEMA	NÄCHSTE KONTROLLE
FRxxxxx WILLIBALD	BLASENTUMOR	19.04.85	E	24.06.85
LAxxxx MARTIN	BLASENTUMOR	25.03.85	E	24.06.85
PRxxxx HANNES	HODENTUMOR	11.03.85	F	29.10.85
RExxxxxxx KARL	NHS UND URETERTUMOR	20.03.84	G	14.10.85
TOxxxx EMIL	PROSTATA-CARCINOM	10.01.84	D	21.10.85
.	.	.	.	.
.	.	.	.	.
.	.	.	.	.

Abb. 21: Einberufungsliste der Tumor-Nachsorge.

4.3. Die automatische Vollständigkeitskontrolle der Ambulanzdokumentation

Hiebei handelt es sich um eine auf Anregung der II. Univ.Klinik für Gastroenterologie und Hepatologie (Vorst.: Prof.Dr.G.Grabner) entwickelte Komponente.

Im Rahmen der MENU-Transaktion wird für ambulante Patienten das Datum und der Grund ihres Ambulanzbesuches registriert. Dies bewirkt, daß in der Datenbank ein Datensatz mit einer speziellen Datenkennzeichnung gespeichert wird. Ein Batch-Programm, welches einmal wöchentlich gestartet wird, durchsucht für alle ambulanten Patienten der Klinik den Datenbestand MEDINFO (siehe Abb. 1) nach dieser Datenkennzeichnung und ermittelt so alle Patienten, die innerhalb eines bestimmten Zeitraumes an einer Ambulanz behandelt wurden. Für diese Patienten wird nun geprüft, ob in der Datenbank alle jene Datensätze, die infolge der Behandlung entstehen müßten, vorhanden sind.

Kommt ein Patient z.B. zu einer Ultraschalluntersuchung, so sollte sich in der Datenbank ein Ergebnissatz dieser Untersuchung befinden, wobei das Durchführungsdatum größer sein muß als jenes der Anforderung.

Es werden somit die Namen aller Patienten mit fehlenden oder unvollständigen Dokumentationen von angeordneten medizinischen Untersuchungen und Behandlungen ermittelt und als Liste ausgedruckt.

Obwohl sich die "Vollständigkeitskontrolle" keiner operationellen Komponenten bedient, wie etwa die "tägliche Routine", die "automatische Terminvergabe" oder die "Tumor-Nachsorge", sondern eine mit Hilfe von Batch-Programmen durchgeführte Datenbankauswertung darstellt, sei hier auf ihre Bedeutung hingewiesen. Mit einfachen Mitteln können Kennziffern des Ambulanzbetriebes erhalten werden. Darüber hinaus werden Voraussetzungen geschaffen, daß alle erhobenen medizininischen Daten im Informationssystem dokumentiert werden.

5. <u>Die Integration aller Komponenten des WAMIS zu einem Krankenhausinformationssystem</u>

Bereits in den Jahren 1967 - 1971 wurden an der II. Medizinischen Universitätsklinik unter dem damaligen Vorstand Prof.Dr.K.Fellinger die Arbeitsabläufe auf den Stationen, Ambulanzen und Laboratorien in Hinblick auf EDV-Unterstützung untersucht. Es wurde ein System zum Erfassen der ärztlichen Anordnungen von Laboruntersuchungen und der medikamentösen Therapie aufgebaut.

Die Erfassungsbögen wurden abgelocht und die Lochkarten durch eine Sequenz von Batch-Programmen bearbeitet. Es resultierten Dienstlisten für die Schwestern und Arbeitslisten für die Laboratorien, welche die Basis für eine Dokumentation der Laborbefunde bildeten. Auf Magnetbändern wurde so ein patientenorientiertes Archiv, welches EDV-mäßig auswertbar war, geschaffen /1/.

In der ersten Entwicklungsphase des WAMIS wurden für die einzelnen Funktionen (z.B. Auskunft, Dateneingabe u.a.) Transaktionen entwickelt, welche alle mit der Eingabe des WAMIS-Ordnungsbegriffes Arbeitsnummer beginnen. Sodann wird jene Sequenz von Bildschirmmasken, die zur Durchführung der entsprechenden Funktion notwendig sind, ausgegeben und danach der Dialog beendet oder wieder zur Eingabe der Arbeitsnummer verzweigt.

Schon nach einer kurzen Einführungszeit zeigte es sich, daß dieser Transaktionsablauf zwar der Arbeitsweise des Datenerfassungspersonals entspricht, die Möglichkeiten des Bildschirmdialogs aber kaum ausschöpft. Bei der Benützung der Bildschirme durch die Ärzte wird häufig ein Wechseln von einer Transaktion zu einer anderen gewünscht. Beim Dokumentieren medizinischer Sachverhalte etwa, kann der Wunsch auftreten, die bereits gespeicherten Laborbefunde und Diagnosen zu kontrollieren und dann mit der Dateneingabe fortzusetzen.

Es wurde daher die Transaktion MENU entwickelt, die es ermöglicht, die wichtigsten patientenbezogenen Transaktionen aufzurufen und innerhalb einer hierarchischen Ordnung dieselben zu wechseln. Abb. 22 zeigt den ersten Bildschirm dieser Transaktion. Hier kann ausgewählt werden, wie zum Patienten zugegriffen werden soll. Sobald der Patient

```
**************************************************************************
                    *****    W A M I S    *****               AUFN03
2. G.E.                                                        25.02.1985
AUSKUNFT (MENU)


DATENZUGRIFF SOLL ERFOLGEN MITTELS:       *     *

                        ARBEITSNUMMER                  1

                        NAME                           2

                        BETTENBELEGUNG, ALPHABETISCH    3

                        BETTENBELEGUNG, STATIONSWEISE   4


                        PF8=STORNO

**************************************************************************
```

Abb. 22 :   Auswahlschirm für den Ordnungsbegriff.

```
**************************************************************************
                    *****    W A M I S    *****               AUFN03
2. G.E.                                                        25.02.1985
AUSKUNFT (MENU):   TRANSAKTIONSAUSWAHL

43-05778-9 LOEWxxxxxx RICHARD

AUSKUNFT ÜBER:   LABOR-BEFUNDE        EINGABE VON:     LABOR-BEFUNDEN
                 VERLAUF EINZELN                       DOKUMENTATIONEN
                 VERLAUF GRAPH.                        ENTL.-DIAGNOSEN
                 DOKUMENTATIONEN
                 ENTL.-DIAGNOSEN                       ENTLASSUNGEN
                 VORMERKUNGEN

AUSDRUCKEN:      LABORVERLAUF         KORRIGIEREN:     LABOR-BEFUNDE
                                                      DOKUMENTATIONEN
AUFNAHME         WIEDER-AUFNAHME

AMBULANZ-KONTR.: HEUTE/DATUM


                        PF8=STORNO   PF9=MENU

**************************************************************************
```

Abb. 23 :   Auswahlschirm zum Verzweigen in die einzelnen
            Transaktionen.

eindeutig bestimmt ist, wird der Auswahlbildschirm (Abb. 23) angeboten. Auf ihm sind alle Transaktionen, die der Berechtigung des
Bildschirmbedieners entsprechen und die für den ausgewählten Patienten sinnvoll sind, angeboten (für einen stationär aufgenommenen
Patienten z.B. wird die Möglichkeit der "Ambulanzkontrolle" nicht
angeboten).

Die Auswahl mit dem Lichtstift bewirkt, daß die gewählte Transaktion
aufgerufen wird. Dabei wird die WAMIS-Arbeitsnummer des Patienten
übergeben, wodurch in der aufgerufenen Transaktion diese nicht mehr
eingegeben werden muß.

Einige Programmfunktionstasten haben in allen Transaktionen dieselbe
Bedeutung:

PF10 und PF11: Vor- bzw. Zurückblättern innerhalb einer Bild-
schirmsequenz.
PF9: Verzweigen in die nächsthöhere logische Ebene. Befindet man
sich innerhalb einer Transaktion bereits auf deren höchster Ebene,
so wird (nur im Rahmen des MENUs) zum Auswahlbildschirm (Abb. 22)
verzweigt.
PF8: Beenden der Transaktion.
PF7: Weiterarbeiten mit einem neuen Patienten.

Die Technik, für jeden Arbeitsablauf nach bestimmten allgemeinen
Regeln eine allgemeine Transaktion zu entwickeln, hat sich bewährt.
Dadurch bleiben die Transaktionen relativ klein und übersichtlich.
Sie können sowohl über Bildschirm (mit Hilfe des Transaktionsnamens)
gestartet oder vom MENU aufgerufen werden. Damit wird sowohl der
Arbeitsweise von Datentypisten als auch jener von Ärzten Rechnung
getragen. Die verschiedenen Transaktionen sind somit nicht Programm-
teile oder Unterprogramme einer "Übertransaktion", sondern werden
von der MENU-Transaktion nur gestartet. Nach Beendigung ihrer Funktion verzweigen sie in eine allgemeine Ende-Routine (CANCEL). Diese
beendet die Transaktion. Durch das regelmäßige Beenden werden vom
Steuerprogramm für die Echtzeitanwendungen (CICS) alle dynamisch
angeforderten Ressourcen freigegeben. In Abbildung 24 ist der Ablauf
schematisch dargestellt.

Die Transaktion MENU besteht aus zwei Programmen. Im MENUGO erfolgt
die Auswahl, wie zu Patienten zugegriffen werden soll. Im Falle der
WAMIS Arbeitsnummer wird das allgemeine Unterprogramm MRZARB aufgerufen. Für den Namenszugriff bzw. für die "Bettenbelegung" existieren eigene Transaktionen INQU und BBLG. Abhängig von der Art
des gewünschten Patientenzugriffes wird eine dieser beiden Trans-

aktionen gestartet. Nach der Auswahl des gewünschten Patienten wird
in das Programm MENUDISP verzweigt. Hier besteht die Möglichkeit,
weitere Transaktionen zu starten. (Dieser automatische Transaktionsstart bewirkt, daß die aufrufende Transaktion beendet wird.)

Aus jeder einzelnen Transaktion kann entweder in das Programm
MENUDISP verzweigt werden (PF9 = nächsthöhere logische Ebene)
oder die Ende-Routine aufgerufen werden (PF8). In MENUDISP
kann eine neuerliche Transaktionsauswahl erfolgen. Die Ende-
Routine startet neuerlich die Transaktion MENU oder gibt den
WAMIS Ende-Schirm aus.

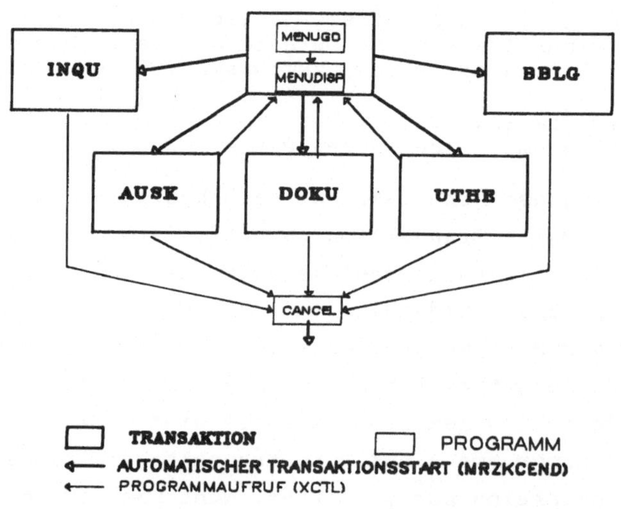

Abb. 24 Schematischer Ablauf der Transaktion MENU.

6. Erfahrungen

Im Laufe des zehnjährigen routinemäßigen Einsatzes der Komponenten des WAMIS an 24 unabhängigen Kliniken und Instituten konnten wertvolle Erfahrungen gewonnen werden.

Besonders hervorzuheben sind die Erfahrungen mit

- den Strukturanalysen klinischer Arbeitsabläufe und deren Umsetzung in EDV-Prozeduren,

- dem Aufbau und der Strukturierung einer medizinischen Datenbank,

- der Implementierung von EDV-Unterstützung in bestehende Krankenhausstrukturen und Organisationsformen,

- der Verwaltung großer Datenmengen und

- dem Routinebetrieb eines medizinischen Informationssystems.

Die bereits mehrfach erwähnte organisatorische Unabhängigkeit der Kliniken und Institute im Bereich des Wiener Allgemeinen Krankenhauses sowie das Fehlen jeglicher Weisungsbefugnisse des IMC in administrativer Hinsicht, erforderte ein besonderes Eingehen auf die speziellen Probleme der einzelnen Kliniken. Das IMC ist mit keinem fertigen EDV-Paket an die einzelnen Kliniken und Institute herangetreten, sondern es wurde aufgrund von Analysen der klinischen Arbeitsabläufe deren Informationsbedarf ermittelt. Anschließend wurden Datenbankstrukturen festgelegt, die bei Berücksichtigung der hardware- und softwaremäßigen Gegebenheiten einen zeitlich optimalen Zugriff zu diesen Informationen ermöglichten. Ein EDV-System wird im Routinebetrieb nur dann akzeptiert, wenn die Antwortzeiten der Bildschirmtransaktionen den zeitlichen Arbeitsablauf nicht ungünstig beeinflussen.

Infolge der Eigenentwicklung des Datenbanksystems sind die Zugriffspfade und Algorithmen allen damit befaßten Mitarbeitern des IMC bekannt. Somit kann für die Lösung spezieller Probleme immer ein optimaler Weg gefunden werden.

Eine Änderung der Datenbankstruktur ist jedoch nur schwer durchführbar, da für Eigenentwicklungen keine fertigen Dienstprogramme (Utilities) existieren, sondern für jeden Fall neu programmiert und getestet werden müssen. Die dadurch gegebene Inflexibilität wurde jedoch im Laufe der Jahre nur selten als großer Nachteil empfunden, da die Datenbankstrukturen im Laufe der Entwicklung kaum geändert werden mußten.

Die Inbetriebnahme der verschiedenen Systeme zur EDV-Unterstützung erwies sich trotz der Inhomogenität der Benützer hinsichtlich ihres Ausbildungsgrades sowie ihres sozialen Status als wenig problematisch, obwohl am IMC kaum Möglichkeiten zu einer intensiven Schulung und Einführung bestehen. Es wurde versucht, an allen Kliniken und Instituten EDV-Verantwortliche zu finden, welche ihre Kenntnisse und Erfahrungen an den jeweiligen Kliniken verbreiten. Durch eine einheitliche Gestaltung der Bildschirme und der Transaktionsabläufe - z.B. gleiche Programmfunktionstasten für gleiche Funktionen etc. - konnte der Aufwand für die Erlernung des Umganges mit den Bildschirmen stark eingeschränkt werden.

Die Konzeption einer Tagesdatenbank, in der alle neu hinzukommenden Datensätze bis zur täglichen Reorganisation gespeichert werden, hat sich bewährt. Entsprechend den Anfang der 70iger Jahre gegebenen Möglichkeiten auf dem Gebiet der Hard- und Software, handelt es sich dabei um einen physischen Datenbestand. Durch die tägliche Reorganisation wird dieser Datenbestand physisch in die Datenbestände der Informationsdatenbank eingefügt, wobei dort Zeiger zur Tagesdatenbank durch solche zur Informationsdaten ersetzt werden. Diese Vorgangsweise wurde durch das Sicherheitsdenken bewirkt. Vor jeder täglichen Reorganisation wird der gesamte Datenbestand gesichert (Kopien auf Magnetbänder), sodaß auch im Falle eines Maschinenausfalles unter genau definierten Bedingungen wieder aufgesetzt werden kann. Als Nachteil muß jedoch der mit zunehmender Größe der Datenbank wachsende Aufwand für die täglichen Sicherungsarbeiten in Kauf genommen werden.

Die heute verfügbaren Möglichkeiten auf dem Gebiet der Hard- und Software erlauben es, unter Aufrechterhaltung aller Vorzüge, die sich aus den hierarchischen Strukturen und den Zeigern ergeben, Datensätze physisch in die Informationsdatenbank einzubringen und die bewährte Tagesdatenbank nur mehr in Form eines Inhaltsverzeichnisses zu führen. Eine Analyse über den Aufwand einer derartigen Umstellung der WAMIS-Datenbank sowie eine detaillierte Ausarbeitung über das Vorgehen sind bereits abgeschlossen.

Für die Verwaltung großer Datenmengen, wie sie in der Datenbank des WAMIS gespeichert sind, werden zahlreiche Prüf- und Wartungsprogramme benötigt, um die Datenbank laufend auf ihre Konsistenz prüfen zu können und Fehler, die aufgrund von Irrtümern bei der Dateneingabe entstehen, ausbessern zu können. Als wichtige Erkenntnis aus dem langjährigen Betrieb des Informationssystems ergab sich, daß der Datenbankpflege eine große Bedeutung zukommt und von Verantwortlichen und qualifizierten Mitarbeitern durchgeführt werden soll.

Die für etwa 1990 geplante Inbetriebnahme des Neuen Wiener Allgemeinen Krankenhauses erfordert eine strikte Trennung zwischen Betrieb und Forschung. Operationelle Komponenten liegen dann nicht mehr im Bereich des IMC.

Die nächsten Aufgaben des IMC werden daher darin bestehen, zusammen mit den künftigen Betreibern des Krankenhauses Schnittstellen und Prozeduren zu definieren, welche die on-line-Datenübernahme aller im Krankenhausbetrieb anfallenden medizinischen Daten in das wissenschaftliche Informationssystem erlauben. Desgleichen wird eine Umstrukturierung der Datenbank des WAMIS entsprechend den neuen Anforderungen und Aufgaben vorgenommen werden müssen. Diese Arbeiten sind bereits im Gange /2/.

Die langjährigen Erfahrungen des IMC können für die Entwicklung bestimmter Bereiche des neuen Krankenhausbetriebs- und Informationssystems herangezogen werden. Durch die Auswertung der WAMIS-Datenbank kann der Informationsbedarf bestimmter Abläufe für das neue Krankenhaus geschätzt werden. Durch die Analyse der vom IMC entwickelten Programmsysteme sind Aufwand- und Kostenabschätzungen möglich. Das Medizinische Informationssystem WAMIS kann Kennziffern liefern, welche für die Planung und Entwicklung im Neuen Wiener Allgemeinen Krankenhaus sinnvoll eingesetzt werden können.

7. Literaturhinweise

/1/ BRUNNER, H., G. PAUMGARTNER, G. GRABNER, H. GRABNER,
    A. MARKSTEINER, Ch. WOLF: Erfahrungen mit der Dokumentation
    von Krankengeschichten einer internen Klinik. In FELLINGER, K.
    (Hrsg.): Computer in der Medizin. Probleme, Erfahrungen,
    Projekte. Verlag Brüder Hollinek, Wien, 1968, 10-48.

/2/ GRABNER, H.: Die Datenbank des Wiener Allgemeinen Medizinischen
    Informations-Systems WAMIS. In GRABNER, G. (Hrsg.): WAMIS -
    Wiener Allgemeines Medizinisches Informations-System 10 Jahre
    klinischer Praxis und Forschung. Springer-Verlag, Berlin-
    Heidelberg-New York-Tokyo, 1985, 36-82.

/3/ GRABNER, H.: Verarbeitung formatierter medizinischer Daten. In
    GRABNER, G. (Hrsg.): WAMIS - Wiener Allgemeines Medizinisches
    Informations-System 10 Jahre klinischer Praxis und Forschung.
    Springer-Verlag, Berlin-Heidelberg-New York-Tokyo, 1985,
    129-161.

/4/ MARKSTEINER, A.: Systeme zur Unterstützung der Arbeitsabläufe in
    klinischen Laboratorien. In GRABNER, G. (Hrsg.): WAMIS - Wiener
    Allgemeines Medizinisches Informations-System 10 Jahre klini-
    scher Praxis und Forschung. Springer-Verlag, Berlin-Heidelberg-
    New York-Tokyo, 1985, 199-250.

/5/ MARKSTEINER, A.: Realisierung des Datenschutzes im Medizinischen
    Informations-System WAMIS. In GRABNER, G. (Hrsg.): WAMIS -
    Wiener Allgemeines Medizinisches Informations-System 10 Jahre
    klinischer Praxis und Forschung. Springer-Verlag, Berlin-Heidel-
    berg-New York-Tokyo, 1985, 190-198.

/6/ MARTIN, J.: Einführung in die Datenbanktechnik. Verlag Carl
    Hanser, München-Wien, 1981.

Anschrift des Verfassers:
Dr. Alois Marksteiner
Institut für Medizinische Computerwissenschaften
Garnisongasse 13
A-1090 Wien/Österreich

Institut für Medizinische Computerwissenschaften, Universität Wien
Vorstand: Prof. Dr. Georg Grabner

VERARBEITUNG FORMATIERTER MEDIZINISCHER DATEN

Helmut Grabner

1. Einleitung

Die Dokumentation medizinischer Daten ist sowohl für die Patientenbetreuung als auch für die klinische Forschung eine unabdingbare Notwendigkeit. Die ersten Anfänge finden sich bereits bei Hippokrates
in seinen Schriften über die Volkskrankheiten, wo zahlreiche Krank-
heitsverläufe, darunter auch solche mit tödlichem Ausgang, beschrieben sind. Die Beschreibung eines Krankheitsgeschehens erfolgte bis
in die jüngste Vergangenheit nahezu ausschließlich in freiem Text,
der oft stark individuell geprägte Züge aufweist, andererseits
jedoch größtmögliche Flexibilität gestattet. Demgegenüber steht die
Forderung der klinischen Forschung sowie der medizinischen Informatik
nach Standardisierung, Formatierung, Klassifizierung und Vercodung,
um mit EDV-Hilfsmitteln die Daten bearbeiten zu können.

Im folgenden Artikel wird die Dokumentation von patientenbezogenen
Daten beschrieben, die in formatierter Form vorliegen und die über
Bildschirme erfaßt /13/ und in der Datenbank des Wiener Allgemeinen
Medizinischen Informationssystems WAMIS gespeichert werden /10, 11,
12, 14/. Dabei werden die zur Dokumentation herangezogenen medizinischen Begriffe in eindeutiger, standardisierter Form dem Bearbeiter
am Bildschirm präsentiert. Die Weiterverarbeitung erfolgt entweder
mit Hilfe eines Lichtstiftes oder über die Tastatur des Bildschirmes.
Da eine hundertprozentige Formatierung in der Praxis nicht zu
erreichen ist, kann als Ergänzung zu den standardisierten medizinischen Begriffen auch ein freier Text eingegeben werden. Damit ist es
in jedem Fall möglich, alle individuellen Einzelheiten festzuhalten.
Bezüglich der frei formatierten Daten wird auf den Artikel "Verarbeitung natürlichsprachiger medizinischer Begriffe" /2/ verwiesen.

2. Zweck der klinischen Dokumentation

Im wissenschaftlichen Sprachgebrauch versteht man unter dem Begriff
"Dokumentation", das Sammeln, Ordnen und Speichern von Wissensgut
jeglicher Art, also wissenschaftliches Informationsmaterial zur
späteren Wiederauffindung ("information retrieval") und Bearbeitung.
Das Anlegen und Führen einer Dokumentation erfolgt dabei nach
bestimmten Regeln. In der klinischen Medizin begegnet man vier verschiedenen Zielsetzungen:

- Homogene und vollständige Erfassung klinischer Daten
- Zusammenfassungen zum Zweck der Vereinfachung diverser Kommuni-
  kationsprozesse
- Wiederauffindung des Einzelfalles zur Verbesserung der medizinischen Betreuung, zur retrospektiven Klärung oder zur Ge-
  winnung von Übersichten vom Krankheitsverlauf
- Wissenschaftliche Bearbeitung medizinischer Fragestellungen.

Bearbeitet werden Dokumente, die in der Regel aus vielen Einzeldaten
bestehen, wie etwa eine Krankengeschichte eine Vielzahl einzelner
medizinischer Befundergebnisse beinhaltet. Der Kliniker beschäftigt
sich auch mit seiner Fachliteratur, Separata, verwendet Unterlagen
für Vorträge etc. Je nach Art der Dokumente handelt es sich daher
bei der Dokumentation medizinischer Daten um eine Dokumentation von
Patientendaten, Befunden, Diagnosen bzw. um eine Literaturdokumentation. Bezüglich der letzteren siehe Artikel "Literaturdokumentation/
Literatursuche" /22/.

3. Organisation der klinischen Dokumentation

Beim Aufbau einer EDV-gerechten Dokumentation an einer Klinik ist es
zunächst notwendig, eine Ist- und Sollanalyse vorzunehmen. Erstere
liefert wesentliche Daten über die Informationsflüsse, wobei sich in
der Regel als Konsequenz ergibt, daß das Nebeneinander von Dokumenta-
tionstätigkeit und Arbeiten anderer Art bei der Einführung des Computers neu organisiert werden muß. Der Arbeitsplatz erfährt dabei
durch die "Computerisierung" in der Regel eine nicht unwesentliche

Aufwertung, da an diesem die gesamten medizinischen Daten in Form
eines Informationsknotens zusammenkommen, bearbeitet und ausgewertet
werden.

Es ergeben sich eine Reihe von Folgerungen, die bei der Organisation
einer computergerechten Dokumentation zu beachten sind und die an
den Kliniken bei der Einführung des Informationssystems WAMIS
eingehalten wurden.

1) Die medizinischen Daten und sonstigen dokumentationswürdigen Sachverhalte werden nur einmal erhoben, sofern nicht aus technischen
   oder rechtlichen Gründen eine Wiederholung notwendig ist.

2) In unmittelbarer Nähe der Datenerhebung (Untersuchungs-, Behand-
   lungsräume, Labors etc.) befinden sich die für die Datenerfassung
   benötigten Bildschirme sowie die für die Protokollierung verwendeten Terminaldrucker. Ist es aus räumlichen Gründen nicht möglich
   die Datenerhebung mit der Datenerfassung zu koppeln, dann ist
   letztere an geeigneter Stelle so eingerichtet und der Datenfluß so
   organisiert, daß die diversen Formulare, Belege und sonstigen Datenträger von der Erhebungs- zur Erfassungsstelle gebracht werden.

3) Besonders wichtig ist die Verwendung von einheitlichen Formularen,
   auf denen in unmißverständlichen Bezeichnungen die Erfassung der
   Daten erfolgt. Die einzelnen medizinischen Begriffe sind formatiert und standardisiert auf den Erhebungsformularen vermerkt.
   Frei formulierte Zusätze haben lediglich ergänzenden Charakter.

   Da die Organisationsstruktur der Wiener Universitätskliniken so
   gestaltet ist, daß diese autonome Einzelkliniken sind, ergibt sich
   als Konsequenz ein individuelles Formularwesen. Die im WAMIS verwendeten Erfassungsprogramme sind diesem Umstand durch größtmögliche Flexibilität angepaßt. Praktisch ist jedes Formular am Bildschirm abbildbar, was von den Benutzern begrüßt wird.

4) Es ist organisatorisch vorgesehen, daß der EDV-Arbeitsplatz nur
   diejenigen Informationen vom Computer übermittelt bekommt, für
   die eine Berechtigung besteht. Die Bedienung der EDV-Geräte
   (Bildschirm und Terminaldrucker) in Hinblick auf die berechtigten
   Transaktionen ist dann der Bedienungsanleitung zu entnehmen.

4. Medizinische Krankengeschichte

Das umfangreichste Gebiet für den Computereinsatz in der klinischen
Medizin stellt die Erfassung, Speicherung und Verarbeitung der am
Patienten erhobenen Befunde dar, die in traditioneller Weise in der
medizinischen Krankengeschichte gesammelt und archiviert werden.
Diese enthält im einzelnen:

1) Angaben zur Person des Patienten
2) Patientenbewegungsdaten (Aufnahme, Entlassung, Transferierung)
3) Einweisungsdiagnosen
4) Medizinische Anamnese, Fragebögen
5) Physikalischer Status, Aufnahmebefunde
6) Behandlungsplan
7) Untersuchungsbefunde zur Verlaufskontrolle
8) Klinischer Verlauf
9) Operative Eingriffe, Komplikationen, Narkoseprotokolle
10) Entlassungsdiagnosen, Behandlungsergebnisse
11) Epikrise, Nachuntersuchungs-Plan

Mittels der in den EDV-Krankengeschichten gesammelten Daten will man
die Patientenbetreuung einfacher, kontrollierbar und überschaubar
halten, dadurch die Kontinuität, Folgerichtigkeit und Sachgerechtheit
der Betreuung sichern, sowie für die Überprüfung, Planung, Ausbildung
und Forschung die dafür notwendigen Daten zur Verfügung haben.

Eine der Aufgaben des medizinischen Informationssystems WAMIS ist
es, in möglichst homogener und vollständiger Form die am Patienten
erhobenen und in den Krankengeschichten abgelegten Daten in der
Datenbank in kompakter Form zu speichern und diese für klinische
Studien sowie Forschungsvorhaben im Bereich der medizinischen
Informatik, wie etwa für die computerunterstützte Diagnosestellung
(Systeme CADIAG-1 und CADIAG-2 /1, 2/) zur Verfügung zu haben. Die
Homogenität ist für die wissenschaftliche Auswertung absolute
Voraussetzung. Die Vollständigkeit der Daten korreliert dabei eng
mit der Genauigkeit der Untersuchung. Die Strukturierung der medi-
zinischen Begriffe und Formatierung der Daten hat den durchaus
positiven Effekt, die untersuchenden Ärzte wegzuführen von freien

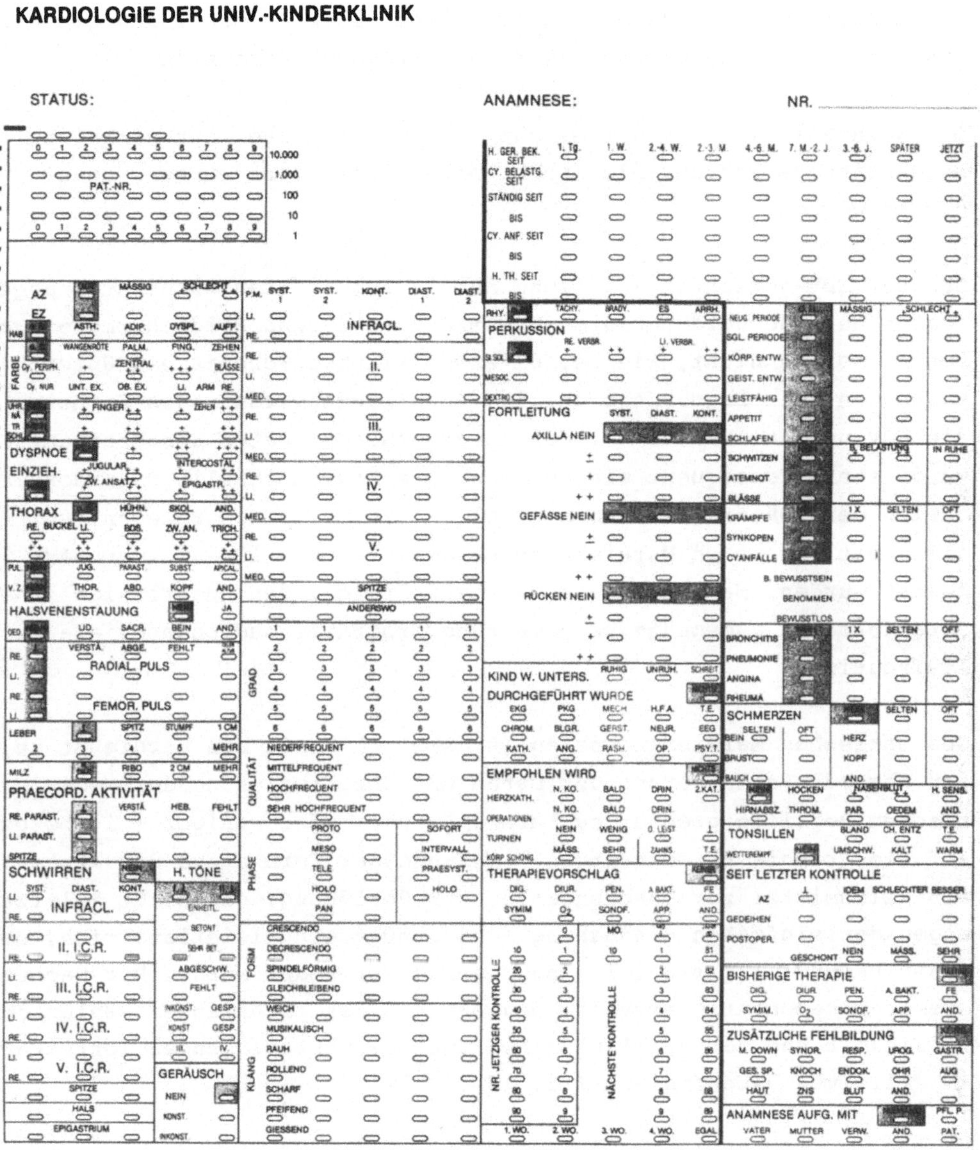

KARDIOLOGIE DER UNIV.-KINDERKLINIK

STATUS: ANAMNESE: NR. _______

Abb. 1: Optischer Markierungsbeleg der Univ.-Kinderklinik

Formulierungen, aus denen man oft nicht ableiten kann, daß sie eine erschöpfende Beschreibung des Krankheitsgeschehens sind.

Der Nachteil liegt in der Gefahr, daß wesentliche, nur verbal zu beschreibende Fakten, die (noch) nicht formatiert wurden, unterdrückt werden.

Bei der EDV-gerechten Erfassung der in den Krankengeschichten abgelegten Befunde werden heute im WAMIS überwiegend Bildschirme eingesetzt, sofern nicht, wie bei diversen klinisch-chemischen Untersuchungen, die Ergebnisse on-line übertragen werden. Das Prinzip, die EDV unmittelbar am Ort des Entstehens der Daten einzusetzen, wurde stets konsequent eingehalten. Die konventionelle Datendokumentation der späten 60er-Jahre erfolgte mit Hilfe von Belegen, vor allem mit optischen Markierungsbelegen, die off-line weiterbearbeitet wurden. Man benötigte dazu aufwendige, den unterschiedlichen Datenformaten angepaßte Verarbeitungsprogramme und ebensoviele Prüfroutinen.

Dem optischen Markierungsbeleg (s. Abb. 1) kommt das Verdienst zu, den Weg zur Formatierung der Daten und Strukturierung der medizinischen Begriffe geebnet zu haben. In mehr oder weniger - in bezug auf die graphische Gestaltung - aufwendiger Form stand den Ärzten ein Hilfsmittel zur Dokumentation zur Verfügung, das nicht zuletzt wegen der einfachen Handhabung - es genügt ein Bleistiftstrich, um einen Befund zu markieren - sehr gerne verwendet wurde. Der Nachteil dieser Dokumentationsmethode basiert auf der technischen Fehleranfälligkeit und der off-line schwer zu bewerkstelligenden Korrektur im Falle von Datenfehlern /15, 16/.

5. Computerprogramm zur Verarbeitung formatierter Daten

5.1. Typisierung der medizinischen Daten

Beim Dokumentationssystem des WAMIS wurde das Konzept dezentraler Erfassung unter Zuhilfenahme eines allgemein - in bezug auf die unterschiedlichen Datentypen - anwendbaren Verarbeitungsprogrammes aufgegriffen. Der Benutzer sollte im Sinne des Drei-Schichten-Konzeptes /24/ aus externer Sicht seine medizinischen Begriffe sehen, wobei konzeptionell dafür Sorge getroffen wurde, daß Änderungen von seiten der Anwender keine Auswirkungen auf die Verarbeitungsprogramme hatten.

Bei den medizinischen Daten sind drei Typen zu unterscheiden:

a) quantitative Meßwerte
Quantitative Daten sind solche, die als Meß- oder Zählergebnisse in den Kliniken anfallen und die in mathematischen bzw. statistischen Analysen weiterbearbeitet werden. In erster Linie fallen diese Daten im klinisch-chemischen Labor an.

b) qualitative Ergebnisse
Eine große Gruppe von medizinischen Daten ist vom Typ her qualitativ. Es sind dies Voraussetzungsdaten (Anamnese, Status, etc.), diagnostische und therapeutische Daten, die sich in der Mehrzahl über eine Alternativentscheidung ("Leber vergrößert": ja - nein) oder eine nicht-dichotome Skalierung beschreiben lassen. Zu letzteren gehören auch die mit Hilfe von Code- oder Schlüsselsystemen vercodeten Daten.

c) freie Texte
In einzelnen Bereichen der Medizin treten schließlich Daten auf, die sich nicht oder nur sehr schwer standardisieren bzw. formatieren lassen (z.B. Epikrise), und die dann in freiem Format als sogenannter Klartext gespeichert werden.

Im Falle von a) und b) wird von formatierten, bei c) von formatfreien Daten gesprochen.

5.2. Festlegung der dokumentationswürdigen medizinischen Begriffe

Medizinische Sammelbefunde bestehen aus einer großen Zahl von Einzeldaten, die alle im Zuge einer Untersuchung zu einem bestimmten Zeitpunkt erhoben werden. Alle oben angeführten Typen kommen in der Praxis in einem Sammelbefund vor. So besteht beispielsweise der

Status praesens aus dem numerischen Status (Körpergröße, Gewicht,
Temperatur, Blutdruck,...) sowie diversen Merkmalen bzw. Symptomen,
die das Ergebnis einer Alternativentscheidung sind oder einer
mehrstufigen Skala entstammen. Im letzteren Fall werden für gewöhnlich Codes verwendet und am Bildschirm eingegeben. Allfällige freie
Texte ergänzen den Befund.

Da für die Erfassung der Einzeldaten eines Sammelbefundes in der
Regel mehrere Bildschirmseiten benötigt werden, ist es zweckmäßig,
dem Benützer die externe Sicht der medizinischen Begriffe /27/ in
Buchform zu ermöglichen, wobei es Kapitel, Abschnitte und Untertei-
lungen gibt. Der einzelne medizinische Begriff gehört zu einer
Unterteilung eines Abschnitts, der Abschnitt wiederum zu einem
Kapitel des Sammelbefundes.

Die Aufgabe des Arztes, der das Dokumentationssystem benützen will,
ist es, die medizinischen Begriffe dem Typ nach festzulegen, in Form
von Seiten eines Buches zu ordnen und innerhalb einer Bildschirmseite
deren Position zu definieren. In einem zweiten Arbeitsgang werden zu
jedem medizinischen Begriff noch verschiedene Druckparameter angegeben, womit die Gestaltung des Ausdrucks des Sammelbefundes formatier-
bar ist. Jeder medizinische Begriff wird somit durch eine Reihe von
Attributen beschrieben. Die relationale Darstellung (Schlüsselattribute sind unterstrichen) ist wie folgt:

Relation: SAMMELBEFUNDINHALT
Attribute: <u>Sammelbefund#</u>, <u>Einzelbefund#</u>, <u>Wiederholungsfaktor</u>, Seiten#,
           Positions#, Sprungseiten#, Endseiten#, Endpositions#,
           Ausdruckposition1, Ausdruckposition2, Ausdruckposition3,
           Ausdruckhinweis

Die Attribute Sammelbefund#, Einzelbefund# und Wiederholungsfaktor
identifizieren in eindeutiger Weise die im WAMIS formatiert verarbei-
teten und zu einer Einheit zusammengefaßten Einzelbefunde. Der Wiederholungsfaktor ist eine fortlaufende Nummer. Damit wird der Umstand
festgehalten, daß ein bestimmter Einzelbefund mehrfach erhoben werden
kann.

Durch die Angabe einer Seiten- und Positions# wird die externe Benützersicht festgelegt, die sich natürlich, z.B. bei Umreihungen,
ändern kann. Der Maximalumfang einer Dokumentation beträgt 80

Bildschirmseiten pro Sammelbefund.

Wie aus /11/ zu entnehmen ist, wird im Attribut Befundtyp der Relation BEFUNDTEXT festgehalten:

K... Eingabe einer alphanumerischen Zeichenfolge
N... Eingabe eines numerischen Wertes
R... Eingabe eines maximal 8-stelligen Codes
A... Alternativmerkmal
T... Titel

Die Alternativmerkmale werden mit Hilfe des Lichtstiftes erfaßt oder falls diese Einrichtung beim Bildschirm oder Personalcomputer nicht vorhanden ist, mittels der Positionsauswahltaste eingegeben, wobei zuerst der Positionsanzeiger (Cursor) in die entsprechende Position des Merkmals gebracht werden muß. Die Daten zu den übrigen Befundtypen K, N bzw. R werden über die Tastatur erfaßt. Ein Titel definiert den Beginn eines Kapitels, Abschnitts oder einer Unterteilung. Eine Auswahl oder Eingabe zu einem Titel ist nicht möglich.

Durch den Befundtyp ist implizit auch der Seitentyp am Bildschirm festgelegt. Grundsätzlich werden die Merkmale mit dem Befundtyp=A auf einem eigenen Seitentyp ("A-Seite") verarbeitet. Maximal sind 60 verschiedene medizinische Begriffe zur Präsentation auf einer A-Seite vorgesehen, wobei der Raster 12 Zeilen und 5 Spalten beträgt (Abb. 2). Ein Ausschnitt mit 12 Zeilen und nur 1 Spalte ist als eigener Seitentyp ("H-Seite") vorgesehen (Abb. 3). Alle übrigen Befundtypen K, N und R werden mittels eines dritten Seitentyps ("K-Seite") definiert. Die K-Seite ermöglicht die Eingabe von maximal 12 Einzeldaten der obigen Typen (Abb. 4). Die Angabe eines Titels ist auf allen Seitentypen möglich. Bezüglich der Aufeinanderfolge von A-, H- und K-Seiten besteht vom System her keine Einschränkung.

Die Auswahl eines bestimmten Merkmals kann implizit bewirken, daß eine bestimmte Anzahl von Seiten, weil nicht zutreffend, nach erfolgter Eingabe übersprungen wird. Die entsprechende Seiten# wird im Attribut Sprungseiten# vermerkt. Damit kann die Verarbeitung wesentlich erleichtert werden.

Beim Titel muß ein Gültigkeitsbereich angegeben werden. Dies erfolgt in den Attributen Endseiten# und Endpositions#.

```
*********************************************************************

                  *****   W A M I S   *****
2.UNIV.KLINIK FÜR GASTROENTEROLOGIE UND HEPATOLOGIE          15.03.1985
DOKUMENTATIONS-SYSTEM(DOKU): ALLGEMEINER STATUS
43-00001-9 XXXXXXXXX RICHARD                                 STATION 107
                          UNTERSUCHT UM 10.00 UHR AM 15.03.1985


  LEBER          ? O.B.         ? RIBO
                 ? < 3 CM       ? 3-6 CM      ? 6-9 CM      ? > 9 CM
    KONSISTENZ   ? O.B.         ? ERHÖHT      ? DERB        ? HART
    RAND         ? O.B.         ? STUMPF      ? SCHARF      ? GEKERBT
    OBERFLÄCHE   ? O.B.         ? HÖCKRIG     ? KNOTIG      ? DOLENT

  GALLENBLASE    ? O.B.
                 ? GROSS        ? PRALL       ? DERB        ? DOLENT
                 ? EKTOMIERT
  MILZ           ? O.B.         ? PALPABEL
                 ? RIBO         ? < 3 CM      ? 3-6 CM      ? > 6 CM
                 ? WEICH        ? DERB        ? DOLENT      ? EKTOMIERT

1=FORTSETZUNG               8=STORNO 10=VOR 11=RÜCK  SEITE: 25 VON 34

*********************************************************************
```

Abb. 2: Dokumentation von formatierten Daten ("A-Seite")


```
**********************************************************************

                  *****   W A M I S   *****
2.UNIV.KLINIK FÜR GASTROENTEROLOGIE UND HEPATOLOGIE          15.03.1985
DOKUMENTATIONS-SYSTEM(DOKU): GASTROINTESTINALES RÖNTGEN
43-00001-9 XXXXXXXXX RICHARD                                 STATION 107
                          UNTERSUCHT UM 13.15 UHR AM 15.03.1985

            GASTROINTESTINALES R Ö N T G E N
            ? GASTROINTESTINAL OHNE LOKALISATION:
            ? ÖSOPHAGUS                              -> 2
            ? MAGEN                                  -> 3
            ? DUODENUM                               -> 4
            ? DÜNNDARM                               -> 5
            ? COLON                                  -> 6
            ? LEBER UND GALLENSYSTEM                 -> 7
            ? PANKREAS UND MILZ                      -> 8
            ? SONSTIGES                              -> 9




1=FORTSETZUNG               8=STORNO 10=VOR 11=RÜCK  SEITE: 01 VON 22

**********************************************************************
```

Abb. 3: Dokumentation von formatierten Daten ("H-Seite")

```
**************************************************************

             *****   W A M I S   *****
2.UNIV.KLINIK FÜR GASTROENTEROLOGIE UND HEPATOLOGIE          15.03.1985
DOKUMENTATIONS-SYSTEM(DOKU): ALLGEMEINER STATUS
43-00001-9 XXXXXXXXX RICHARD                                 STATION 107
                      UNTERSUCHT UM 10.00 UHR AM 15.03.1985

     GRÖSSE                      *      *    CM
     GEWICHT                     *      *    KG
     TEMPERATUR AXILLÄR          *       *    C
     TEMPERATUR RECTAL           *       *    C
     HERZFREQUENZ                *      *    PRO MIN.
     PULSFREQUENZ                *      *    PRO MIN.
     ATEMFREQUENZ                *     *    PRO MIN.
     RR RECHTS                   *      *
     RR LINKS                    *      *
     HALSUMFANG                  *      *    CM
     BAUCHUMFANG                 *      *    CM
     GRAVIDITÄT                  *      *    LM

1=FORTSETZUNG              8=STORNO 10=VOR 11=RÜCK  SEITE: 01 VON 34

**************************************************************
```

Abb. 4: Dokumentation von formatierten Daten ("K-Seite")

Anhand dieser Angaben werden Titel nur dann ausgedruckt, wenn im
Gültigkeitsbereich Merkmale ausgewählt bzw. eingegeben wurden.

Der am Bildschirm erscheinende Text zu einem medizinischen Begriff
unterscheidet sich in der Regel vom Ausdrucktext. Ersterer ist meist
eine Abkürzung, der gedruckte Text hingegen wesentlich umfangreicher
und detaillierter. Bei den quantitativen Meßwerten wird auch die
Dimension als Nachtext angegeben. Kurztext und Langtext werden der
Relation BEFUNDTEXT entnommen, desgleichen die Dimension. Schlüssel
zu dieser Relation ist die Einzelbefund#. Wird eine englische Version
benützt, muß in BEFUNDTEXT ein zusätzliches Attribut BefundlangtextE
eingeführt werden. Bezüglich weiterer Details wird auf den Artikel
"Die Datenbank des medizinischen Informationssystems WAMIS" /11/
Abschnitt 4.6.1 verwiesen. Die Ausdruckpositionen 1 bis 3 sind relative Positionen innerhalb der jeweiligen Druckzeile. Die Bedeutung
ist dem Bsp. 1 zu entnehmen.

Beispiel 1: Relative Positionen beim Ausdrucken

```
                                          NORMAL
     GLUCOSE              120 MG%          70-110
     ↑                        ↑            ↑
     Rel.Pos.1               Rel.Pos.2    Rel.Pos.3
```

```
1.MED. UNIV.-KLINIK                                      STATION B26
VORSTAND: PROF.DR.DR.H.C. E.DEUTSCH     **W A M I S** DVR:0065528/010480

=============== GERINNUNGSABT.(PROF.LECHNER) ==========================

XXXXXXXXX RICHARD, GEB. 02.10.1957                      01-00187-2
*********                                               *********
UNTERSUCHT AM 15.03.1985    08.20 H

BEFUND AN DEN BEHANDELNDEN ARZT
 DR. X.Y.
 ALLGEMEINES KRANKENHAUS
 1090 WIEN GARNISONG. 13

             B L U T U N G S A N A M N E S E
KEINE PETECHIEN
KEINE HAEMATOME
+ EPISTAXIS
KEINE ZAHNFLEISCHBLUTUNGEN
KEINE GASTROINTESTINALEN BLUTUNGEN
KEINE CEREBRALE BLUTUNG

+ NACHBLUTUNG NACH ZAHNEXTRAKTION
+ NACHBLUTUNG NACH TONSILLEKTOMIE
+ NACHBLUTUNG NACH ANDEREN HNO OPERATIONEN
+ NACHBLUTUNG NACH APPENDEKTOMIE
+ NACHBLUTUNG NACH VERLETZUNG

           F A M I L I E N A N A M N E S E
BLUTUNGSNEIGUNG BEI GROSSVATER (VÄTERLICH), ONKEL (MÜTTERLICH)

          G E R I N N U N G S B E F U N D E
                              PATIENT            NORMAL
GERINNUNGSZEIT (GLAS)            4 MIN.           4-9
BLUTUNGSZEIT (DUKE)            15 SEC.          15-240
BLUTUNGSZEIT (IVY)       *  14.5 SEC.          15-240
THROMBOZYTENZAHL             220 X1000        150-350
AKT. PTT (KAOLIN)        *    23 SEC.           35-45
HEPARINTOLERANZTEST          200 SEC.           35-45
THROMBINZEIT             *    11 SEC.           12-18
REPTILASEZEIT                 13 SEC.           12-16
FIBRINOGEN (CLAUSS)          300 MG%          200-400
RETRAKTION (BENTHAUS)        100 %             >90
ADHÄSIVITÄT (HELLEM II)       85 %             >80
PAT (BREDDIN)                  1 STUFEN          1-2
AUSBREITUNG                 NORM                NORM
PLASMINOGEN                    4 CU/ML           4-6
AETHANOLTEST                 NEG                NEG
ANTITHROMBIN IMMUN.           80 %             75-120
ANTITHROMBIN BIOLOGISCH  *    73 %             75-125
FAKTOR VIII ASSOZ. PROTEIN   120 %             60-180
FAKTOR VIII INHIB. QUAL.  *  POS                NEG
FAKTOR IX   INHIB. QUAL.  *  POS                NEG

*********************************************************************


Abb. 5: Ausdruck eines Gerinnungsbefundes
```

```
2.UNIV.KLINIK FÜR GASTROENTEROLOGIE UND HEPATOLOGIE        STATION 107
VORSTAND: PROF.DR.G.GRABNER              **W A M I S** DVR:0065528/010480

=============== ELEKTROKARDIOGRAMM ===================================

XXXXXXXXX RICHARD, GEB. 02.10.1957                        43-00001-9
*********                                                 *********
UNTERSUCHT AM 15.03.1985    10.20 H

E K G-BEFUND:
-------------

TECHNIK: ROUTINE-EKG
BESCHREIBUNG DES EKG:

RHYTHMUS:
  VORHOFFLIMMERN MIT SEHR UNREGELMÄSSIGER ÜBERLEITUNG
KAMMER-FREQUENZ: STARK SCHWANKEND UM 85 PRO MINUTE;
EXTRASYSTOLIE: VENTRIKULÄR: LINKS-VENTRIKULÄR; VEREINZELT; BIGEMINUS;
LAGE DES QRS-VEKTORS: LINKSTYP;
HERZPOSITION: SEMIHORIZONTAL;
ROTATION: GEGEN DEN UHRZEIGERSINN;
MIT POSITIONSWANDEL: RESPIRATORISCH;
QRS-AMPLITUDE:
  NIEDERSPANNUNG: PERIPHER;
QRS-BREITE: 0.10 SEK.;
ST-STRECKE:
SENKUNG: ST DISKORDANT; IN ABLEITUNGEN I, (II); IN ABLEITUNGEN V5,V6;
T-WELLEN: ABGEFLACHT, IN ABLEITUNGEN I,(II); IN ABLEITUNGEN V4-V6;
U-WELLEN: NICHT BEURTEILBAR;

ERGEBNIS DER EKG-UNTERSUCHUNG: UNVERÄNDERTES EKG BIS AUF OBIGES
REPOLARISATION: LINKSVENTRIKULÄRE IS-LÄSION;
EMPFEHLUNG: ROUTINE-ABLEITUNGEN;
DR.X.Y.

************************************************************************
```

Abb. 6: Ausdruck eines EKG

Im Attribut Ausdruckhinweis ist angegebbar: Unterstreichung, Zeilen-
vorschübe, Drucken in die gleiche Zeile (in bezug auf das vorher
ausgegebene Merkmal), etc. (Abb. 5,6). Bezüglich der Farbfestlegung
im Falle der Verwendung eines Farbbildschirms gilt:

Alternativmerkmal vor der Auswahl .... blau

Alternativmerkmal nach der Auswahl .... grün

fehlerhaftes Alternativmerkmal nach Prüfung .... weiß

fehlerhaftes quant. Merkmal nach Prüfung .... rot

Titel .... weiß

alphanumerischer Wert, Code .... grün

5.3. Plausibilitätsprüfung

Es besteht die Möglichkeit, die eingegebenen Daten einer detaillierten Prüfung zu unterziehen.

Die Plausibilitätsprüfung wird in möglichst einfacher Form gehand-
habt, wobei besonders auf die Durchführung der Korrekturen durch die
Dokumentationsassistentinnen Rücksicht genommen wird. Die Gestaltung
der Bildschirmseiten hinsichtlich ihres Inhalts und dessen Überprüfbarkeit obliegt dabei dem Anwender.

Der eigentliche Prüfvorgang wird immer nach Beendigung der Dateinein-
gabe zu einer vom Benützer festgelegten Bildschirmseite durchgeführt.
Im Fehlerfall werden jene Merkmale auf den A-, H- und K-Seiten, die
daran beteiligt sind, in doppelter Helligkeit bzw. weißer (A-, H-
Seite) und roter (K-Seite) Farbe am Bildschirm ausgewiesen, sowie
die vom Benützer definierte Fehler# angeführt, deren Bedeutung aus
dem Fehlerhandbuch zu entnehmen ist. Beim Datentyp=N wird auch geprüft, ob der eingegebene Wert überhaupt möglich ist, d.h. innerhalb der definierten Grenzen liegt (Relation BEFUNDGRENZEN in /11/).

Die durchzuführenden Plausibilitätskontrollen sind im Rahmen der
gesamten Dokumentationsdefinition festzulegen. Der Anwender benützt
dabei die in SAMMELBEFUNDINHALT vorhandenen Angaben und kann die
Merkmale in vordefinierte logische Beziehungen bringen, wie Mindest-
dokumentation, gegenseitigen Ausschluß, Implikation.

Zur Festlegung der einzelnen Plausibilitätsprüfungen werden die
Relationen PLAUS1 bis PLAUS4 verwendet.

Relation: PLAUS1
Attribute: Sammelbefund#, Fehler#, Prüfungsseiten#, Fehlermeldung

Relation: PLAUS2
Attribute: Sammelbefund#, Fehler#, LogVariable#, Grundform

Relation: PLAUS3
Attribute: Sammelbefund#, Fehler#, LogVariable#, Index1, Index2, Ein-
           zelbefund#, Wiederholungsfaktor, Vergleichstyp, Untergren-
           ze, Vergleichsoperator1, Obergrenze, Vergleichsoperator2

Relation: PLAUS4
Attribute: <u>Sammelbefund#</u>, <u>Fehler#</u>, <u>Prüfungs#</u>, LogVariable#A, LogOperator, LogVariable#B

Der gesamte Prüfungsvorgang zu einer bestimmten Fehler# findet nach Abschluß der Eingabe zu der in PLAUS1 festgelegten Seiten# (Prüfungsseiten#) statt. In PLAUS2 werden die einzelnen logischen Variablen zu einer Fehler# definiert.

Die Formulierung der Prüfung erfolgt dabei mit Hilfe einer der beiden im folgenden Abschnitt angeführten Grundformen (siehe auch /4/).

5.3.1. <u>Grundformen</u>

$$1.GF: \; [\neg]([\neg]a_{11} \wedge [\neg]a_{12} \wedge \ldots [\neg]a_{1n_1}) \vee \ldots [\neg]([\neg]a_{m1} \wedge [\neg]a_{m2} \wedge \ldots [\neg]a_{mn_m})$$

$$2.GF: \; [\neg]([\neg]a_{11} \vee [\neg]a_{12} \vee \ldots [\neg]a_{1n_1}) \wedge \ldots [\neg]([\neg]a_{m1} \vee [\neg]a_{m2} \vee \ldots [\neg]a_{mn_m})$$

Das fakultative Auftreten von Negationszeichen $\neg$ wird durch eckige Klammern angedeutet. In der ersten Grundform sind die Variablen a_{ij} innerhalb der Blöcke, d.h. innerhalb der runden Klammern, mit $\wedge$ (UND) verknüpft, die Blöcke sind dagegen mit $\vee$ (ODER) verbunden. Die zweite Grundform unterscheidet sich von der ersten nur dadurch, daß $\wedge$ und $\vee$ vertauscht sind. Abgesehen von den Blocknegationen, sind die beiden Grundformen mit der disjunktiven bzw. konjunktiven Normalform der Aussagenlogik ident. Da sich jede BOOLEsche Funktion in beiden Normalformen darstellen läßt, wird bei der Verarbeitung jene gewählt, die weniger Blöcke aufweist. Im Attribut Grundform wird durch die Eintragung 1 bzw. 2 der Typ vermerkt.

Die logischen Variablen a_{ij} werden anhand der Eintragungen in PLAUS3 festgelegt. Dazu genügt es, in den beiden zusätzlichen Schlüsselattributen Index1 und Index2 die Indizes i bzw. j einzutragen. Dabei gilt $i=1,\ldots,m$; $j=1,\ldots,n_i$. Jedem Indexpaar entspricht eine Einzelbefund# in Verbindung mit einem allfällig vorhandenen Wiederholungsfaktor, falls Mehrfacherhebungen vorkommen. Die zugehörige Seiten# und Positions# ist aus SAMMELBEFUNDINHALT zu erhalten.

Die Negation einer Variable wird durch die Negation der Einzelbefund# in PLAUS3 festgehalten. Wird ein ganzer Block negiert, erfolgt die Eintragung Index2=0 zum betreffenden Index1=i.

Der in BEFUNDTEXT definierte Befundtyp genügt im Falle der Eintragung N (quantitativ), um den Vergleich anhand der Unter- und Obergrenze vornehmen zu können und der Variable a_{ij} einen Aussagenwert zuzuordnen. Als Vergleichsoperatoren sind zugelassen $=, \leq, <, \geq, >, \neq$. Beim Befundtyp=A (Alternativmerkmal) ist das Ergebnis des Vergleiches per definitionem genau dann "wahr", wenn die Einzelbefund# vorhanden ist, d.h. mit dem Lichtstift ausgewählt wurde.

Im Falle von Codes (Befundtyp=R) kann der Vergleich arithmetisch, falls der Code numerisch ist, aber auch als "Character-string" erfolgen. Beim Charactervergleich erhält die zugehörige logische Variable a_{ij} dann den Wert "wahr", wenn das Vergleichsergebnis für alle Zeichen "wahr" ist.

Beispielsweise liefert ein Charaktervergleich bei den Eintragungen Untergrenze=360, Obergrenze=390 und den Vergleichsoperatoren $\leq$ im Falle eines eingegebenen Codes=375 den Wert "falsch", da $0 \leq 5 \leq 0$ für das dritte Zeichen "falsch" ist. Vergleicht man dagegen arithmetisch ist das Ergebnis "wahr".

Das Ergebnis einer in einer der beiden Grundformen festgelegten Prüfung hat den Aussagenwert "wahr", "1/2" oder "falsch". Dieser wird der logischen Variable mit der im Attribut LogVariable# in PLAUS2 angegebenen # zugeordnet. Der Wahrheitswert=1/2 entstammt dem Umstand, daß eine Variable unbeobachtet und daher nicht dokumentiert wurde. Abhängig von der Grundform ist es möglich, daß das Gesamtergebnis dann den Aussagenwert=1/2 hat, d.h. es kann keine definitive Entscheidung getroffen werden. In diesem Fall ist nur eine Warnmeldung an den Benützer sinnvoll.

5.3.2. <u>Ergebnis der Prüfung</u>

Die zu einer Fehler# gehörenden logischen Variablen# erhalten anhand von PLAUS3 die Aussagenwerte "wahr", "falsch" oder "1/2". Die
Prüfung selbst erfolgt dergestalt, daß zwei logische Variable zueinander in Beziehung gebracht werden. Im einfachsten Fall wird eine
logische Variable mit einer elementaren logischen Variablen
auf der Basis des Äquivalenzoperators = verglichen. Im Falle der in-
haltlichen Prüfung werden auch Beziehungen zwischen den einzelnen
ermittelten logischen Variablen in Betracht gezogen.

Die zu einer Fehler# gehörenden einzelnen Prüfungen sind in PLAUS4
durchnumeriert (Prüfungs#). In den Attributen LogVariable#A bzw. B
erfolgt die Eintragung der # der logischen Variable oder der Di-
rektwert der elementaren logischen Variable, z.B.:

LogVariable#A: 3
LogVariable#B: "wahr"

Als logische Operatoren werden verwendet: ≡ (Äquivalenz),
→ (Implikation), ∧ , ∨ .

Das Ergebnis aller Einzelprüfungen führt zur Ausgabe einer Fehlermeldung mit Angabe der Fehler#, wenn in irgendeinem Fall die Aussage
"falsch" vorliegt. Die dreiwertige Logik der Prüfung erfolgt gemäß
den Ausführungen von KLEENE in /21/.

Beispiel 2:

Beim Rheumastatus (Abb. 7) wird beim rechten Schultergelenk geprüft:

Ist "OB" angestrichen, dann dürfen keine pathologischen Befunde
vorhanden sein. Als zusätzliche Angaben sind nur die Winkelmaße für
den vollen Bewegungsumfang des Schultergelenks gestattet. Für jeden
Freiheitsgrad der Bewegung des Schultergelenks werden zwei Winkelan-
gaben zur Beschreibung von alpha-Grad bis beta-Grad in dieser Ebene
gefordert. Bei Ankylose wird nur ein Winkel, nämlich jener, in dem
das Gelenk versteift ist, gekennzeichnet.

In Abb. 7 wird der Umstand, daß "OB" angegeben ist, der Hinweis auf
einen Dokumentationsfehler mit der Nr. 062 am Bildschirm angezeigt,
da bei den drei Freiheitsgraden der Bewegung des Schultergelenks in
einem Fall (Innenrotation - Außenrotation) der volle Bewegungsumfang
nicht gegeben ist. Die genaue Beschreibung kann dem Fehlerhandbuch
entnommen werden.

```
****************************************************************

                    *****  W A M I S  *****
2.UNIV.KLINIK FÜR GASTROENTEROLOGIE UND HEPATOLOGIE        15.03.1985
DOKUMENTATIONS-SYSTEM(DOKU): RHEUMA-STATUS
43-00001-9 XXXXXXXXX RICHARD                            STATION 107
                          UNTERSUCHT UM 10.47 UHR AM 15.03.1985

SCHULTER RE    > O.B.        ? RÖTUNG      ? CALOR        ? CREPIT.
? GELENKSMAUS ? DISLOKATION ? ANKYLOSE    ? SYNOVEKTOMIE ? ENDOPROT.
? SCHW +      ? SCHW ++     ? SCHW +++    ? SCHW ++++
? KAPSELGEW.  ? PERIART.    ? ERGUSS
? DOL +       ? DOL ++      ? DOL +++     ? DOL ++++
? IN RUHE     ? BEWEGUNG    ? DRUCK       ? PERIART.
> ANTEFLEX 70 ? ANTEFLEX 50 ? ANTEFLEX 30 ? ANTEFLEX 10
? RETROFLEX 0 ? RETROFLEX 10 ? RETROFLEX 30 > RETROFLEX 50
> ABD/ADD 90  ? ABD/ADD 70  ? ABD/ADD 40  ? ABD/ADD 20   > ABD/ADD 0
> INNENROT 90 ? INNENROT 70 ? INNENROT 40 ? INNENROT 20  ? INNENROT 0
? AUßENROT 20 ? AUßENROT 40 > AUßENROT 70 ? AUßENROT 90
? MAX.ELEV.-  ? MAX.ELEV.--               ? HD SCAP-     ? HD SCAP--
DOKUMENTATIONSFEHLER 062

1=FORTSETZUNG        7=IGN 8=STORNO 10=VOR 11=RÜCK  SEITE: 15 VON 39

****************************************************************
```

Abb. 7: Fehlermeldung nach Plausibilitätsprüfung

6. Dokumentationsprojekte der Kliniken

In diesem Abschnitt sind einige EDV-Projekte angeführt, die von den
Universitätskliniken realisiert wurden. Es handelt sich dabei um für
das jeweilige medizinische Fach charakteristische Vorhaben, die in
besonderer Weise die Möglichkeiten der EDV-Unterstützung mit Hilfe
des Systems WAMIS bei der klinischen Forschung aufzeigen sollen.

6.1. Auswertung bakteriologischer Befunde einer Intensivstation

Infektionen haben eine wesentliche Bedeutung für das Schicksal von
Intensivpatienten und limitieren den Behandlungserfolg. Das Auftreten
von Hospitalinfektionen hängt nicht nur von der Abwehr des Patienten,
sondern auch von dessen Keimbelastung ab. Letztere wird weitgehend
von den hygienischen Bedingungen unter denen der Patient untersucht

und behandelt wird, und durch die Anzahl der invasiven Maßnahmen
bestimmt.

Für die Behandlung eines bakteriellen Infektes ist die Kenntnis des
Keimes und dessen Empfindlichkeit gegenüber Antibiotika ausreichend.
Für die Beurteilung des Hygienestandards einer Intensivstation und
die Planung, wie Überwachung von prophylaktischen Maßnahmen zur
Verminderung der hospitalbedingten Infektionen, ist die Feststellung
der Keimsituation an den Eintrittspforten bzw. dem Ort ihrer Wirkung
erforderlich. Zu diesem Zwecke werden vielerorts die mikrobiologischen Befunde über mehr oder weniger lange Zeitperioden ausgewertet.
Diese Auswertung ist zeitaufwendig und in der Praxis ohne EDV-Unterstützung nicht realisierbar. Da bisher kein System, das diese Anforderungen einer Intensivstation berücksichtigte, verfügbar war,
wurde an der Intensivstation (Leiter: Doz.Dr.G.Kleinberger) der
I. Medizinischen Universitätsklinik (Vorstand: Prof.Dr.E.Deutsch)
zusammen mit dem Institut für Medizinische Computerwissenschaften
ein EDV-Programm entwickelt.

Die mikrobiologischen Befunde (Bakterien und Pilze) werden nach dem
Abnahmeort im Rahmen des medizinischen Informationssystems WAMIS
erfaßt und anschließend bezüglich der Häufigkeit bzw. dem Resistenzverhalten gegenüber Antibiotika bestimmter Keime ausgewertet. Bei
der Ermittlung des Resistenzverhaltens der Bakterien gegenüber von
Antibiotika erfolgt eine Vorselektion der Keime (mit einem Testanti-
biogramm), wobei nur jene in die Endauswertung aufgenommen werden,
die sich im Resistenzverhalten unterscheiden. Dadurch werden einerseits gleiche Keime mit gleichem Resistenzverhalten ausgeschieden,
während gleiche Keime mit unterschiedlichem Antibiogramm berücksichtigt werden und so kein Informationsverlust bezüglich der Änderungen
des Resistenzverhaltens in Kauf genommen werden muß. Das EDV-unter-
stützte Infektionskontrollprogramm ist seit 1982 im Einsatz und ist
die Grundlage von regelmäßigen Infektionskonferenzen, an denen
Kliniker, Mikrobiologen und Hygieniker teilnehmen. Bezüglich weiterer
Details wird auf /3, 18/ verwiesen.

6.2. Dokumentation von Gerinnungsbefunden

An der Abteilung für Gerinnungskrankheiten (Leiter: Prof.Dr.K.Lech-
ner) der I. Med.Univ.Klinik (Vorstand: Prof.Dr.E.Deutsch) wurde die
Dokumentation des Thrombosestatus im Rahmen des medizinischen
Informationssystems WAMIS vorgenommen. Die Erfassung der Antikoagu-
lantientherapie ist von besonderem klinischen Interesse, da diese
Behandlungsart eine große Inzidenz an Nebenwirkungen aufweist. Die
Computerdokumentation dient vor allem dem Zweck, die Frage von
Blutungskomplikationen abzuklären /19/.

6.3. Erfassung der Therapieeffizienz bei Diabetes mellitus

Die Erfassung und Überwachung der Therapieeffizienz bei ambulanten
diabetischen Patienten ist aufgrund der Chronizität und hohen
Prävalenz der Erkrankung (2-6%) sowie der zunehmenden Inzidenz und
der großen Datenmengen und Patientenzahlen ohne EDV-Einsatz heute
nicht zu bewerkstelligen. Hinzu kommen die Inhomogenität des Patien-
tengutes in Hinblick auf Ätiologie und Therapie des Diabetes mellitus, sowie die vorhandenen Spätkomplikationen. An der Abteilung für
Klinische Endokrinologie und Diabetes Mellitus (Leiter:
Prof.Dr.W.Waldhäusl) der I. Medizinischen Universitätsklinik
(Vorstand: Prof.Dr.E.Deutsch) wurde ein EDV-unterstütztes Modell zur
retro- und prospektiven Analyse von Diabetes-Daten mit folgender
Zielvorstellung entwickelt:

1) Erfassung und Beschreibung des Krankengutes in diagnostischer Hinsicht unter Berücksichtigung der einschlägigen Kriterien der WHO.
2) Analyse der in den einzelnen Patientensubgruppen verwendeten
   Therapieformen.
3) Erfassung der metabolischen Kontrolle und damit Analyse der
   Therapieeffizienz.
4) Erfassung der Prävalenz von Spätkomplikationen und Analyse der
   Zusammenhänge zwischen Therapieeffizienz und Folgeschäden der
   Erkrankung.

5) Verbesserung der Erfassung von Risikogruppen (Einberufung; geziel-
   ter Einsatz der diagnostischen Maßnahmen zur Erfassung von Spät-
   schäden und Begleiterkrankungen; Hypertonie, Hyperlipidämie,
   u.a.).
6) Verbesserung der Kommunikation zwischen dem Aufgabenbereich "Dia-
   betesambulanz" und den betreuenden Hausärzten durch automatische
   Erstellung der Arztbriefe nach jeder Patientenkontrolle.
7) Ermöglichung der Kohortenbildung nach beliebigen Kriterien (Daten-
   analyse, klinische Studien).

Bezüglich der Ergebnisse und weiterer Details wird auf /6/ verwiesen.

6.4. Clusteranalyse als klinische Entscheidungshilfe in der Hepatologie

Zu den größten Problemen der klinischen Diagnostik mit Hilfe neuer
Methoden gehört zweifellos die dem gegenwärtigen Erkenntnisstand
angepaßte Klassifikation von Krankheitseinheiten, d.h. eine genaue
Definition der Diagnosen und Symptome. Dieser grundsätzliche Wandel
im Konzept der Erstellung von Einzeldiagnosen im Laufe der letzten
Jahrzehnte führte zum Übergang von der Beschreibung einzelner
Krankheitseinheiten auf Grund des mehr oder minder regelmäßigen
Auftretens bestimmter Symptome - wie dies heute etwa noch bei
Syndromen geschieht - zur Bildung von großen Gruppen von Diagnosen,
deren innere Verbindung durch eine ähnliche, wenn nicht gleiche
Pathogenese hergestellt wird. Diese Tendenzen einer neuen (automati-
schen) Klassifizierung werden seit wenigen Jahrzehnten in der
Biologie, seit einigen Jahren auch in der Medizin mit Hilfe mathema-
tisch-logistischer Verfahren verfolgt.

An der II. Univ.Klinik für Gastroenterologie und Hepatologie (Vorstand: Prof.Dr.G.Grabner) wurde in diesem Zusammenhang der Versuch
unternommen, unter Verwendung des computergerecht dokumentierten
Datenmaterials die Einteilung der Hepatitiden mit Hilfe der Cluster-
analyse vorzunehmen. Das Ziel dieser Untersuchung war, aus einem
relativ inhomogenen Kollektiv automatisch durch den Computer Gruppen
von Patienten mit gleicher Diagnose bilden zu lassen und zweitens
mit Hilfe anderer Kriterien diese Einteilung zu überprüfen. Konkret

wurde versucht, folgende Fragen zu beantworten /9/:

1) Kann die Hepatitis auf Grund eines einzigen, bei der Aufnahme des Patienten erhobenen Befundmusters von Routinelaborwerten klassifiziert werden?
2) Läßt eine solche Klassifizierung die klinisch bekannten Formen der Hepatitis erkennen?
3) Gibt die neugefundene Einteilung zusätzlich prognostische Hinweise?

6.5. Computerdokumentation in der Rheumatologie

An der II. Medizinischen Universitätsklinik (Vorstand: Prof.Dr.G.Geyer) wurde noch auf Initiative von Prof.Dr.K.Fellinger eine computergerechte Dokumentation des rheumatologischen Status vorgenommen, da eine Rheumastation eine besondere Struktur und spezielle Bedürfnisse aufweist. Letztere resultieren aus den meist jahrelangen Beobachtungszeiträumen der Patienten mit regellosem Wechsel zwischen Klinikaufenthalten, ambulanten Kontrollen und beobachtungsfreien Intervallen. Diese EDV-gestützte Dokumentation hat sich bei epidemiologischen Studien und kontrollierten Therapieversuchen /17/ gut bewährt. Darüber hinaus werden die im WAMIS gespeicherten Daten der Rheumapatienten mehrfach im Rahmen der computerunterstützten Diagnosesysteme CADIAG-1 und CADIAG-2 verwendet. Im Zuge der Dokumentation der Rheumadaten werden auch durch eigene Computerprogramme Indizes berechnet (Rheumazahl nach LANSBURY, Maßindex, Gelenksindex), die den Schweregrad der Erkrankung angeben und die mit dem Grad der Synovitis korrelieren /7/.

6.6. Computergestützte Patientennachsorge bei Karzinomkranken

Die Bedeutung der Früherkennung von Rezidiven und Metastasen bei Karzinomkranken bzw. der Nachsorge nach gefäßchirurgischen Eingriffen ist bereits allgemeine Erkenntnis geworden. Um für alle an der I. Chirurgischen Universitätsklinik (Vorstand: Prof.Dr.A.Fritsch)

operierten Karzinom- bzw. Gefäßpatienten eine regelmäßige ambulante
Nachsorge ("Nachsorgeklinik") mit administrativ geringem Aufwand zu
gewährleisten, wurde ein computergestütztes Organisationssystem
(NASOK) entwickelt. Das System ist einerseits als Service am Patienten zu verstehen, andererseits unterstützt es Verlaufsstudien, indem
der regelmäßige Besuch überprüft und Ausfälle sofort erfaßt werden.
Die Reaktion der vom System betreuten Patienten ist fast durchgehend
positiv, was sich speziell bei telefonischen Nachfragen zeigt, in
denen die Dokumentationsassistentin den Patienten von der Bedeutung
einer regelmäßigen Überprüfung des Heilerfolges überzeugen will.

Das Ablaufschema ist wie folgt:

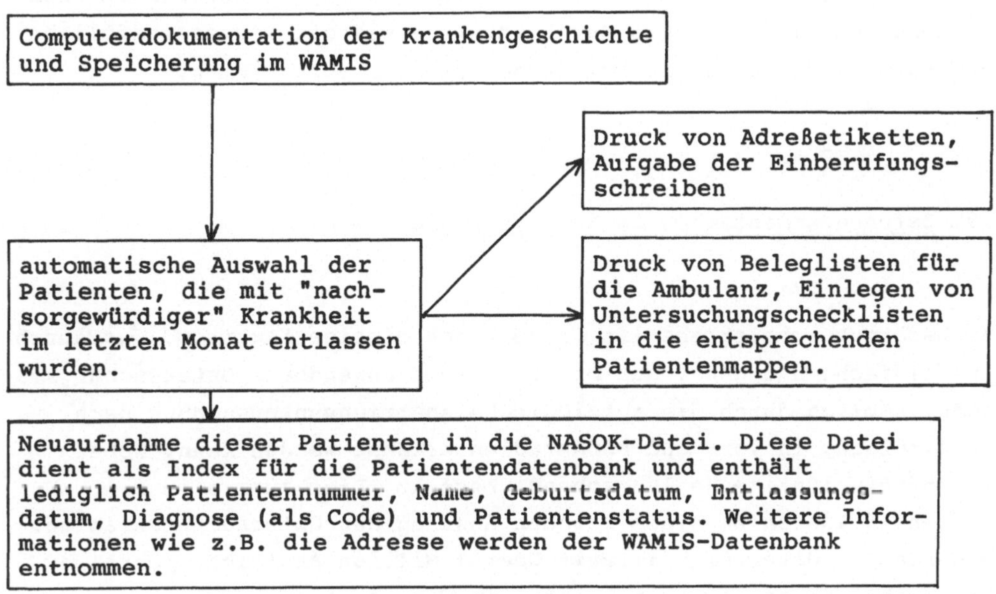

Bezüglich weiterer Details wird auf /23/ verwiesen.

6.7. Dokumentation des Larynx-Carcinoms

An der I. Univ.Klinik für Hals-Nasen-Ohrenkrankheiten (Vorstand:
Prof.Dr.K.Ehrenberger) wurde noch unter dem damaligen Leiter
Prof.Dr.O.Novotny von Doz.Dr.H.Neumann eine Dokumentation von
Larynx-Carcinomen erarbeitet. Es ging dabei in erster Linie um die
Schaffung von prognostisch einheitlichen Patientenkollektiven sowie

um die Abgrenzung der von der UICC (Union Internationale contre le
Cancer) aufgestellten Richtlinien zur Klassifizierung des Larynx-Car-
cinoms /20/.

6.8. Dokumentation von Karzinomen des Urogenitaltraktes

An der Urologischen Universitätsklinik (Vorstand: Prof.Dr.S.Rummel-
hardt) werden in detaillierter Form die Karzinome des Urogenitaltrak-
tes über Bildschirm im medizinischen Informationssystem WAMIS dokumentiert. Dabei wird in erster Linie on-line eine kontrollierte Einberufung des Patientenguts durchgeführt sowie die wissenschaftliche
Untersuchung der Daten in klinischen Studien vorgenommen.

6.9. Befunddokumentation in der Zytologie

Der Gebärmutterhalskrebs ist derzeit das einzige Karzinom, das durch
eine einfache und daher auf breiter Basis anwendbare Untersuchungsme-
thode, nämlich durch die zytologische Abstrichsuntersuchung nach
Papanicolaou, in Vor- und Frühstadien erkannt werden kann, wobei
eine nahezu 100%ige Heilungschance besteht. Dies führte in den
letzten 15 Jahren zu einem raschen Anstieg der Untersuchungszahlen.
So werden in Österreich derzeit über 1 Million Abstriche jährlich
untersucht, davon etwa ein Drittel im Wiener Raum.

Durch die große Zahl zytologischer Abstrichsuntersuchungen zur Früherkennung des Gebärmutterhalskrebses ist eine patientenbezogene Be-
funddokumentation nur mit Hilfe der EDV möglich. Dazu wurde an der
II. Univ.Frauenklinik (Vorstand: Prof.Dr.H.Janisch) eine EDV-unter-
stützte Dokumentation erarbeitet, wobei die anamnestischen Angaben
und der zytologische Befund mittels Lichtstiftes und Tastatur nach
dem multiple-choice Verfahren im Rahmen des medizinischen Infor-
mationsystems WAMIS eingegeben werden. Unter den sich daraus ergeben-
den Vorteilen seien genannt: Möglichkeit der umfassenden statistischen Auswertung, Qualitätskontrolle und exaktes follow-up der
Patientinnen /5/.

6.10. Dokumentation der geburtshilflichen Krankengeschichte

An der I. Univ.-Frauenklinik (Vorstand: Prof.Dr.E.Gitsch) und der
II. Univ.-Frauenklinik (Vorstand: Prof.Dr.H.Janisch) beschäftigt man
sich schon seit langem mit der computergerechten Dokumentation der
geburtshilflichen Krankengeschichte. Die gespeicherten Daten umfassen: Anamnese, Schwangerschaftsuntersuchungen, gynäkologische Operationen während der Schwangerschaft, geburtshilfliche Untersuchungen
sub partu, Geburtenblatt, geburtshilfliche Operationen, Ultraschall-
befund, Dokumentation über die Cardiotokographie, Epikrise-Dokumenta-
tion nach jedem stationären Aufenthalt, Zytologie-Befunde, und sämtliche Laborbefunde. Man kann somit von einer kompletten Dokumentation
der geburtshilflichen Krankengeschichte sprechen. Die Datenerfassung
erfolgt dabei über Bildschirmterminals, die Untersuchungsprotokolle
werden über Terminaldrucker ausgedruckt und in der Krankengeschichte
abgelegt. Die in der Datenbank des Systems WAMIS gespeicherten
geburtshilflichen Daten sind aufgrund der umfassenden Dokumentation
für klinische Fragestellungen von besonderem Interesse /25, 26/.

6.11. Dokumentation in der Kinderkardiologie

Die Kinderkardiologie hat in den letzten Jahren vor allem durch die
ständig wachsenden Möglichkeiten in der Herzchirurgie sehr an Bedeutung gewonnen. Dadurch nimmt auch das Krankengut an der Kardiologi-
schen Abteilung (Leitung: Prof.Dr.M.Wimmer) der Universitäts-Kinder-
klinik (Vorstand: Prof.Dr.E.Zweymüller) laufend zu. Mit dem verfügbaren Personal kann bei der steigenden Frequenz der ambulanten
stationären und postoperativen Kontrollen eine ausreichende Betreuung
der Kinder und eine wissenschaftliche Auswertung nur mit EDV-Hilfsmitteln bewältigt werden. Die kinderkardiologische Dokumentation
erfolgt mit Hilfe von Markierungsbelegen, wobei in umfassender Weise
der gesamte Status erfaßt wird /28/ (s. Abb. 1).

6.12. Erfassung pathomorphologischer Befunde

Die Datenverarbeitung von pathomorphologischen Befunden am Institut
für Pathologische Anatomie (Vorstand: Prof.Dr.J.H.Holzner) basiert
auf mehr als zehnjähriger Entwicklungsarbeit. Zur Erfassung der Ob-
duktionsdaten wurde bereits 1970 ein vom Computer direkt lesbares
OCR-Formular verwendet. Dieses fand einige Jahre hindurch zur routinemäßigen Datenerfassung Verwendung, an welcher alle Prosekturen aus
dem Raume Wiens beteiligt waren; insgesamt wurden ca. 50.000 Au-
topsiebefunde im Klartext gespeichert. Die Verarbeitung des umfangreichen Befundmaterials erfolgte über die Rechenanlage des Institutes
für Medizinische Computerwissenschaften. Nach Korrektur und Standardisierung der Klartextdiagnosen wurde eine Reihe von Auswertungen
zur Beantwortung wissenschaftlicher Fragestellungen durchgeführt,
wobei meist die Mortalitätsstatistik im Vordergrund stand.

Die Datenverarbeitung der Biopsiebefunde - jährlich werden mehr als
20.000 Histologiebefunde am Institut erstellt - wurde im Rahmen des
medizinischen Informationssystems WAMIS im Jahre 1975 realisiert.

Im Zuge der jüngsten technischen Entwicklung einer Generation lei-
stungsfähiger Mikrorechenanlagen werden die Obduktionsbefunde über
eine Kleinrechenanlage im Klartext erfaßt, die mit der EDV-Anlage am
Institut für Medizinische Computerwissenschaften on-line verbunden
ist. Mit dem Probebetrieb zur histopathologischen Befundverarbeitung
auf dem Kleinrechner wurde im Mai 1982 begonnen. An Biopsiedaten
können neben den üblichen Stammdaten die Lokalisationen und Diagnosen
in variabler Menge in codierter Form gespeichert werden. Als Histolo-
gieschlüssel wurde ein mnemotechnischer Code gewählt, der mit der
SNOMED kompatibel ist /29/.

6.13. Verzeichnis der an den Kliniken/Instituten im WAMIS gespeicherten formatierten Daten

(Stand: 31.08.1985)

I.Med. Univ.-Klinik
  Vorstand: Prof.Dr.E.Deutsch
    Abt. für Gerinnungskrankheiten (Prof. Lechner):
            Laborergebnisse
            Gerinnungsstatus
            Thrombose-Anamnese
            Thromboseambulanz
            Hämophiliezentrum
    Intensivstation (Doz. Kleinberger):
            Laborergebnisse
            Antibiogramm
            Intensiv-Diagnostik-Blatt
            Intensiv-Therapie-Blatt
            Intensiv-Status
            Diagnosen-Blatt
    Abt. für klinische Endokrinologie (Prof. Waldhäusl):
            Laborergebnisse
            Diabetes-Anamnese
            Diabetes-Kontrolle
            Diabetes-Komplikationen
            Diabetes-Verlauf
            N.I.S.-Protokoll
    Röntgen-Abteilung (Prof. Czembirek):
            Zuweisungsdiagnose
            Radiol. Befund Enddiagnose
    Abt. für Angiologie (Prof. Ehringer)

II.Med. Univ.-Klinik
   Vorstand: Prof.Dr.G.Geyer
     Abt. für Nuklearmedizin (Prof. Höfer)
            Status-Dokumentation
    Rheumastation:
            Status-Anamnese

II.Univ.Klinik für Gastroenterologie und Hepatologie
   Vorstand: Prof.Dr.G.Grabner
            Laborergebnisse
            Medikamentöse Therapie
            Allgemeiner Status
            E K G
            Ösophago-Gastro-Duodenoskopie
            Coloskopie
            Rektoskopie
            Ultraschall
            Entlassungsdiagnosen (ICD/9 der WHO)

Univ.Kinderklinik
  Vorstand: Prof.Dr.E.Zweymüller
              Laborergebnisse
    Endokrin. Abt. (Doz. Frisch):
              Endokrinologische stat. Untersuchung
              Kontrolle Wachstumshormone
              Diagnose Wachstumshormone
    Heilpädagogik (Doz. Groh):
              Anfallsanamnese
              Allgemeine Anamnese
              Erstuntersuchung
              Sozialanamnese
              Entwicklungsanamnese
              Psychologischer Status
              Hormonbefunde
    Herzambulanz (Prof. Wimmer):
              Herzstatus

I.Univ.-Frauenklinik
  Vorstand: Prof.Dr.E.Gitsch
              Laborergebnisse
              Schwangeren-Untersuchung
              Geburtenblatt
              Geburtshilfl. Untersuchung
              Geburtshilfl. Anamnese
              APGAR
              Allgemeine Anamnese
              Ultraschallgeburtshilfe
              Mikroblutgasanalyse
              Geburtshilfl. Operationen
              Gyn. Operationen
              Epikrise
              Zytologie-Zuweisung
              Zytologie-Befund
              Sekretuntersuchung
              Psychosomatische Basisdokumentation
              Hormonambulanz
              In vitro Fertilisation
    Strahlenabt. I./II. Univ. Frauenkliniken (Prof. Weghaupt):
              Basisdokumentation
              Kontrolle
              Brustambulanz
              Mamma-Nachsorge Basisdokumentation
              Mamma-Nachsorge Kontrolle

II.Univ.-Frauenklinik
  Vorstand: Prof.Dr.H.Janisch
              Laborergbnisse
              Schwangeren-Untersuchung
              Geburtenblatt
              Geburtshilfl. Untersuchung
              Geburtshilfl. Anamnese
              APGAR
              Allgemeine Anamnese
              Ultraschall-Geburtshilfe
              Mikroblutgasanalyse
              Geburtshilfl. Operationen
              Gyn. Operationen
              Epikrise

CTG - Archiv
Zytologie-Zuweisung
Zytologie-Befund
Histologische Dokumentation
Sekretuntersuchung
Brustambulanz
Mammanachsorge nach Operationen
Basisdokumentation gynäk. Operationen

Psychiatrische Univ.Klinik
  Vorstand: Prof.Dr.P.Berner
            Merkmalskatalog
            Entlassungsbefunde

Inst. für Med.Psychologie
  Vorstand: Prof.Dr.E.Ringel
            Erstkontakt
            Kontrolle
            Kontakt
            KIZ - Aufnahme

Inst. für Tiefenpsychologie und Psychotherapie
  Vorstand: Prof.Dr.H.Strotzka
            Aufnahmedaten (inkl. Diagnosen nach ICD/9)
            Test (GT bzw. Gruppe)
            Abschlußdokumentation

I.Univ.Hautklinik
  Vorstand: Prof.Dr.K.Wolff
            Diagnosenschlüssel (KDS-Schlüssel IMMICH)
            Foto-Dokumentation
            Histo-Dokumentation

II.Univ.Augen-Klinik
   Vorstand: Prof.Dr.H.Slezak
            Status
            Decursus Morbi
            Neuroophthalmologie
            Photographie
            Farbensinn
            Dunkeladaption
            Kreislauf
            Glaukom
            Plastische Operationen
            Kontaktlinsen
            Elektroophthalmologie
            Diagnosen (ICD/9 CM-Schlüssel der WHO)

I.H N O - Univ.-Klinik
  Vorstand: Prof.Dr.K.Ehrenberger
            H N O - Status
            H N O - Dekurs
            Klinische Diagnosen (KDS-Schlüssel IMMICH)
            H N O - Operationsschlüssel
            Unfallschlüssel

Tumor-Basisdokumentation
Tumor-Kontrollen-Dokumentation

I.Chir.Univ.-Klinik
  Vorstand: Prof.Dr.A.Fritsch
            Laborergebnisse
            Chirurgische Diagnosen
            Chirurgische Therapie
            Komplikationen nach OP
            Gefäß-Diagnosen
            Gefäß-Therapie
            Unfalldokumentation
            Ultraschall
            Interne Untersuchung

I.Univ.Klinik für Unfallchirurgie
  Vorstand: Prof.Dr.E.Trojan
            Unfallchir. Dokumentation

II.Chir.Univ.-Klinik
   Vorstand: Prof.Dr.E.Wolner
             Laborergebnisse
             Chirurgische Diagnosen
             Medikamentöse Therapie
             Bypass-Dokumentation
             Hämolyse-Dokumentation
             Tumor-Dokumentation

II.Univ.Klinik für Unfallchirurgie
   Vorstand: Prof.Dr.H.Spängler
             Dokumentation des Unfallherganges

Urolog. Univ.-Klinik
  Vorstand: Prof.Dr.S.Rummelhardt
            Allgemeine Dokumentation urolog. Diagnosen
            Allgemeine Dokumentation urolog. Therapien
            Blasentumor
            Prostata-Carcinom
            Penis-Carcinom
            Hodentumor
            Steindiagnose
            Nierentumor
            NHS- und Uretertumor
            Seltene urol. Tumore

Orthopädische Univ.-Klinik
  Vorstand: Prof.Dr.R.Kotz
            Dokumentation orthop. Diagnosen
            Basisblatt Hüftprothesen
            Operationsblatt Hüftprothesen
            Röntgenblatt Hüftprothesen
            Kontrollblatt Hüftprothesen

Univ.-Klinik für Kiefer- und Gesichtschirurgie
  Vorstand: Prof.Dr.S.Wunderer
              Kieferchir. Basisdokumentation

Inst. für Pathologische Anatomie
  Vorstand: Prof.Dr.J.Holzner
              Histologie-Diagnose
              Autopsie
              Fachgebiete

Zentrales Inst. für Radiodiagnostik
  Vorstand: Prof.Dr.H.Pokieser
              Aufnahme
              Zuweisungsdiagnose
              Radiol. Befund-Enddiagnose
              Zuweisungs-Diagnosenschlüssel
              Entlassungs-Diagnosenschlüssel
              Computertomographie
              Prüfungsstatistik

---

7. Literaturhinweise

/1/ ADLASSNIG, K.-P.: CADIAG1 und CADIAG2. Ansätze zur computerun-
     terstützten medizinischen Diagnostik. In GRABNER, G. (Hrsg.):
     WAMIS - Wiener Allgemeines Medizinisches Informations-System
     10 Jahre klinischer Praxis und Forschung. Springer-Verlag.
     Berlin-Heidelberg-New York-Tokyo 1985, 303-336.

/2/ ADLASSNIG, K.-P., H. GRABNER: Verarbeitung natürlichsprachiger
     mediznischer Begriffe. In GRABNER, G. (Hrsg.): WAMIS - Wiener
     Allgemeines Medizinisches Informations-System 10 Jahre klini-
     scher Praxis und Forschung. Springer-Verlag. Berlin-Heidelberg-
     New York-Tokyo 1985, 162-189.

/3/ BASE, W., G. KLEINBERGER, W. DORDA, W. PERKMANN, CH. REICHETZ-
     EDER, H. GRABNER, A. LAGGNER, K. LENZ, B. SCHNEEWEISS: EDV-
     unterstützte Auswertung bakteriologischer Befunde einer Inten-
     sivstation. Intensivmedizin 22 (1985), 38-44.

/4/ BAUER, P., H. GRABNER, V. SCHEIBER: Ein Auswertprogramm für
     sequentielle Datenbestände. Meth. Inform. Med. 10 (1971), 102-
     107.

/5/ BREITENECKER, G., A. SEIDL, H. GRING, R. ZELLER, H. JANISCH:
     Computerunterstützte Befundddokumentation in der Zytologie.
     In ADLASSNIG, K.-P., W. DORDA, G. GRABNER (Hrsg.): Medizinische
     Informatik. Schriftenreihe des ÖCG Band 14. Verlag R. Olden-
     bourg. Wien-München, 1981, 115-121.

/6/ CZERWENKA-HOWORKA, K., H. GRING, W. DORDA, K. DERFLER, W. WALD-
     HÄUSL: Computerunterstützte Erfassung der Therapieeffizienz bei
     Diabetes mellitus. In GELL, G. und CH. EICHTINGER (Hrsg.):
     Medizinische Informatik 84. Schriftenreihe des ÖCG Band 24.
     Verlag R. Oldenbourg. Wien-München, 1984, 157-162.

/7/ FELLINGER, K., N. THUMB, W. HORAK, H. GRABNER: Computerdokumen-
     tation einer Rheumastation. Z.Rheumaforschung 32 (1973),
     257-271.

/8/ GAUSS, W.: Dokumentations- und Ordnungslehre. Springer-Verlag.
     Berlin-Heidelberg-New York 1983.

/9/ GRABNER, G., H. GRABNER, W. HORAK: An Example of Using the
     Cluster Analysis for Clinical Resolution in Hepatology. Cas.
     Lék. ces. 112 (1973), 371-374.

/10/ GRABNER, G., H. GRABNER: The Viennese General Medical Informa-
     tion System. Proceedings of MEDIS 75 TOKYO, Kansai Institute of
     Information Systems, 1975, 156-163.

/11/ GRABNER, H.: Die Datenbank des medizinischen Informations-
     systems WAMIS. In GRABNER, G. (Hrsg.): WAMIS - Wiener Allge-
     meines Medizinisches Informations-System 10 Jahre klinischer
     Praxis und Forschung. Springer-Verlag. Berlin-Heidelberg-New
     York-Tokyo, 1985, 36-82.

/12/ GRABNER, H., G. GRABNER: Aims and structure of the Vienna Gene-
     ral Medical Informationssystem WAMIS. In ANDERSON, J.,
     J.M. FORSYTHE (Hrsg.): MEDINFO 74. North-Holland Publishing
     Company. Amsterdam-New York-Oxford, 1974, 375-379.

/13/ GRABNER, H., J. LEJHANEC: Das universelle Dokumentationssystem
     im Rahmen des Informationssystems WAMIS. EDV in Med.u.Biol. 2
     (1976), 53-56.

/14/ GRABNER, H., A. MARKSTEINER, W. DORDA, W. WOLF, G. GRABNER:
     WAMIS: A Medical Information System. Conception and Clinical
     Usage. J. Clin. Comp. 10 (1982), 154-169.

/15/ GRABNER, H., H. NEUMANN: Die Anwendung von Markierungsbelegen
     zur Dokumentation medizinischer Sachverhalte mittels univer-
     seller Verarbeitungsprogramme. Method. Inform. Med. 8 (1969),
     141-147.

/16/ GRABNER, H., H. NEUMANN: Die Erfassung medizinischer Angaben mit
     Hilfe von Endlosmarkierungsbelegen (EMB). Method. Inform. Med.
     8 (1969), 182-190.

/17/ GÜNTHER, R., N. THUMB, H. GRABNER, G. KOLARZ: Zur Methodik der
     Kurerfolgsbeurteilung mit Hilfe elektronischer Rechner bei
     Arthritiskranken. Z. für angew. Bäder- und Klimaheilk. 22
     (1975), 448-450.

/18/ LAGGNER, A., G. KLEINBERGER, W. DORDA, H. GRABNER,
     A. MARKSTEINER, W. DRUML, K. LENZ: Diagnoseschlüssel für Inten-
     sivpatienten: Kombination klinischer Befunde mit Laboratoriums-
     befunden. Schweiz. med. Wschr. 112 (1982), 1002-1005.

/19/ LECHNER, K., T. GERGELY, H. GRABNER, H. DIETRICH, I. MELLITZER:
     Verhütung und Behandlung von Blutungen und anderen Komplikati-
     onen infolge Antikoagulantien (in der konservativen Medizin).
     Dokumentation des Thrombosediensts im Rahmen des Wiener Allge-
     meinen Medizinischen Informationssystems WAMIS. In MARX, R. und
     H. THIES (Hrsg.): Klinische und ambulante Anwendung klassischer
     Antikoagulantien. 20. Hamburger Symposium über Blutgerinnung
     1977. Verlag F.K. Schattauer. Stuttgart-New York, 1977, 273-292.

/20/ NEUMANN, H.: Das Larynxkarzinom. Prognose und Computer. Facul-
tas-Verlag, Wien 1973.

/21/ RESCHER, N.: Many-valued logic. McGraw-Hill Book Company. New
York, 1969.

/22/ SACHS, P.: Literaturdokumentation/Literatursuche. In GRABNER, G.
(Hrsg.): WAMIS - Wiener Allgemeines Medizinisches Informations-
System 10 Jahre klinischer Praxis und Forschung. Springer-Ver-
lag. Berlin-Heidelberg-New York-Tokyo, 1985, 357-367.

/23/ SCHEMPER, M., J. FUNOVICS, A. FRITSCH: Das computergestützte
Nachsorgesystem der 1. Chirurgischen Universitätsklinik in Wien.
In HORBACH, L. und C. DUHME (Hrsg.): Medizinische Informatik
und Statistik. Band 28. Nachsorge und Krankheitsverlaufsanalyse.
25. Jahrestagung der GMDS, Erlangen 1980, Springer-Verlag.
Berlin-Heidelberg-New York, 1982, 275-281.

/24/ SCHLAGETER, G., W. STUCKY: Datenbanksysteme: Konzepte und
Modelle. Teubner Studienbücher (Informatik), 1977.

/25/ SEIDL, A., S. KUPKA, H. GRABNER, H. GRING: Die Dokumentation
geburtshilflicher Krankengeschichten mit Hilfe von Bildschirmterminals im Rahmen des Informationssystems WAMIS. Wien. klin.
Wochenschr. 88 (1976), 257-261.

/26/ SEIDL, A., K. PHILIPP, H. GRING: Automatische Erstellung eines
geburtshilflichen Arztbriefes. In ADLASSNIG, K.-P., W. DORDA,
G. GRABNER (Hrsg.): Medizinische Informatik. Schriftenreihe der
ÖCG Band 14. Verlag R. Oldenbourg. Wien-München, 1981, 122-128.

/27/ VINEK, G., P.F. RENNERT, A.M. TJOA: Datenmodellierung. Theorie
und Praxis des Datenbankenetwurfes. Physika-Verlag. Würzburg-
Wien 1982.

/28/ WIMMER, M.: Datenerfassung in der Kinderkardiologie. In:
FELLINGER, K. (Hrsg.): Computer in der Medizin. Probleme, Erfahrungen, Projekte. Verlag Brüder Hollinek Wien, 1968, 110-121.

/29/ ZABRANSKY, D., W. FEIGL, D. KÖRBERL, G. RAIDL, M. SCHERER,
J.H. HOLZNER: Der Übergang von Groß- auf Kleinrechner zur Doku-
mentation und Auswertung pathomorphologischer Befunde.
Verh. Dtsch. Ges. Path. 66, (1982), 546.

Anschrift des Verfassers:
Dr. Helmut Grabner
Institut für Medizinische Computerwissenschaften
Garnisongasse 13
A-1090 Wien/Österreich

Institut für Medizinische Computerwissenschaften, Universität Wien
Vorstand: Prof. Dr. Georg Grabner

VERARBEITUNG NATÜRLICHSPRACHIGER MEDIZINISCHER BEGRIFFE

Klaus-Peter Adlassnig, Helmut Grabner

1. Einleitung

1.1. Prinzipielles

Die automatisierte Verarbeitung der natürlichen Sprache ist ein lang-
gehegter Wunsch bei der Entwicklung von Computersystemen, die über
eine Mensch-Maschine-Schnittstelle verfügen. Bei der computerunterstützten Verarbeitung von natürlicher Sprache unterscheidet man
zwischen geschriebener natürlicher Sprache ("Natural Language Processing" /19, 26/) und gesprochener natürlicher Sprache ("Speech
Processing"). Die Forschung auf diesem Gebiet ist mannigfaltig und
reicht von Versuchen, ganze Texte wie Zeitungsartikel, wissenschaftliche Arbeiten, Prosa und Lyrik computergerecht zu erfassen und zu
verstehen, bis hin zu Programmen, die Teilbereiche der natürlichen
Sprache, Begriffsmengen oder künstliche Sprachen erfolgreich verarbeiten können.

Die Forschung auf dem Gebiet des computergerechten Erfassens und
Verstehens der gesprochenen Sprache befindet sich in den Anfängen,
und es sind noch keine routinemäßig anwendbaren Methoden entwickelt
worden. Auch die Beschäftigung mit geschriebener Sprache ist
größtenteils Grundlagenforschung, doch gibt es Bereiche, in denen
gute praktische Erfolge erzielt werden. So können z.B. einfache
Subjekt-Prädikat-Objekt-Sätze ohne Schwierigkeit bewältigt werden.
Vielfach angewandt werden auch wörterbuchbasierende Schlüsselwort-
systeme und als Beispiel für die routinemäßige Verarbeitung künst-
licher Sprachen sind Compiler und Interpreter von Computersprachen
sowie Texteditoren und -manipulatoren ("Text Processing" /17/) zu
nennen.

Dieser Bericht beschäftigt sich nur mit der Verarbeitung der geschriebenen natürlichen, speziell der medizinischen Sprache. Die automatisierte Verarbeitung der natürlichen Sprache ist für viele Anwendungen in der Medizin eine Voraussetzung für die Praktikabilität der EDV im routinemäßigen Einsatz.

Im folgenden wird eine Methode zur automatisierten Verarbeitung von medizinischen Begriffen oder Begriffsfolgen wie "seronegative Polyarthritis im Stadium I" oder "männlich, hohes Fieber, Schmerzen in den Großzehengrundgelenken,..." beschrieben. Diese Methode wird in verschiedenen Applikationen im System WAMIS eingesetzt. Sie basiert auf einem System von Wörterbüchern, in denen die medizinischen Begriffe aufgelistet sind, und einem Wortstammsystem, das Pseudowortstämme und Verweise auf diejenigen Begriffe, die zur Generierung des Stammes führen, enthält.

Der am Institut entwickelte Wortsegmentierungsalgorithmus berücksichtigt dabei unterschiedliche orthographische Varianten, unterschiedliche Flexionen und synonyme Bezeichnungen sowie Abkürzungen medizinischer Begriffe.

Die Anwendbarkeit dieser Methode wird an Hand der Dokumentation der Entlassungsdiagnosen im System WAMIS demonstriert.

1.2. Praktische Einsatzmöglichkeiten

Die medizinische Sprache wird allgemein als zwischen der natürlichen und den künstlichen Sprachen stehend betrachtet. Das Gemeinsame der medizinischen und der natürlichen Sprache ist, daß die Wort- und Satzbildungsregeln (Morphologie und Syntax) sowie die Zuordnung einer Bedeutung (Semantik) einheitlich sind. Es gibt aber bedeutende Unterschiede in der Terminologie, in der Häufigkeit des Gebrauches einzelner Regeln und darin, daß Wörter anderer Sprachen (Griechisch, Latein, Englisch, Französisch u.a.) sowie Akronyme und Eponyme sehr stark in die medizinische Sprache einbezogen werden /27, 28/. In der Medizin besteht weiterhin eine starke Tendenz zur Vereinfachung, Verknappung und Symbolik. So sind oft Sätze ohne Verbform oder die bloße Aneinanderreihung von Begriffen ausreichend für die Über-

mittlung der notwendigen Informationen. Der folgende Auszug aus
einem Röntgenbefund zeigt diesen Aspekt sehr deutlich.

Beispiel 1 (Röntgenbefund in freiem Text):
    "Hallux valgus Bildung bds. mit Arthrose li. stärker als re.,
    geringe Arthrose in einzelnen Interphalangealgelenken. Die Ver-
    änderungen imponieren deg. Natur, mit Sicherheit sind incip.
    Gichtveränderungen im Großzehengrundgelenk nicht ausschließbar,
    ein Hinweis auf Tophibildung besteht nicht".

Im Zuge der Entwicklung eines medizinischen Informationssystems für
ein Krankenhaus /8, 9/ oder einer Arztpraxis zeigen sich eine Vielzahl von potentiellen Anwendungen für die Verarbeitung natürlicher
Sprache. Im folgenden seien einige Anwendungen aufgelistet:

1) Dokumentation der Anamnese
2) Dokumentation der Ergebnisse der ärztlichen Untersuchung des
   Patienten
3) Dokumentation der Spezialuntersuchungsergebnisse (Röntgen-, CT-,
   Ultraschall-, Haut-, Augen-,..., Histologie- und Pathologieunter-
   suchungen)
4) Aufnahms-, Überweisungs- und Entlassungsdiagnosen
5) Therapien
6) Eingabe medizinischer Begriffe (Symptome, Diagnosen, Therapien)
   zur Selektion von Patientengruppen zwecks weiterführender Auswertung im Zuge medizinischer Studien /3/.
7) Eingabe von Symptomen eines Patienten in ein computerunterstütztes
   Diagnose- oder Therapiekonsultationssystem und von Symptomen und
   Krankheiten in die dazugehörige medizinische Wissensbasis /2/.

Für die Punkte 2), 3) und teilweise auch 1) lassen sich Schemata entwickeln, die den größten Teil der möglichen Eingaben aufzeigen können
und mit deren Hilfe der überwiegende Teil der Patientensymptome und
-befunde in eine Patientendatenbank eingegeben werden kann. Diese
stehen dann für Retrievalzwecke zur Verfügung. Eine Standardisierung
der Eingaben für die Bewältigung der Aufgaben in 4), 5), 6) und 7)
ist aber nur mit Schwierigkeiten möglich oder erweist sich überhaupt
als unpraktikabel. Wenn man bei 2), 3) und teilweise auch bei 1) auf
eine natürlichsprachliche Eingabe verzichten kann, bei 4), 5), 6)
und 7) kann man es nur schwer und dann nur unter Verzicht auf Vollständigkeit und Genauigkeit. Hier genügt aber die Realisierung der
Verarbeitung von Begriffsmengen, da einzugebende Symptome, Diagnosen

und Therapien als Kette aneinandergereihter Begriffe vorgegeben werden können, was man in den folgenden beiden Beispielen unmittelbar erkennen kann.

Beispiel 2 (Entlassungsdiagnosen):
    Akute Pankreatitis, Zustand nach Cholezystektomie,
    Diabetes mellitus latens, Verdacht auf autonomes
    Schilddrüsenadenom

Beispiel 3 (Symptome):
    Plötzlicher Krankheitsbeginn, Schmerzen in den
    Zehengrundgelenken (ZGG), Serumharnsäure erhöht

Einige Aufgaben auch aus den Punkten 1) bis 3) sind nicht oder nur unter Informationsverlust standardisierbar, z.B. die Anamnese oder Pathologiebefunde. Eine Begriffsmengenverarbeitung scheint hier nicht adäquat sondern komplexere Methoden der natürlichsprachlichen Verarbeitung wären die Voraussetzung für eine erfolgreiche Automatisierung, doch das soll nicht der Gegenstand des vorliegenden Berichtes sein.

In den folgenden Abschnitten wird nun eine Methode beschrieben, die die Verarbeitung natürlichsprachlicher medizinischer Begriffe gestattet. Diese Methode basiert auf zwei grundlegenden Komponenten:
- Wörterbücher enthalten die zu verarbeitenden medizinischen
  Begriffe
- Wörterbücher von vorgenerierten Wortstämmen verweisen auf
  diejenigen Begriffe, denen sie zugrunde liegen.

2. System der Wörterbücher

2.1. Allgemeines

Das System der Wörterbücher umfaßt eine Reihe voneinander unabhängiger Verzeichnisse von medizinischen Begriffen. Diese sind in Lexika, Thesauri, Nomenklaturen, Klassifikationen, taxonomischen Verzeichnissen, Schlüssel- oder Codesystemen zusammengefaßt. Wörterbücher, Lexika, Thesauri und Nomenklaturen sind dabei einfache Listen von Begriffen. Wenn jedem Begriff eindeutig ein Code im Sinne einer

Notation zugeordnet wird /6/, erhält man eine Zuordnung des durch den Begriff festgehaltenen medizinischen Sachverhalts zu der logischen Stelle im Deskriptorenspeicher, also zum Schlüssel- oder Codesystem. Klassifikationen und taxonomische Verzeichnisse sind speziell zur hierarchischen Ordnung von Wissensgebieten geschaffen worden.

Die Verwendung von Codes zur Identifikation von Deskriptoren (in diesem Fall von medizinischen Begriffen), hat den Vorteil, daß man beim Dokumentieren der Begriffe unter Umständen nur den Code abzuspeichern braucht. Dadurch kann Speicherplatz gespart werden. Doch hat dieses Argument im Zuge der Verbilligung der Computerhardware an Wertigkeit eingebüßt. Empfehlenswert ist vielmehr, daß man zusätzlich neben den Codes auch den Originaltext (z.B. der Entlassungsdiagnosen der Patienten in den internistischen Fächern) abspeichert. Das bringt einerseits wesentliche Vorteile bei der Recherche mit sich und andererseits steht für spezielle Anwendungen der Originaltext zur Verfügung. Der Vorteil von Codes für die Recherche besteht im besonderen darin, daß abgespeicherte Codes von der EDV leichter bearbeitet werden können als Texte.

Im folgenden sollen die im medizinischen Informationssystem WAMIS realisierten Arten von Wörterbüchern im Detail besprochen werden.

2.2. Einfache Codesysteme

Einfache Codesysteme sind Listen von medizinischen Begriffen, wobei als Code eine eindeutige alphanumerische Zeichenkette verwendet wird. Jeder Begriff, dem ein Code zugeordnet ist, wird als präferierter Begriff oder Vorzugsbenennung aufgefaßt. Den Vorzugsbenennungen können vollsynonyme, teilsynonyme sowie nicht-synonyme bzw. verwandte Begriffe beigefügt werden. Diese tragen eine eigene Kennung und sind fortlaufend numeriert. Das relationale Schema für einfache Codesysteme sieht wie folgt aus (Schlüsselattribute sind unterstrichen):

Relation: CODETEXT
Attribute: Schlüssel#, Code, Typus, Text

Die Schlüssel# identifiziert dabei die einzelnen Codesysteme, wobei
man mit einer zweistelligen Notation das Auslangen findet. Als Codes
werden in den internationalen Systemen sowohl rein numerische aber
auch alphanumerische Notationen verwendet. Will man außerdem einen
mehrsprachigen Text benützen, dann ist ein zusätzliches Attribut
(z.B. TextE im Falle englischsprachiger Texte) erforderlich. Im
Attribut Typus ist angegeben, ob es sich um ein Voll- (z.B. Karzinom-
Carcinom, Pneumonie-Lungenentzündung) oder ein Teilsynonym (z.B.
Atherosklerose-Arteriosklerose) handelt. Vollsynonyme sind weiters
auch alle fakultativ verwendeten Bezeichnungen, alle flexionsbeding-
ten Unterschiede, so etwa die Genetiv- und Adjektivformen bei
Eponymen, wie "Crohn Syndrom", "Crohn's Syndrom" und "Crohnsches
Syndrom". Die Kennzeichnung als Teilsynonym ("near synonym") ist in
der Praxis schwierig und oft Gegenstand längerer Diskussionen unter
den Ärzten. Man spricht von verwandten Begriffen ("related terms"),
wenn keinerlei synonymer Charakter in bezug auf die Vorzugsbenennung
vorhanden ist (z.B. "akute Pankreatitis" und "akute Pankreasnekrose"
in Bsp. 4). Der Übergang von Voll- über Teilsynonymen zu verwandten
Begriffen ist in vielen Fällen fließend; dementsprechend schwierig
ist die Handhabung in der dokumentarischen Praxis. Die Vorzugsbenennung beschreibt eine ganze Klasse von synonymen bzw. nicht-synonymen
(verwandten) Begriffen und ist bei den internationalen Codesystemen
in der Regel als solche ausgewiesen. Im Attribut Typus wird somit
eingetragen:

V.....Vorzugsbenennung (präferierter Begriff)
S.....Vollsynonym
T.....Teilsynonym
B.....nicht-synonymer (verwandter) Begriff

Die Eindeutigkeit im Schlüsselattribut Typus wird bei den Voll-,
Teil- und Nichtsynonymen mittels einer Folgenumerierung erreicht.
Die Numerierung beginnt mit #=001.

Eine Vorzugsbenennung ist pro Code nur einmal zugelassen und hat
daher keine Folge#. Synonyme (Voll- und Teil-) beziehen sich immer
auf die Vorzugsbenennung. Gibt es zu einem Teilsynonym eine fakultative Bezeichnung, dann ist diese per definitionem selbst auch nur
Teilsynonym (z.B. "rezidivierende akute Pankreatitis" und "rezidivierende Pankreatitis" in Bsp. 4). Sollte die Angabe Voll- oder

Teilsynonym aus medizinischen Gründen nicht sinnvoll sein, wird der betreffende Text unter dem Typus B (nicht-synonymer Begriff) in Verbindung mit einer Nummer ab #=001 vermerkt.

Bei der Diagnosestellung werden von den Ärzten auch verschiedene Epitheta, wie etwa die Begriffe "geringgradig", "leicht", "mäßig", "schwer", u.v.a.m. als Beiwörter verwendet. Im Falle von "akut" und "chronisch" erfolgt in den internationalen Schlüsselsystemen meist bereits eine Differenzierung im Code selbst.

Die SNOMED /20-25, 29/ differenziert in vielen Fällen auch die verschiedenen Beiwörter, indem die letzten Stellen des jeweiligen Codes modifiziert werden.

Das ICD-System /12-15/ faßt in den meisten diagnostischen Teilbereichen alle "sonstigen Diagnosen" unter einem eigenen Code zusammen. Unter dem Typus V trägt man dann diese zusammenfassende Bezeichnung in CODETEXT ein, z.B. beim ICD unter dem Code=5778 die Bezeichnung "Sonstige Krankheiten der Bauchspeicheldrüse". Bei derartigen Zusammenfassungen nicht-synonymer Bezeichnungen unter einem Code ist es nicht sinnvoll, Voll- und/oder Teilsynonyme festzulegen, sondern man numeriert einfach die Bezeichnungen als nicht-synonyme Begriffe durch (B001, B002,...). Die eingangs zitierten Epitheta fallen, sofern sie nicht als Modifikation oder eigenständige Texte vorkommen, unter diesen Sammelcode ("Sonstige..."). Epitheta sind manchmal auch Differenzierungen der eigentlichen Erkrankung und laufen dann entweder als Teil- oder (seltener als) Vollsynonym unter der jeweiligen Vorzugsbenennung (z.B. "akute Phase", "chronische Phase"). Die Zuordnung von Diagnosebezeichnungen mit vor- und/oder nachgesetzten Epitheta zu einem bestimmten Code muß primär der Arzt treffen.

Bei einfachen Codesystemen ist es möglich, daß der Code eine gewisse hierarchische Ordnung widerspiegelt. Solange aber keine expliziten internen Verweise, die die Hierarchie bestimmen, vorhanden sind (siehe Abschnitt 2.4) wird nur von einfachen Codesystemen gesprochen.

Im folgenden Beispiel 4 kennzeichnet die Schlüssel#=01 das System ICD (9. Revision) der Weltgesundheitsorganisation, #=04 die "Morphologie" der SNOMED.

Beispiel 4 (Anwendung bei ICD und SNOMED):

Schlüssel#	Code	Typus	Text
01	5770	V	akute Pankreatitis
01	5770	T001	rezid. akute Pankreatitis
01	5770	T002	rezidivierende Pankreatitis
01	5770	B001	subakute Pankreatitis
01	5770	B002	akute Pankreasnekrose
01	5770	B003	Mumps-Pankreatitis
01	5771	V	chronische Pankreatitis
01	5771	S001	rezid.chron.Pankreatitis
01	5778	V	Sonst.Krankh.d.Pankreas
01	5778	B001	Pankreasatrophie
01	5778	B002	geringgr.Athrophie d.Pankreas
01	5778	B003	Pankreasfibrose
01	5778	B004	asept. Nekrose des Pankreas
..	......	....	....
04	M30010	V	Lithiasis
04	M30010	S001	Steinkrankheit
04	M30010	B002	Cholelithiasis

2.3. Ausschluß- und Querverweise

Um Verweise im Sinne von Ausschlußdiagnosen - das sind Diagnosen,
deren Dokumentation unter einer betreffenden Nummer ausgeschlossen
werden soll - und Querverbindungen - das sind Hinweise, die bedeuten,
daß die gleiche Diagnose auch unter einer anderen Nummer gefunden
oder detaillierter beschrieben werden kann - zu dokumentieren, benützt man die folgende Relation.

Relation: VERWEIS
Attribute: Schlüssel#, Code, Typus, V-Schlüssel#, V-Code, V-Typus,
           V-Art

Die Unterscheidung zwischen Ausschluß- und Querverweisen erfolgt
über das Attribut V(erweis)-Art mit Hilfe der Codes A (Ausschluß)
bzw. Q (Querverweis). Bezüglich der V(erweis)-Art U (Untercode) wird
auf Abschnitt 2.4 verwiesen. Das Attributtripel Schlüssel#, Code und
Typus ist der Bezug für die diversen Verweise, wobei alle in den
verwendeten Codesystemen expressis verbis angeführten Ausschlüsse
und Verweise durch eine Eintragung in den drei Verweis-Attributen
V-Schlüssel#, V-Code und V-Typus festgehalten werden. Da es auch
vorkommt, daß nur eine Teilmenge der Synonyme eines bestimmten Codes

auf eine Menge von Codes verweist, muß der Typus als Attribut mitge-
führt werden. Es muß auch die V-Schlüssel# als Attribut in der Relation enthalten sein, da auch auf andere Codesysteme verwiesen werden
kann. Die Querverweise haben den Vorteil, daß das parallele Beschreiben eines Krankheitsgeschehens leichter zu bewerkstelligen ist.

Beispiel 5 (Dokumentation von Verweisen):

Schlüssel#	Code	Typus	V-Schlüssel#	V-Code	V-Typus	V-Art
01	5770	B003	01	0723	V	Q
01	5778	V	01	2117	V	A
01	5778	V	01	2770	B001	A
01	5778	V	01	2770	B002	A
01	5778	V	01	5794	V	A
04	M30010	B001	03	T57000	V	Q

Die Diagnose#=5770, Typus=B003 ("Mumps-Pankreatitis") verweist auf
die #=0723 mit der gleichen Bezeichnung. Dieser Querverweis innerhalb
des ICD entspringt dem Umstand, daß dieses Schlüsselsystem in manchen Teilbereichen sowohl eine nosologische als auch topographische
Zuordnung gestattet. Unter der #=5778 ("Sonstige Krankheiten der
Bauchspeicheldrüse") sind im ICD-System vier Diagnosen als Ausschluß
angegeben. Im einzelnen sind dies (Beispiel 6):

Schlüssel#	Code	Typus	Text
01	2177	V	Inselzelltumor des Pankreas
01	2770	B001	Mukoviszidose des Pankreas
01	2770	B002	Zystische Pankreasfibrose
01	5794	V	Pankreatische Steatorrhoe

Im Falle der Schlüssel#=04, "Morphologie" der SNOMED, verweist die
Diagnose "Cholelithiasis" mit dem Code M30010 auf den Topographie-
Schlüssel (#=03) mit dem Code T57000, Vesica fellea (Gallenblase).

2.4. Hierarchische Codesysteme

In der Praxis der medizinischen Schlüsselsysteme tritt oft der Fall
auf, daß bestimmte Codeteilbereiche oder das ganze verwendete System
einen hierarchischen Aufbau aufweisen, wobei die unteren Ebenen bei
mehreren und/oder allen übergeordneten Codes gleiche Texte besitzen.

Beim ICD-System wird beispielsweise bei den Codenummern 531-534 die
folgende idente Unterteilung in der vierten Stelle verwendet:


```
0 akut mit Hämorrhagie
1 akut mit Perforation
.....................
9 N.n.bez. ob akut oder chronisch ohne Angabe einer
  Hämorrhagie oder Perforation
```

Derartige Unterteilungen werden Untercodes genannt. Die dreistelligen
ICD-Codes

```
531-    Magengeschwür
532-    Ulcus duodeni
533-    Ulcus pepticum
534-    Gastrojejunalgeschwür
```

müssen in der vierten Position je nach medizinischer Situation mit
der obenstehenden Unterteilung (0-9) ergänzt werden. Es wird dazu im
Code mit Hilfe des Zeichens "-" die Existenz eines eigenständigen
Untercodes vermerkt. Das Zeichen "-" fungiert dabei als Platzhalter.
Die übrigen Eintragungen in der Relation CODETEXT erfolgen gemäß der
obigen Beschreibung, d.h. es werden Vorzugsbenennungen und Synonyma
wie dort angegeben gespeichert. Im obigen Fall wird in der Relation
CODETEXT eingetragen:

Beispiel 7 (Verwendung von Untercodes bei Hierarchien):

Schlüssel#	Code	Typus	Text
01	531-	V	Magengeschwür
01	531-	S001	Ulcus ventriculi
01	531-	B001	Magenerosion
01	531-	B002	Ulcus pyloricum
01	532-	V	Ulcus duodeni
01	532-	S001	Zwölffingerdarmgeschwür
..	....	...	....

Das Zeichen "-" kennzeichnet das Vorhandensein eines Untercodes. Die
weiteren Eintragungen in den Attributen Sprache, Typus und Text
erfolgen analog zu den Erläuterungen im Abschnitt 2.2.

Die zu den Untercodes gehörenden Texte werden in der gleichen
Relation CODETEXT, jedoch mit einer anderen Schlüssel# gespeichert.
Als Code wird eine vom medizinischen Administrator vergebene Notation
verwendet. Das Ergebnis ist dann:

Beispiel 8 (Dokumentation von Untercodes):

Schlüssel#	Code	Typus	Text
50	180	V	akut mit Hämorrhagie
50	180	S001	mit akuter Blutung
50	181	V	akut mit Perforation
..	...	.	....
50	189	V	N.n.bez. ob akut oder chronisch ohne Angabe einer Hämorrhagie oder Perforation
50	189	V	-

Als Schlüssel# der Untercodes zum ICD-Schlüssel mit der #=01 wurde
die #=50 gewählt. Die betreffenden Codes sind laut medizinischem
Administrator, der einzigen Person, die derartige Eintragungen
vornehmen darf, 180,...,189. Die übrigen Eintragungen sind analog
wie im Abschnitt 2.2 vorzunehmen. In der letzten Zeile wurde im
Attribut Text keine Eintragung, d.h. relevant ist in diesem Fall die
Bezeichnung in der übergeordneten Stufe. Um den Zusammenhang herzustellen muß noch im Attribut V-Art der Relation VERWEIS der Code U
eingetragen werden (Beispiel 9):

Schlüssel#	Code	Typus	V-Schlüssel#	V-Code	V-Typus	V-Art
01	5310	V	50	180	V	U
01	5310	S001	50	180	V	U
01	5311	V	50	181	V	U
..	....	.	..	...	.	.
01	5320	V	50	180	V	U
..	....	.	..	...	.	.

Das Ergebnis der Textverbindung ist dann im Falle des Codes=5310 die
Diagnosebezeichnung "Magengeschwür, akut mit Hämorrhagie" oder
"Ulcus ventriculi, akut mit Hämorrhagie", wenn man von der synonymen
Bezeichnung mit dem Typus=S001 ausgeht. Im Falle einer mehrstufigen
Hierarchie geht man analog vor. Beispielsweise möge ein Codesystem
(#=12) mit 5-stelliger numerischer Notation vorliegen, wobei die 4.
und 5. Stelle eigenständige Untercodes sein sollen. Die Schlüssel#
der Untercodes sei #=62. In CODETEXT wird dann eingetragen:

Beispiel 10 (Untercodes bei mehrstufigen Hierarchien):

Schlüssel#	Code	Typus	Text
12	123--	V	offener Bruch
..	.....	.	....
62	48	V	Oberschenkel
62	101	V	links
62	102	V	rechts
..	.....	.	....

In VERWEIS wird vermerkt (Beispiel 11 - Verweise bei mehrstufigen Hierarchien):

Schlüssel#	Code	Typus	V-Schlüssel#	V-Code	V-Typus	V-Art
12	123G-	V	62	48	V	U
12	123-1	V	62	101	V	U

Der betreffende Text zum Code 123G1 ist dann "offener Bruch, Ober-schenkel, links". In CODETEXT muß der Code 123G1 ebenfalls einge-tragen werden, wenn es dazu weitere synonyme oder gleichgeordnete Begriffe gibt.

Im gleichen Sinne werden auch mehrstellige Untercodes vermerkt.

2.5. Erweiterungen eines Codesystems

Oftmals erweist es sich als notwendig in einem Teilbereich eines Codesystems eine bessere Differenzierung durch private Erweiterungen der Codes vorzunehmen, z.B. bei der #=5778 im Beispiel 4. Das Ergebnis einer solchen Neucodierung durch Anfügen einer fünften Stelle an den ursprünglich vierstelligen Code ist dann in der Relation CODETEXT wie folgt:

Beispiel 12 (Codesystem-Erweiterung):

Schlüssel#	Code	Typus	Text
01	57780	V	Pankreasatrophie
01	57780	T001	geringgr.Atrophie d.Pankreas
01	57781	V	Pankreasfibrose
01	57782	V	aseptische Nekrose d.Pankreas
..	.....	.	....
01	57788	V	Sonst.Krankh.d.Pankreas

Im Beispiel 5 zur Relation VERWEIS muß auch der Diagnosecode #=5778
Typus=V auf #=57788 Typus=V abgeändert werden.

Derartige Erweiterungen haben natürlich auch eine Auswirkung auf die
gespeicherten Daten bei den betroffenen Patienten, wo entsprechende
Änderungen vorgenommen werden müssen. Desgleichen muß man auch in
der Relation WORTSTAMM (siehe Abschnitt 3.1) eine allfällige Änderung
vornehmen.

Erweiterungen der Codes sowie alle sonstigen Updates dürfen nur von
einer einzigen zentralen Stelle, der medizinischen Administration -
als Pendant zur DB-Administration - des Krankenhausinformationssystems vorgenommen werden.

2.6. Implementierte Codesysteme im WAMIS

Die derzeit benützten Systeme sind in der Tab. 1 aufgelistet.

Tabelle 1: Verzeichnis der Codesysteme im Medizinischen
           Informationssystem WAMIS (Stand: 31.08.1985).
           Folgende Abkürzungen wurden verwendet:
           - SNOMED   /20-25/, /29/
           - ICD/9   /12/
           - KDS   /16/
           - ICD/9-CM /13-15/
           - CADIAG-1 und CADIAG-2 /1,2/
           - D=Deutsch; E=Englisch

Klinik	Codesystem	Sprache	Anzahl der Codes	Anzahl der Synonyme
Allgemeine	SNOMED	E	24.240	7.146
Medizinische	ICD/9	D	1.620	3.824
Codesysteme	KDS	D	9.232	5.247
II.Univ.Klinik für Gastro- enterologie u. Hepatologie	ICD/9-Erwei- terte Fassung Organ-Code- system	D D	5.074 76	4.867 –
	Literatur- u. Diapositiv- codesystem	D	306	–

I.Med.Univ. Klinik	Aufnahme- diagnosen	D	999	–
	Entlassungs- diagnosen	D	999	–
	Zuweisende Stelle	D	290	–
	Keime	D	147	–
	Abnahmeort	D	93	–
	Antibiotika	D	86	–
	Vergiftungs- schlüssel	D	102	–
I.Chirurg. Univ.Klinik	Diagnosen- schlüssel	D	5.168	32
	Operations- schlüssel	D	2.596	–
	Komplikations- schlüssel	D	686	–
	Unfall- schlüssel	D	76	–
	Operateur- schlüssel	D	96	–
	Struma-Zusatz- schlüssel	D	33	–
	Rezidivstruma- Zusatzschlüssel	D	34	–
	Gefäßdiagnosen- schlüssel	D	96	–
	Gefäßtherapie- schlüssel	D	177	–
	Morbus-Hodgkin- Zusatzschlüssel	D	41	–
	Galle-Zusatz- schlüssel	D	53	–
	Struma-Maligna- Histologie	D	53	–
	Blutgruppen- schlüssel	D	13	–
II.Chirurg. Univ.Klinik	Diagnosen	D	4.944	2.474
	Lokalisation	D	329	–
	Diagnosen- ergänzung	D	363	–
	Therapien	D	1.704	618
	Histologie	D	268	92
II.Univ. Frauenklinik	Morphologischer Tumorschlüssel	D	285	–
	Topographischer Tumorschlüssel	D	189	–
I.Univ.Klinik für HNO	KDS-Adaptierte Fassung	D	7.385	505
	Therapieschl.	D	1.174	–
	Unfallschlüssel	D	61	–
	Operateur	D	64	–

II.Univ.Klinik für Augenkrankheiten	ICD/9-CM Adaptierte Fassung	D	1.242	-
I.Univ.HautKlinik	KDS	D	964	-
Orthopädische Univ.Klinik	Diagnosenschlüssel	D	1.435	-
	Therapieschlüssel	D	299	-
	Komplikationsschlüssel	D	47	-
CADIAG-1 und CADIAG-2	Symptomenthesaurus	D	3.570	3.393
	Zwischenkombinationen	D	62	-
	Symptomkombinationen	D	39	-
	Diagnosenthesaurus	D	336	28
			74.267	28.594
	G e s a m t :		102.861	

3. <u>System der Wortstämme</u>

3.1. <u>Allgemeines</u>

Bei den Codesystemen ist der als Notation verwendete Code gleichzeitig auch Zugriffsschlüssel. Deshalb kann bei der on-line Verarbeitung der Zugriff nur über den Code erfolgen. Da aber eine natürlichsprachige Eingabe von Begriffen - die im Krankenhaus mit EDV-
Unterstützung am häufigsten gewünschte Form der Erfassung - ermöglicht werden soll, ist eine Verbindung zwischen Begriffen und Codes
notwendig. Das wird mit Hilfe von Wortstämmen erreicht, die zu den
Begriffen verweisen, denen sie zugrunde liegen.

Die Generierung der Wortstämme erfolgt dabei sofort bei der Aufnahme
eines neuen Begriffs in ein Codesystem. Wortstämme anstelle der
vollständigen Wörter wurden deshalb gewählt, um Wörter mit gleichem

Stamm aber unterschiedlicher Endung, sowie orthographische Varianten und auch synonyme Begriffe auf einen Begriff zurückzuführen. Da es sich bei dem Wortsegmentierungsalgorithmus um ein heuristisches Verfahren handelt, in dem Infixe und zusammengesetzte Wörter nicht speziell behandelt werden, werden "nur" Pseudowortstämme generiert. Auf eine exakte morphologische sowie semantische Zerlegung der medizinischen Wörter wurde aus Effizienzgründen verzichtet, obwohl es dafür erfolgreiche Ansätze gibt /18, 27, 28/.

Das relationale Schema sieht wie folgt aus:

Relation: WORTSTAMM
Attribute: Stamm, Schlüssel#, Code

Beispiel 13 (Wortstamm):

Stamm	Schlüssel	Code
BLUTDRUC	01	4019
EROT	01	4019
IPERTONI	01	4019

Die im Beispiel 13 angegebenen Wortstämme wurden gemäß dem in Abschnitt 3.2 beschriebenen Algorithmus erstellt. Aus den Diagnosen "Hypertonie" und synonym dazu "erhöhter Blutdruck" mit dem Code=4019 im ICD-System werden die obenstehenden Wortstämme gebildet. Ein bestimmter Wortstamm kann dabei auf mehrere Codes verweisen. Dies trifft in jedem Fall bei den Homonymen zu, aber auch bei vielen medizinischen Begriffen, die aus mehreren Wörtern bestehen.

Da es unter den Wortstämmen auch Synonyme gibt, müssen diese in der Relation WORTSTAMM-SYNONYM vermerkt werden.

Relation: WORTSTAMM-SYNONYM
Attribute: StammV, StammS

Als Attribute werden StammV und StammS verwendet. Um Eindeutigkeit zu erreichen, wird der Attributname mit den Buchstaben V und S ergänzt.

Beispiel 14 (Wortstammsynonyma):

StammV   StammS
____

MALIGN   CARCIN

Da nicht bei allen Codes in den malignen Erkrankungen die Bezeichnung
"Malignom" als Synonym zu der Vorzugsbenennung mit dem Wort
"Carcinom" vorkommt, benötigt man ein Wortstammsynonym-Verzeichnis
um im Falle der Eingabe von "Malignom" auch alle Karzinome angezeigt
zu bekommen.

3.2. Wortsegmentierungsalgorithmus

Die lexikalische Analyse der eingegebenen Begriffe, also das Trennen
der vorliegenden alphanumerischen Zeichenreihe in einzelne Wörter,
erfolgt entsprechend vorgegebener Trennzeichen und ist teilweise
applikationsabhängig. Meist fungieren 'blank', '.', ',' aber auch
andere als Trennzeichen.

Jedes einzelne Wort wird dann dem Wortsegmentierungsalgorithmus
zugeführt. Diesem Algorithmus liegt das in WINGERT /27, 28/ als
Modell 2 bezeichnete Wortmodell zugrunde. Es handelt sich dabei um
ein Modell, welches davon ausgeht, daß jedes Wort aus einem Stamm
und einem Flexionsmorphem besteht. Die Segmentierung wird mit Hilfe
eines Flexionsmorphemwörterbuches vorgenommen.

Der Algorithmus enthält weiterhin Regeln zur Vereinheitlichung von
Schreibweisen (z.B. Karzinom, Carcinom) sowie phonetische Verein-
fachungen, mit deren Hilfe einige häufige Fehler bereinigt werden.
Der Versuch einer optimalen Fehlerbehebung wie z.B. in /4, 5, 11/
unternommen, wurde ebenfalls aus Effizienzgründen nicht implementiert.

Tabelle 2: Segmentierungsalgorithmus SEGM zur Bildung eines
Wortstammes ST aus einem medizinischen Begriff W.

Segmentierungsalgorithmus ST←SEGM(W)

Schritt 1: Enthält W nicht erlaubte Zeichen (Zeichen außer Buch-
staben und Ziffern)?
Ja : Stammbildung nicht möglich; stop.
Nein: Stammbildung möglich; springe zu Schritt 2.

Schritt 2: i←0; i zeigt an, ob Flexionsmorpheme abgeschnitten wurden
(i=1) oder nicht (i=0).

Schritt 3: a) Annullierung aller Mehrfachzeichen in W
('NN'→'N', 'III'→'I', etc.)
b) Ersetzen der folgenden Buchstabenpaare in W durch
Einzelbuchstaben:
'AE'→'E', 'CK'→'C', 'IE'→'I',
'OE'→'O', 'PH'→'F', 'UE'→'U'.
c) Annullierung aller 'H' in W außer der 'H' in 'CH'.
d) Ersetzen der folgenden Einzelbuchstaben in W durch
Einzelbuchstaben:
'K'→'C', 'Y'→'I', 'Z'→'C',
'Ä'→'E', 'Ö'→'O', 'Ü'→'U'.
e) Ersetzen spezieller Buchstabenkombinationen in W:
'INX'→'ING', 'VERGIFT'→'INTOX'.
f) Schützen spezieller Buchstabenkombinationen in W:
'TUMOR', 'URI', 'STEIN'.

Schritt 4: Trägt W als Endung ein 5, 4, 3 oder 2stelliges Flexionsmorphem und bleibt nach Abschneiden des Flexionsmorphems
eine minimale Länge von W von 4 Zeichen erhalten?

Ja: Abschneiden des Flexionsmorphems von W, wobei versucht
wird, das längere Flexionsmorphem zuerst abzuschneiden
(Prinzip der längsten Übereinstimmung /28/); das
Flexionsmorphemwörterbuch enthält die folgenden Morpheme:

7   5stellige Flexionsmorpheme
'ARTIG', 'ATION', 'EMENT', 'IASIS', 'IREND', 'IRUNG',
'ISMUS',

23   4stellige Flexionsmorpheme
'ASIS', 'ATIC', 'ATIO', 'ATIS', ATIV', 'ATOS', 'CEIT',
'EMIO', 'EOUS', 'IARI', 'ICES', 'ISCH', 'ITAT', 'LICH',
'LING', 'MATA', 'MENT', 'OLAR', 'OLUS', 'OSID', 'OSIS',
'TION', 'ULAR',

34   3stellige Flexionsmorpheme
'AFT', 'ANC', 'ANT', 'ARI', 'ASE', 'DIS', 'EIT', 'ELI',
'END', 'ENS', 'ENT', 'ERN', 'EST', 'EUM', 'IAL', 'IAM',
'IAS', 'IDE', 'ING', 'ION', 'IRT', 'ISM', 'IST', 'IUM',
'IUS', 'IVE', 'LED', 'LEN', 'LES', 'OID', 'OSE', 'OUS',
'SCH', 'UNG',

32   2stellige Flexionsmorpheme
'AL', 'AN', 'AR', 'AS', 'AT', 'EA', 'ED', 'EM', 'EN',
'ER', 'ES', 'EX', 'IA', 'IC', 'ID', 'IG', 'IL', 'IN',
'IO', 'IR', 'IS', 'IV', 'IX', 'LE', 'LI', 'OM', 'ON',
'OR', 'OS', 'UM', 'UR', 'US';

i+1; springe zu Schritt 4.

Nein: i=1? (wurden schon ein oder mehrere Flexionsmorpheme abge-
schnitten?)
Ja : Keine weitere Deflexion; springe zu Schritt 5.
Nein: Trägt W als Endung ein 1stelliges Flexionsmorphem
und bleibt nach Abschneiden der Flexion eine minimale
Länge von W von 4 Zeichen erhalten?
     Ja : Abschneiden des Flexionsmorphem von W; als
     1stellige Flexionsmorpheme werden betrachtet:
     'S' und ein Vokal nach einem Konsonanten;
     i+1; springe zu Schritt 4.
     Nein: Springe zu Schritt 5.

Schritt 5: Zurücksetzen der geschützten Buchstabenkombinationen in W:
           'TUMOR', 'URI'.
Schritt 6: ST+W; stop.

Für die in den Codesystemen dzt. vorhandenen 102.861 medizinischen Begriffe (Vorzugsbenennungen, Synonyme und gleichgeordnete Begriffe) - jeder Begriff besteht dabei im Durchschnitt aus 3-4 Wörtern - wurden 59.257 Stämme gebildet.

Beispiel 15 (Wortstammbildung):

```
'URAEMIE'              'UREM'
'HYPERLUPOID'          'IPERLUP'
'ALKOHOLVERGIFTUNG'    'ALCOOLINTOX'
'JETZIGE'              'JETC'
'BESCHWERDEN'          'BESCHWERD'
'HYPERTONIE'           'IPERTONI'
'ERHÖHTER'             'EROT'
'BLUTDRUCK'            'BLUTDRUC'
'IN'                   'IN'
'DEN'                  'DEN'
'LETZTEN'              'LETCT'
'DREI'                 'DREI'
'MONATEN'              'MONAT'
```

3.3. Retrieval

Die Recherche erfolgt dergestalt, daß nach Übernahme der natürlich-sprachig eingegebenen Begriffe eine lexikalische Analyse vorgenommen wird. Dabei wird die vorliegende alphanumerische Zeichenkette in die einzelnen Wörter zerlegt. Als Trennzeichen fungieren die Zeichen 'blank', '.', ',', u.a. Sie werden durch die jeweilige konkrete Applikation bestimmt. Die als Ergebnis der lexikalischen Analyse vorliegenden Wörter passieren im Anschluß einen - ebenfalls applika-tionsabhängigen - Filter, der die semantisch bedeutungslosen Artikel, Präpositionen und Konjunktionen annulliert.

Jedes verbleibende Wort wird dem gleichen Wortsegmentierungsalgo-rithmus wie bei der Wortstammdateigenerierung zugeführt. Man erhält als Ergebnis Wortstämme, die als Schlüssel für den Zugriff auf die Wortstammdatei dienen. Jeder Wortstamm liefert eine Verweismenge (Menge von Codes), die mit Hilfe eines Schnittmengenbildungsver-fahrens mengenmäßig reduziert werden. Die verbleibende Menge an Codes stellt die Schlüssel derjenigen Begriffe aus dem jeweiligen Codesystem dar, die nun auf Grund der eingegebenen Begriffe am Bildschirm angeboten werden. Durch die starke Zusammenführung verschiedener Begriffe über die Wortstammethode kommt es dabei oft dazu, daß zu dem einzelnen richtigen Begriff noch weitere ähnliche Begriffe angeboten werden. Tabelle 3 zeigt den detaillierten Algorithmus für die Recherche von Symptomen aus dem Symptomenthesaurus. Hier wurden als Worttrennzeichen 'blank' und als Trennzeichen zwischen Symptomen ',' gewählt.

Tabelle 3: Symptomsuchalgorithmus SYSU zur Suche von Symptomen $\{SY\}$ in einem Symptomenthesaurus, die natürlichsprachig als fortlaufender Text T eingegeben wurden, unter Berücksichtigung synonymer Bezeichnungen, orthographischer Varianten und unterschiedlicher Endungen.

Symptomsuchalgorithmus $\{SY\} \leftarrow SYSU(T)$

Schritt 1: T enthält natürlichsprachlich eingegebene Symptome TSY_i $1 \leq i \leq m$, die in T durch Kommata getrennt sind; trennen von T mit Trennzeichen ','; $i \leftarrow 0; \{SY\} \leftarrow \emptyset$.

    Bsp.: $T \leftarrow$ 'plötzlicher Krankheitsbeginn, Schmerzen in den ZGG, Harnsäure'

        $TSY_1 \leftarrow$ 'plötzlicher Krankheitsbeginn'

        $TSY_2 \leftarrow$ 'Schmerzen in den ZGG'

        $TSY_3 \leftarrow$ 'Harnsäure'

        $i \leftarrow 0; \{SY\} \leftarrow \emptyset$

Schritt 2: $(i \leftarrow i+1) > m$?

    Ja : Alle TSY_i verarbeitet; stop.

    Nein: TSY_i enthält Worte W_i^j, $1 \leq j \leq n$, die durch Blanks getrennt sind; trennen von TSY_i mit Trennzeichen ' '; $j \leftarrow 0; \{ST_i^j\} \leftarrow \emptyset$.

        Bsp.: $TSY_1 \leftarrow$ 'plötzlicher Krankheitsbeginn'

            $W_1^1 \leftarrow$ 'plötzlich'

            $W_1^2 \leftarrow$ 'Krankheitsbeginn'

            $j \leftarrow 0; \{ST_i^j\} \leftarrow \emptyset$.

Schritt 3: $(j \leftarrow j+1) > n$?

    Ja : Alle W_i^j verarbeitet; springe zu Schritt 4.

    Nein: Wortstammbildung $ST_i^j \leftarrow SEGM(W_i^j)$ mit Segmentierungsalgorithmus SEGM (Tabelle 2); hinzufügen von ST_i^j zu $\{ST_i^j\}$, wobei gleiche Wortstämme nur einmal in $\{ST_i^j\}$ aufgenommen werden; Ermittlung der Verweismengen $\{V_i^j\}$ von ST_i^j, die auf Symptome SY im Symptomenthesaurus verweisen; springe zu 3.

$$1.\ \text{Bsp.:}\quad W_1^1 \leftarrow \text{'plötzlicher'}$$
$$W_1^2 \leftarrow \text{'Krankheitsbeginn'}$$
$$ST_1^1 \leftarrow \text{'PLOTC'}$$
$$ST_1^2 \leftarrow \text{'CRANCEITSBEG'}$$
$$\{V_1^1\} \leftarrow \{\text{'AHAD','AHAT'}\}$$
$$\{V_1^2\} \leftarrow \{\text{'AH','AHAA','AHAB','AHAB2','AHAB4',}$$
$$\text{'AHAB6','AHAD','AHAF',}\dots\}$$

$$2.\ \text{Bsp.:}\quad W_3^1 \leftarrow \text{'Harnsäure'}$$
$$ST_3^1 \leftarrow \text{'ARNSEUR'}$$
$$\{V_3^1\} \leftarrow \{\text{'C01A02','C01A03','C40HS2','C40HS3'}\}$$

Schritt 4: Ermitteln der N-fach,..., 2fach und 1fach auftretenden gleichen Einzelverweise $V_{i_k}^j$,$1 \leq k \leq \infty$, in den Verweismengen $\{V_i^j\}$;

$$1.\ \text{Bsp.:}\quad V_{1_1}^1 \leftarrow \text{'AHAD'}\quad V_{1_7}^2 \leftarrow \text{'AHAD'}\qquad 2\text{fach}$$
$$V_{1_2}^1 \leftarrow \text{'AHAT'}\qquad\qquad\qquad\qquad 1\text{fach}$$
$$V_{1_1}^2 \leftarrow \text{'AH'}\qquad 1\text{fach}$$
$$V_{1_2}^2 \leftarrow \text{'AHAA'}\qquad 1\text{fach}$$
$$V_{1_3}^2 \leftarrow \text{'AHAB'}\qquad 1\text{fach}$$
$$V_{1_4}^2 \leftarrow \text{'AHAB2'}\qquad 1\text{fach}$$
$$V_{1_5}^2 \leftarrow \text{'AHAB4'}\qquad 1\text{fach}$$
$$V_{1_6}^2 \leftarrow \text{'AHAB6'}\qquad 1\text{fach}$$
$$V_{1_8}^2 \leftarrow \text{'AHAF'}\qquad 1\text{fach}$$

Ermitteln der Symptome SY mit größter Einzelverweisanzahl N aus dem Symptomenthesaurus und Hinzufügen der präferierten Symptombezeichnungen von SY in {SY}; springe zu Schritt 2.

$$1.\ \text{Bsp.:}\quad 2\text{fach 'AHAD'}$$
$$\{ST\} \leftarrow \{\text{Kr.,Beginn,plötzlich}\}$$

```
2. Bsp.: 1fach 'C01A02'
          1fach 'C01A03'
          1fach 'C40HS2'
          1fach 'C40HS3'
          {SY} ← {...; Harnsäure,Serum,erhöht;
                      Harnsäure,Serum,stark erhöht;
                      Harnsäure,Harn,erhöht;
                      Harnsäure,Harn,stark erhöht}
```

Beispiel 16 (Symptomsuchalgorithmus):

EINGABE:

  'Plötzlicher Krankheitsbeginn, Schmerzen in den ZGG, Harnsäure'

AUSGABE:

```
  'Kr.,Beginn,plötzlich'
  'Extr.,Fuss,Schmerz eines ZGG'
  'Extr.,Fuss,Schmerz mehrerer ZGG'
  'Harnsäure,Serum,erhöht'
  'Harnsäure,Serum,stark erhöht'
  'Harnsäure,Harn,erhöht'
  'Harnsäure,Harn,stark erhöht'
```

Diese Retrievalmethode ist sehr anpassungsfähig sowohl bezüglich der
Eingabe als auch bezüglich des Codesystems. So wird z.B. der Begriff
'chronisch-rezidivierende Hepatitis Typ A' sofort eindeutig gefunden, durch Eingabe von 'Hepatitis' kann man sich aber alle im
Codesystem vorhandenen Hepatitiden anzeigen lassen und durch Eingabe
von 'rezidivierend' alle Vorkommen von 'rezidivierend' unabhängig
davon, welcher hierarchischen Ordnung das Codesystem folgt.

4. Anwendung bei der Dokumentation der Entlassungsdiagnosen

Neben der Erfassung der Personaldaten für die Identifikation des
Patienten ist die Dokumentation der Entlassungsdiagnosen eine der
wesentlichen Aufgaben in medizinischen Informationssystemen. Für die
Dokumentation von Diagnosen wurden umfangreiche Klassifikations-
schemata angelegt.

Am meisten verbreitet ist die Internationale Klassifikation der Krankheiten der WHO, die jetzt in der 9. revidierten Fassung vorliegt /12/. Diese Klassifikation hat sich in den letzten 100 Jahren sukzessiv entwickelt und ist aus dem Wunsch heraus entstanden, Todesursachen international vergleichbar zu dokumentieren. Neben vielen Vorzügen hat der ICD/9-Schlüssel den Nachteil, daß er für die Dokumentation klinischer Diagnosen oft zu grob ist. Er läßt nicht die Feinheit der Dokumentation zu, wie sie besonders an Universitätskliniken gewünscht wird. Eine Erweiterung des ICD/9 wurde mit dem ICD/9-Clinical Modification /13-15/ vorgelegt. Diese detaillierte Version des ICD ist viel besser für den klinischen Gebrauch geeignet.

Eine in den letzten Jahren immer stärker in Gebrauch gekommene Nomenklatur medizinischer Begriffe ist die SNOMED /20-25/, /29/. Diese systematisierte Nomenklatur der Medizin hat sich aus dem SNOP (Systematized Nomenclature of Pathology) entwickelt. Ein wesentlicher Vorteil der SNOMED ist die zugrunde liegende Organisation als Facettenklassifikation, wobei auch das Ordnungsprinzip Begriffskombination /6/ zur Anwendung kommt.

Medizinische Begriffe sind in der SNOMED nach mehreren Gesichtspunkten (Bezugssystemen) geordnet. Es sind dies: Krankheit (Nosologie), Topographie, Morphologie, Ätiologie, Funktion und Prozedur. Es wurde erkannt, daß sich medizinische Begriffe nicht nach einer Dimension (z.B. Nosologie) allein klassifizieren lassen. Die Folge davon ist, daß medizinische Begriffe oft mehrere Codes erhalten (z.B. Chole(cysto)lithiasis: M-30010 in Verbindung mit dem topographischen Code für Gallenblase T-57000; siehe auch Beispiele 4 und 5).

Für den klinischen Gebrauch stehen - wie schon aus Abschnitt 2.5. ersichtlich - den einzelnen Kliniken verschiedene Codesysteme zur Verfügung. Welche Klinik sich für welchen Diagnosenschlüssel entscheidet, bleibt den Kliniken überlassen.

Die Verarbeitung und Verschlüsselung der natürlichsprachigen Diagnosebegriffe erfolgt dann mit Hilfe der Diagnose-Codesysteme und der generierten Wortstämme. Im folgenden werden die unterschiedlichen Fälle der Verarbeitung kurz besprochen.

1. Fall: Eindeutige Zuordnung möglich

z.B.: Eingabe von
     "seronegative Polyarthritis im Stadium I"

Als Trennzeichen für die lexikalische Analyse fungieren "blanks".
Die Präposition "im" wird annulliert. Die verbleibenden vier Worte
werden segmentiert. Über die Wortstammdatei erhält man vier Verweismengen, und bei der Schnittmengenbildung jenen (einzigen) Code, der
in jeder dieser Verweismengen vorkommt. Der Code dient als Zugriffsschlüssel für das Codesystem und der entsprechende Text (Vorzugsbenennung) wird zusammen mit dem Code am Bildschirm angezeigt. Nach
Bestätigung durch den Benutzer (Arzt oder medizinisch geschultes
Eingabepersonal) wird der Code gemeinsam mit dem Text oder ohne
diesen abgespeichert.

2. Fall: Mehrdeutige Zuordnung vorhanden

z.B.: Eingabe von
     "Polyarthritis im Stadium I"

Das Ergebnis nach Anwendung der Methoden beschrieben in Abschnitt 3
ist:

     "seronegative Polyarthritis im Stadium I"
     "seropositive Polyarthritis im Stadium I"

Bei beiden Diagnosen ist der entsprechende Code beigefügt. Durch
Auswahl am Bildschirm (bzw. genauerer Spezifikation) wird nun die
Entlassungsdiagnose abgespeichert. Dieser Programmzweig kann auch
dazu benutzt werden, um sich für einen bestimmten Begriff alle
vorhandenen Eintragungen im Codesystem anzeigen zu lassen. Bei
Homonymen ist die Zuordnung in jedem Fall mehrdeutig. Die Entscheidung obliegt dann dem Arzt.

3. Fall: Keine Zuordnung möglich

Wenn keine Zuordnung möglich ist, kann das zugehörige Codesystem
interaktiv erweitert werden. Bei der Erweiterung muß aber der
entsprechende Code explizit angegeben werden. Anschließend erreicht
man entweder Fall 1 oder Fall 2.

5. Diskussion

Die in den Abschnitten 2 und 3 beschriebene Methode der Verarbeitung
natürlichsprachiger medizinischer Begriffe ist für einen routinemäßigen on-line Betrieb innerhalb eines Krankenhausinformationssystems sehr gut geeignet. Die Applikationen im System WAMIS verdeutlichen die breite Anwendbarkeit dieser Technik. Eine der wesentlichen Anwendungen liegt mit der Dokumentation von Entlassungsdiagnosen (siehe Abschnitt 4.) vor. Weitere Anwendungen sind

- Eingabe von Diagnosen im Medizinischen Auswertungssystem WAMAS
- Eingabe von Symptomen in den Medizinischen Expertensystemen
  CADIAG-1 und CADIAG-2

Durch die über die Wortstämme erfolgte Invertierung der medizinischen Begriffe ist ein leichter und schneller Zugriff möglich. Eine
ähnliche Methode, die Verwendung des Infixes (5stellig) zur Invertierung jedes Wortes, wurde von HAASE et al. /10/ bei der automatischen
Verschlüsselung von Diagnosen mit Hilfe des KDS /16/ eingesetzt. Die
Bildung der Wortstämme ermöglicht ein Zusammenführen von orthographi-
schen Varianten, Wörtern mit unterschiedlichen Endungen aber gleichem
Stamm und ein flexibles Einbeziehen von Synonymen, die entsprechend
der beschriebenen Retrievaltechnik auch als Stichworte zum Display
ganzer Codesystemabschnitte fungieren können. Ein wesentlicher Vorteil ist auch, daß bei Eingabe eines Begriffes alle Vorkommen des
Begriffs im Codesystem gleichzeitig gefunden werden. Auch bei Mehr-
fachkombinationen treten keinerlei Probleme auf.

Die schnellen Antwortzeiten im WAMIS, WAMAS und den CADIAG-Systemen
im Sekundenbereich erlauben einen guten praktischen Einsatz.

6. Literaturhinweise

/1/   ADLASSNIG, K.-P., G. KOLARZ, F. LIPOMERSKY, I. GRÖGER,
      G. GRABNER: CADIAG-1: A Computer-Assisted Diagnostic System on
      the Basis of Symbolic Logic and its Application in Internal
      Medicine. In O'MOORE, R.R., B. BARBER, P.L. REICHERTZ, F. ROGER
      (Eds.): Medical Informatics Europe 82. Springer-Verlag Berlin-
      Heidelberg-New York, 1982, 495-505.

/2/   ADLASSNIG, K.-P.: Ein Computerunterstütztes Medizinisches
      Diagnosesystem unter Verwendung von Fuzzy Teilmengen.
      Dissertation. Technische Universität Wien 1983.

/3/   DORDA, W., W. WOLF, P. SACHS: WAMAS: On-line Evaluation of a
      Medical Database under Consideration of Time-Relations. Annals
      of the World Association for Medical Informatics (1981) 2,
      231-236.

/4/   DURHAM, I., D.A. LAMB, J.B. SAXE: Spelling Correction in User
      Interfaces. Communications of the ACM 26 (1983) 764-773.

/5/   FISCHER, R.-J.: Automatische Schreibfehlerkorrektur in Texten.
      Springer-Verlag Berlin-Heidelberg-New York, 1980.

/6/   GAUSS, W.: Dokumentations- und Ordnungslehre. Springer-Verlag
      Berlin-Heidelberg-New York, 1983.

/7/   GEBHARDT, F.: Dokumentationssysteme. Springer-Verlag Berlin-
      Heidelberg-New York, 1981.

/8/   GRABNER, G., H. GRABNER: The Viennese General Medical Informa-
      tion System. Proceedings of MEDIS'75 TOKYO, Kansai Institute of
      Information Systems, 1975, 156-163.

/9/   GRABNER, H., A. MARKSTEINER, W. DORDA, W. WOLF, G. GRABNER:
      WAMIS: A Medical Information System. Conception and Clinical
      Usage. J. clin. Comp. 10 (1981), 154-169.

/10/ HAASE, J., R. KLAR, P. PIETRZYK: Ein Programm zur Diagnosenver-
      schlüsselung im Dialogverkehr. Meth. Inform. Med. 17 (1978)
      145-150.

/11/ HALL, P.A.V., G.R. DOWLING: Approximate String Matching.
      Computer Surveys 12 (1980) 381-402.

/12/ ICD/9: Handbuch der Internationalen Klassifikation der Krank-
      heiten, Verletzungen und Todesursachen (ICD) 1979, 9. Revision,
      Band I, Systematisches Verzeichnis, Deutscher Consulting Verlag,
      1979.

/13/ ICD/9-CM: The International Classification of Diseases
      9th Revision, Clinical Modification, Volume 1,
      Diseases, Tabular List, Edwards Brothers Ann Arbor,
      1980.

/14/ ICD/9-CM: The International Classification of Diseases
      9th Revision, Clinical Modification, Volume 2,
      Diseases, Alphabetic Index, Edwards Brothers Ann Arbor,
      1980.

/15/ ICD/9-CM: The International Classification of Diseases
     9th Revision, Clinical Modification, Volume 3,
     Procedures, Tabular List and Alphabetic Index, Edwards
     Brothers Ann Arbor, 1980.

/16/ IMMICH, H.: Klinischer Diagnosenschlüssel, zugleich erweiterte
     deutsche Fassung der 8. Revision der ICD. Verlag Schattauer
     Stuttgart, 1966.

/17/ LEFRERE, P.: Text Processing. In O'SHEA, T., M. EISENSTADT
     (Eds.): Artificial Intelligence. Harper and Row Publishers
     New York, 1984.

/18/ PACAK, M.G., L.M. NORTON, G.S. DUNHAM: Morphosemantic Analysis
     of -ITIS Forms in Medical Language. Meth. Inform. Med. 19 (1980)
     99-105.

/19/ RITCHIE, G., H. THOMPSON: Natural Language Processing. In
     O'SHEA, T., M. EISENSTADT (Eds.): Artificial Intelligence.
     Harper and Row Publishers New York, 1984.

/20/ SNOMED: Systematized Nomenclature of Medicine, Disease Field.
     College of American Pathologic Skokie, 1977.

/21/ SNOMED: Systematized Nomenclature of Medicine, Topography Field.
     College of American Pathologic Skokie, 1977.

/22/ SNOMED: Systematized Nomenclature of Medicine, Morphology Field.
     College of American Pathologic Skokie, 1977.

/23/ SNOMED: Systematized Nomenclature of Medicine, Etiology Field.
     College of American Pathologic Skokie, 1977.

/24/ SNOMED: Systematized Nomenclature of Medicine, Function Field.
     College of American Pathologic Skokie, 1977.

/25/ SNOMED: Systematized Nomenclature of Medicine, Procedure Field.
     College of American Pathologic Skokie, 1977.

/26/ TENNANT, H.: Natural Language Processing. Petrocelli Books
     New York-Princeton, 1981.

/27/ WINGERT, F.: Medical Linguistics: A Review. In LINDBERG, D.A.B.,
     S. KAIHARA (Eds.): MEDINFO 80. North-Holland Publishing Company
     Amsterdam-New York-Oxford, 1980, 1321-1331.

/28/ WINGERT, F.: Methoden der Medizinischen Linguistik. In
     ADLASSNIG, K.-P., W. DORDA, G. GRABNER (Hrsg.): Medizinische
     Informatik. R. Oldenbourg Verlag Wien-München, 1981, 15-47.

/29/ WINGERT, F.: SNOMED - Systematisierte Nomenklatur der Medizin.
     Springer-Verlag. Berlin-Heidelberg-New York-Tokyo, 1984.

Anschrift der Verfasser:
Dipl. Ing. Dr. Klaus-Peter Adlassnig, Dr. Helmut Grabner
Institut für Medizinische Computerwissenschaften
Garnisongasse 13
A-1090 Wien/Österreich

Institut für Medizinische Computerwissenschaften, Universität Wien

Vorstand: Prof. Dr. Georg Grabner

REALISIERUNG DES DATENSCHUTZES IM W A M I S

Alois Marksteiner

Im Wiener Allgemeinen Medizinischen Informations-System (WAMIS) wird
die unbefugte Dateneingabe und Datenentnahme durch eine Reihe von
Maßnahmen verhindert.

Diese Maßnahmen erfolgen sowohl in der physischen Ebene (Hardware)
als auch im Bereich der Betriebssystem- und der Benützerprogramme
(logische Ebene).

1. Physische Ebene

Die Eingabetastatur kann mittels eines Schlüssels blockiert werden.
Das Abziehen des Schlüssels verhindert jegliche Dateneingabe, ohne
daß dazu das Terminal ausgeschaltet werden muß.

2. Logische Ebene

2.1. Betriebssystemkomponenten

Jedes Bildschirmterminal muß nach dem Einschalten vom Benützer mit
Hilfe der sogenannten "SIGN ON"-Transaktion logisch an das Informationssystem angeschlossen werden.

Die "SIGN ON"-Transaktion besteht darin, daß über den Bildschirm der
Name und unsichtbar ein Paßwort (eine vierstellige Zahl), welches

vorher vom Systemadministrator für den betreffenden Namen festgelegt
wurde und nur dem autorisierten Benützer bekannt ist, eingegeben
wird. In einer Systemtabelle, der sogenannten "SIGN ON TABLE" sind
die Namen aller Berechtigten, welche mit dem System arbeiten dürfen,
eingetragen. Bei jedem Namen steht das dazugehörende Paßwort,
weiters ein dreistelliger Kurzcode (die Operator-Identifikation =
OPID; s.u.) und die Berechtigungs-Maske des Betreffenden. Bei dieser
Berechtigungs-Maske handelt es sich um einen 24 Bit langen Daten-
string, wobei jedes Bit einer der 24 im System möglichen Transaktionsklassen zugeordnet ist. "1" oder "0" sagt aus, ob Transaktionen der entsprechenden Klassen durchgeführt werden dürfen oder
nicht. Das folgende Beispiel zeigt schematisch den Aufbau dieser
Tabelle:

NAME		OPID	PASSWORT	BERECHTIGUNG
MAHLER	MARIE	01E	1222	11010100111...
MAIER	FRANZ	01F	7639	01110011111...
MICHL	MAX	01G	8473	10111000000...
.	.	.	.	.
.	.	.	.	.
.	.	.	.	.

In einer weiteren Systemtabelle, der "TERMINAL CONTROL TABLE" sind
die Namen aller am System angeschlossenen Terminals verzeichnet.
Verläuft die "SIGN ON"-Transaktion erfolgreich, so wird in dieser
Tabelle beim entsprechenden Terminal die Operator-ID und die Berechtigungs-Maske vermerkt.

Das folgende Beispiel zeigt einen Ausschnitt aus dieser Tabelle nach
erfolgreicher "SIGN ON" Transaktion am Terminal TA43 durch MAIER
FRANZ bzw. am Terminal TB43 durch MAHLER MARIE.

TERMINAL	OPID	BERECHTIGUNG
TA43	01F	01110011111...
TB43	01E	11010100111...
TC43	.	.
.	.	.
.	.	.
.	.	.

In der Systemtabelle "TASK CONTROL TABLE" sind die Namen aller im
System möglichen Transaktionen und deren Transaktionsklasse verzeichnet. Beim Start einer Transaktion auf einem bestimmten Terminal
wird nun deren Transaktionsklasse mit der Berechtigungs-Maske in der
TERMINAL CONTROL TABLE verglichen. Bei Nicht-Übereinstimmung der
beiden Eintragungen wird die Transaktion nicht gestartet und eine
Meldung "SECURITY VIOLATION" ausgegeben.

Ein Beispiel soll dies verdeutlichen: Die Aufnahms- bzw. Entlassungstransaktion hat im WAMIS die Transaktionsklasse "3". Dies bedeutet,
daß die Berechtigungs-Maske eines Benützers, welche diese beiden
Transaktionen durchführen darf, an der dritten Stelle eine "1"
haben muß.

Am Terminal TA43 kann also lt. Beispiel die Aufnahmetransaktion
durchgeführt werden, weil dort MAIER FRANZ das "SIGN ON" durchgeführt hat, nicht aber am Terminal TB43. Beendet ein Bildschirmbediener seine Arbeit am Bildschirm, so ist er angehalten, ein "SIGN
OFF" durchzuführen. Dies bewirkt, daß die Operator-ID und die
Berechtigungs-Maske beim betreffenden Terminal aus der TERMINAL
CONTROL TABLE gestrichen wird.

Vom System besteht die Möglichkeit, für Bildschirme, an denen über
eine bestimmte Zeit hinaus keine Aktivität erfolgt ist, automatisch
ein "SIGN OFF" durchzuführen. Vergißt ein Bildschirmbediener beim
Verlassen seines Arbeitsplatzes ein SIGN-OFF durchzuführen, so ist
er durch diese Maßnahme davor geschützt, daß andere Personen mit
seiner Berechtigung am Bildschirm unbefugt weiterarbeiten.

2.2. Komponenten in den Benützerprogrammen

Da die Datenbank des WAMIS logisch nach Kliniken getrennt ist und
Berechtigte üblichlerweise nur innerhalb einer Klinik arbeiten
dürfen, reichen die vom Betriebssystem gelieferten Komponenten, wie
die Einteilung in Transaktionsklassen, für einen geschützten Betrieb
nicht aus.

Jemand, der in der Berechtigungs-Maske der SIGN ON TABLE z.B. die
Berechtigung für die Aufnahms- und Entlassungstransaktion eingetragen hat, könnte diese nicht nur am Terminal der eigenen Klinik
sondern auf jedem Terminal starten, da dem Betriebssystem die

logische Klinikteilung der Datenbank nicht bekannt ist. Nur auf der
Ebene der Benützerprogramme kann hier Abhilfe geschaffen werden.

Von der zentralen Organisation wurde daher die OPERATOR-Tabelle konzipiert. Diese enthält die OPERATOR-IDs aller Benützer des Systems,
weiters die Klinik (Kliniken), an denen ein bestimmter Benützer
arbeiten darf und einen Hinweis, ob zu den medizinischen Daten der
eigenen oder auch aller anderen nicht ausdrücklich gesperrten
Kliniken zugegriffen werden darf. Das folgende Beispiel zeigt einen
Ausschnitt aus dieser Tabelle:

| Operator ID | Med.Daten ansehen | | Daten bearbeiten an |
	eig.Klinik	andere Kl.	Klinik(en)
01E	1	0	43
01F	1	1	43
01G	1	1	03 04

Alle Transaktionen des WAMIS sind so konzipiert, daß im jeweiligen
Startprogramm in eine allgemeine Unterroutine verzweigt wird, welche
mit der Operator-ID der TERMINAL CONTROL TABLE in der OPERATOR-
Tabelle zugreift und die dort eingetragene Klinik (Kliniken) mit
jener vergleicht, welche dem Terminal zugeordnet ist. Nur bei
Übereinstimmung arbeitet die Transaktion weiter, andernfalls wird
sie nach Ausgabe einer Fehlermeldung abgebrochen.

Würde also der Bildschirmbediener 01G mit der Berechtigung für die
Kliniken 03 (1. Univ. Frauenklinik) und 04 (2. Univ. Frauenklinik)
auf einem Terminal der Klinik 43 (2. Gastroenterologie) etwa versuchen die Aufnahmetransaktion durchzuführen, so wird der Start vom
System zugelassen, weil der Operator dazu berechtigt ist. Die oben
erwähnte Unterroutine, welche von den Startprogrammen aufgerufen
wird, erkennt das Nichtübereinstimmen der Klinikberechtigung aus der
OPERATOR-Tabelle mit jener des Bildschirms und beendet nach Ausgabe
einer Meldung die Transaktion.

Bei kliniküberschreitenden Auskünften, die nur erteilt werden, wenn
sich in der OPERATOR-Tabelle eine entsprechende Eintragung findet,
wird auf einem eigenen Datenbestand die Terminalbezeichnung,
Operator-ID, Datum, Uhrzeit, WAMIS-Arbeitsnummer und Datenkennzeichnung festgehalten. Dieser Datenbestand ermöglicht das Ausdrucken von Listen (sortiert nach verschiedenen Kriterien) aus denen
man leicht erkennen kann, ob an den Daten wissenschaftlich interes-

santer Patienten von klinikfremden Benützern ein überdurchschnitt-
liches Interesse besteht.

Der wichtigste Schutz gegen die mißbräuchliche Dateneingabe besteht
darin, daß in jedem Datensatz die Operator-ID des Eingebers und das
Datum der Eingabe eingetragen werden. Bei zweifelhaften Daten kann
somit eruiert werden, wer diese Daten wann eingegeben hat.

Vor Auskunft über Daten, welche sich in logischen Datenbanken
ausdrücklich gesperrter Kliniken befinden (z.B. Psychiatrie), wird
programmtechnisch abgeprüft, von welchem Terminal diese gewünscht
wird. Die Auskunft wird nur dann erteilt, wenn zusätzlich zu den
üblichen Berechtigungskriterien die Abfrage auf einem physischen
Terminal der Klinik erfolgt.

3. Zulassung von Benützern

In der Praxis wird wie folgt vorgegangen:
Die einzelnen Kliniken nominieren ihre WAMIS-Benützer unter gleich-
zeitiger Festlegung ihrer Aufgaben und Rechte. Vom Institut für
Medizinische Computerwissenschaften (IMC) wird sodann ein Paßwort
vergeben und die Berechtigung in den entsprechenden Tabellen eingetragen. Gleichzeitig wird eine schriftliche, vom Vorstand des IMCs
unterzeichnete Verpflichtungserklärung erstellt (Abb. 1). Darin wird
auf die ethischen und rechtlichen Aspekte des Datenschutzes sowie
auf die Grundregeln für die Bildschirmbedienung hingewiesen. Bei der
Übergabe des Paßwortes unterschreibt der Benützer diese Verpflichtungserklärung und wird auch mündlich über die im System eingebauten
Sicherheitsmaßnahmen instruiert.

Dabei wird aber darauf hingewiesen, daß eine EDV-mäßige Auswertung
der benützerbezogenen Informationen, z.B. der Operator-ID, welche in
jeden Datensatz geschrieben wird, nur in Hinblick auf systematische
und bewußte Regelverstöße erfolgt, keinenfalls aber um irgendwelche
Leistungskontrollen oder ähnliches durchzuführen. Es ist also auch
der WAMIS-Benützer gegen die mißbräuchliche Verwendung der von ihm
produzierten Daten geschützt.

```
Institut für Medizinische Computerwissenschaften
Garnisongasse 13
1090 WIEN IX

Titl.
I.Univ.Frauenklinik
z.Hd.
XXXXX XXXXXXXXXX
Operator-Identifikation: 01G                              Wien, am 21.03.1985



Betrifft:  Datenschutz für Bildschirmbediener
------------------------------------------------

Auftragsgemäß müssen wir Sie darauf aufmerksam machen, daß praktisch alle im System WAMIS und WAMAS bearbeiteten
Daten unter das Datenschutz- sowie unter das Krankenanstaltengesetz fallen und darüber hinaus der Amtsverschwiegen-
heitspflicht unterliegen.

Im Sinne des Datenschutzgesetzes beachten Sie bitte folgendes:
--------------------------------------------------------------

Bevor Sie mit dem Bildschirm zu arbeiten beginnen, müssen Sie über die Transaktion 'CSSN'
ihren Namen und ihr Paßwort eingeben. Dadurch wird der Bildschirm Ihrer Person zugeordnet. Diese Zuordnung wird als
'Operator-Identifikation' im Computer festgehalten und gilt solange, bis entweder das Online-System als Ganzes abge-
schaltet wird, oder bis Sie durch die Transaktion 'CSSF' diese Zuordnung aufheben.

Diese Zuordnung bewirkt, daß alle Arbeiten auf Ihrem Bildschirm unter Ihrer 'Operator-Identifikation' registriert
werden.

Halten sie daher  u n b e d i n g t  ihr Paßwort geheim und verlassen Sie ihren Bildschirm nicht, ohne 'CSSF'
--------------------------------------------------------------------------------------------------------------
durchgeführt zu haben.
----------------------

Nur dadurch können Sie mißbräuchliche Verwendung des Bildschirms unter  I h r e m  Namen mit allen möglichen
späteren unangenehmen Konsequenzen verhindern.

Mit ihrem Paßwort können Sie die Daten der folgenden Klinik(en) bearbeiten:
                                          -----------------------

        I.Univ.Frauenklinik
        II.Univ.Frauenklinik


Sie können folgende Arbeiten durchführen:
-----------------

        AKTR, ANTM, PRTA, TXCP
        Auskunft über medizinische Daten aller nicht gesperrten Kliniken
        Aufnahme/Entlassung
        DOKU, KGSS
        MENÜ
        Literaturdokumentation


Mit ihrer Unterschrift bestätigen Sie die Kenntnisnahme dieses Schreibens und die Übernahme ihres Paßworts im ver-
schlossenen Kuvert.

        für das IMC
        ---


                                          ....................
                                          XXXXX XXXXXXXXXX
```

Abb. 1: Verpflichtungserklärung zur Wahrung des Datenschutzes.

Dies und die Tatsache, daß die Benützung des WAMIS durch die einzelnen Kliniken und Institute auf vollkommen freiwilliger Basis erfolgt, bewirkt, daß alle Bildschirmbediener dem System aufgeschlossen gegenüberstehen und niemand darin eine existenzbedrohende Konkurrenz sieht. Dadurch fallen etwaige Beweggründe für bewußt systemschädigende Handlungen weg.

4. <u>Zusammenfassung</u>

Im Informationssystem WAMIS speichern die organisatorisch und personell voneinander unabhängigen Kliniken und Institute patientenorientiert ihre medizinischen Daten.

Für das IMC als Betreiber des Informationssystems galt es, zwei einander widersprechende Probleme zu lösen. Zum ersten mußten alle Transaktionen so gestaltet werden, daß die Daten identischer Patienten über einen gemeinsamen, systeminternen Ordnungsbegriff miteinander verknüpft werden, zum anderen mußte aber Vorsorge getroffen werden, daß die Benützer an den einzelnen Kliniken Dateneingabe bzw. Datenänderungen nur für Patienten ihrer Kliniken durchführen können. Darüber hinaus mußte aber auch die Existenz zentraler Stellen (Zentralröntgen, Zentrallaboratorien etc.), welche Dateneingaben für Patienten mehrerer Kliniken tätigen, berücksichtigt werden.

Alle WAMIS-Transaktionen werden unter der Echtzeit Anwendungs-Software CICS durchgeführt. In diesem System gibt es Sicherheitseinrichtungen gegen den unbefugten Transaktionsstart; es mußten aber alle weiteren Vorkehrungen, welche sich aus der besonderen Situation der voneinander unabhängigen Kliniken und Institute ergeben, durch programmtechnische Maßnahmen getroffen werden.

Diese erfolgen vorwiegend in einer allgemeinen Unterroutine, welche von den Startprogrammen der einzelnen Transaktionen aufgerufen wird bzw. in der allgemeinen Unterroutine für den Datenbankzugriff. Durch diese Maßnahmen können Transaktionen nur mehr für jene Kliniken gestartet werden, für die der Benützer eine Berechtigung besitzt. Dies gewährleistet, daß Aufnahmen, Dateneingaben und sonstige Trans-

aktionen nur für Patienten der eigenen Klinik durchgeführt werden
können.

Es sind programmtechnische Vorkehrungen getroffen, daß ein Patient -
egal mit welchem Ordnungsbegriff er gesucht wird - nur dann am
Bildschirm aufscheint, wenn er an der transaktionsaufrufenden Klinik
aufgenommen ist.

Das Beispiel (Abb. 2) zeigt einen Namenszugriff für "Wxxxx, MÄNNLICH"
an der 2. Univ. Klinik für Gastroenterologie. Obwohl wesentlich mehr
männliche Patienten mit diesem Namen in der Datenbank gespeichert
sind, werden nur jene gebracht, die an der o.g. Klinik aufgenommen
sind. Bei einigen Patienten wird angezeigt, daß sie auch an anderen
Kliniken aufgenommen waren oder sind. Von jenen anderen Kliniken, an
denen diese Patienten schon früher medizinisch betreut wurden,
können nicht ausdrücklich gesperrte Daten abgefragt werden. Diese
Regelung entspricht der an den Kliniken und Instituten gehandhabten
Praxis, daß die behandelnde Klinik für ihre Patienten (schriftlich)
auch die Krankengeschichten anderer Kliniken anfordern darf. Dies
ist medizinisch notwendig, um rasch Auskunft über frühere Krankheiten, Risikofaktoren, durchgeführte Untersuchungen etc. zu erhalten,
um eine optimale Krankenverorgung zu sichern.

```
***************************************************************************

          *****    W A M I S    *****              INQU04
2. G.E.                                            21.03.1985
AUSKUNFTSPROGRAMM INQU

W x x x x                                   GESCHLECHT: MÄNNLICH

JEAN           1190 WIEN XXXXXXXXXX 60/4            05.05.19x5
 UROLOG    2. G.E.
JOHANN         2326 MARIA LANZENDORF XXXXXXXXXXXXX 11    15.07.19x9
 2. G.E.
JOSEF          2100 KLOSTERNEUBURG XXXXX 20         15.07.19x9
 2. G.E.
JOSEF          3100 ST.POELTEN XXXXXXXXXX 46        14.01.19x3
 ORTHOP.   2. G.E.
PETER          2500 BADEN XXXXXXXXX 27              19.02.19x5
 1.HAUT    2. G.E.
RICHARD        1190 WIEN XXXXXXXXXXX 17             29.03.19x6
 2. G.E.
WALTER         1200 WIEN XXXXXXXXXXXXXXXXXXXXX 224  01.12.19x6
 2. G.E.

 1=AND.NAME              8=STORNO  9=MENU    10=VOR     11=RÜCK

***************************************************************************
```

Abb. 2: Ausgabebildschirm nach Namenszugriff

Jede berechtigte kliniküberschreitende Auskunft wird auf einem
eigenen Datenbestand festgehalten; somit ist im WAMIS genau jene
Vorgangsweise, wie sie auch ohne EDV üblich ist, nachgebildet.

Auf Grund des nunmehr zehnjährigen routinemäßigen Einsatzes des
Informationssystems WAMIS kann gesagt werden, daß die realisierten
Sicherheitseinrichtungen ausreichen, Mißbräuche zu verhindern. Trotz
des sehr inhomogenen Benützerkreises, auf dessen Auswahl das IMC
praktisch keinen Einfluß hat, haben sich die beschriebenen Daten-
schutzmaßnahmen bewährt.

Der Erfolg zeigt, daß der Aufwand für die Sicherheitsmaßnahmen
gerechtfertigt ist und beweist, daß alle Maßnahmen so durchgeführt
wurden, daß sie von den Benützern akzeptiert und verstandenden
werden.

Anschrift des Verfassers:
Dr. Alois Marksteiner
Institut für Medizinische Computerwissenschaften
Garnisongasse 13
A-1090 Wien/Österreich

Institut für Medizinische Computerwissenschaften, Universität Wien
Vorstand: Prof. Dr. Georg Grabner

SYSTEME ZUR UNTERSTÜTZUNG DER ARBEITSABLÄUFE IN KLINISCHEN LABORATORIEN

Alois Marksteiner

1. Allgemeines

Laborbefunde dienen in der heutigen Medizin sowohl als wichtiges
diagnostisches Hilfsmittel als auch zur Kontrolle des Therapieer-
folges. Besonders die klinische Chemie hat in den letzten Jahrzehnten eine stürmische Entwicklung genommen. Eine Erfassung dieser
Werte in einer Datenbank ist nur dann sinnvoll und ökonomisch, wenn
sie im Rahmen einer Computerunterstützung der Arbeitsabläufe in den
Laboratorien erfolgt.

Im Rahmen des WAMIS wurde daher ein Laborsystem (WIELAB) entwickelt,
welches alle in klinisch-chemischen Routinelaboratorien anfallenden
Arbeiten sowohl in administrativer Hinsicht als auch bei der Analy-
sentätigkeit selbst unterstützt. Dieses Laborsystem ist so konzi-
piert, daß es in den verschiedenen Zentrallaboratorien, die auf
Grund der besonderen Situation der Kliniken und Institute des Wiener
Allgemeinen Krankenhauses entstanden sind, eingesetzt werden kann.
Es nimmt Rücksicht auf die unterschiedliche apparative Ausstattung
der einzelnen Laboratorien und kann entweder als Komponente des
Informationssystems WAMIS oder auch als eigenständiges Laborinformationssystem (stand alone) betrieben werden. WIELAB wurde am
Institut für Medizinische Computerwissenschaften (IMC) entwickelt,
ist modular aufgebaut und kann alle Arbeitsabläufe in den Laboratorien unterstützen. Von der apparativen Ausstattung eines Labors
und den EDV-mäßigen Gegebenheiten der Kliniken, welche dort ihre
Analysen durchführen lassen, ist es abhängig, welche Arbeitsläufe
im konkreten Fall unterstützt werden.

Durch eine genaue Analyse der Arbeitsabläufe in den verschieden aus-
gestatteten Laboratorien im Bereich des Wiener Allgemeinen Krankenhauses wurden die Voraussetzungen für die Computerunterstützung ermittelt. Außerdem wurde festgestellt, <u>welche</u> Informationen <u>wann</u> und
<u>wo</u> benötigt werden und <u>wer</u> diese Informationen definieren darf, d.h.
ob sie laborspezifisch oder von allgemeiner Bedeutung sind. Auf
Grund dieser Analysen wurde die Struktur der Datenbank festgelegt.
Diese Struktur mußte so gestaltet werden, daß alle im Labor vorkommenden Arbeitsabläufe damit unterstützt werden können und daß
keine Regeln der Informationsverarbeitung verletzt werden.

Die Aufgaben eines klinischen Laboratoriums im Krankenhaus lassen
sich in folgende Bereiche aufteilen:

- Probenannahme und Arbeitsvorbereitung
- Probenverteilung
- Messen
- Befundausgabe
- Qualitätskontrolle und Statistik.

Man erkennt, daß die Aufgaben dieser fünf Teilbereiche, die im
folgenden genauer beschrieben werden, entweder administrativer Art
sind oder sich mit der Manipulation der Proben befassen. Beide Arten
der Labortätigkeit lassen sich EDV-mäßig unterstützen, wobei dies
für die administrativen Tätigkeiten mit weniger Aufwand und mit
weniger spezialisierten EDV-Geräten möglich ist.

1.1. <u>Probenannahme und Arbeitsvorbereitung</u>

An dieser Stelle des Laboratoriums werden die eingelangten Proben
und die dazugehörigen, von den anfordernden Stellen ausgefüllten
Anforderungsformulare registriert.

Die Anforderungsformulare sind häufig nach den Bedürfnissen der
Laboratorien gestaltet. Oft gibt es eigene Formulare für die einzelnen Arbeitsgebiete (z.B. Blutchemie, Hämatologie, Gerinnung, Harnbe-
fund etc.).

Innerhalb dieser Formulare sind die Befunde häufig in Blöcken zusammengefaßt. Jeder Block entspricht einem Arbeitsplatz bzw. einem Analysengerät mit einem eigenen Röhrchen. Durch diese Art der Formulargestaltung kann die Probenverteilarbeit in den Laboratorien verringert werden, allerdings zu Lasten der Patienten und des medizinischen Personals. Außerdem werden höhere Kosten verursacht.

Der Patient wird dann belastet, wenn ihm mehr Blut als für die Durchführung der Analysen notwendig, entnommen wird, ebenso das medizinische Personal, weil damit Mehrarbeit verbunden ist. Ob ein oder mehrere Blutröhrchen abgenommen werden, wirkt sich außerdem auf die Kosten aus.

Ein wichtiger Arbeitsschritt innerhalb der Probenannahme ist das Anbringen eines Laborordnungsbegriffes auf die Anforderungsformulare und die zugehörigen Röhrchen um einen eindeutigen Zusammenhang zwischen den Proben und den Analysenanforderungen herzustellen.

Als Laborordnungsbegriff wird meist eine sogenannte "Tages- oder Eingangsnummer" vergeben. Das ist eine täglich mit "1" beginnende fortlaufende Nummer. In Laboratorien, welche nicht alle Analysen der eingelangten Proben am selben Tag durchführen, trägt diese Eingangsnummer - um Verwechslungen zu vermeiden - ein Präfix, nämlich den Wochentag oder den laufenden Tag des Jahres (z.B. 4-398 oder 137-398). In Laboratorien mit mehr als einem Anforderungsformular wird häufig für jeden Formulartyp und die zugehörigen Probengefäße eine eigene Tagesnummer vergeben.

Die Identifizierung der Probengefäße mit einem eigenen Laborordnungsbegriff ist aus praktischen Gründen auch dann zu empfehlen, wenn sowohl der (die) Anforderungsbeleg(e) als auch die zugehörigen Röhrchen Etiketten mit einer eindeutigen Patientennummer (z.B. der WAMIS-Arbeitsnummer) tragen, denn diese Patientennummern sind zwar eindeutig, eignen sich aber nicht für das Sortieren der Röhrchen, da ja niemals Proben von allen Patienten im Labor einlangen und die Nummernfolge somit große und unregelmäßige Lücken aufweist.

Der weitere Arbeitsablauf an dieser Stelle besteht darin, daß aus den Informationen der Anforderungsbelege Unterlagen (meist in Form von Listen) für den nächsten Arbeitsschritt, das Probenverteilen, hergestellt werden und daß auch die Probengefäße ihrem Inhalt entsprechend für diesen Arbeitsschritt vorbehandelt werden (Röhrchen für die Blutchemie werden zentrifugiert u.ä.).

1.2. Probenverteilen

Die Häufigkeit dieses sehr zeitaufwendigen und für die Richtigkeit
der Analysen bedeutsamen Arbeitsschrittes hängt sehr von der apparativen Ausstattung der einzelnen Laboratorien, von deren Befund-
spektren, deren Organisation und von den Gepflogenheiten der Ärzte
beim Anfordern von Laboruntersuchungen ab.

1.3. Meßwerterfassen

Fast alle Analysengeräte, unabhängig von ihren Funktionsprinzipien
und der sonstigen Ausstattung sind bereits seit etlichen Jahren mit
kleinen Streifendruckern, welche entweder die Meßwerte protokollieren
oder in vielen Fällen auch die Befundergebnisse ausrechnen, ausgestattet. Es sind aber auch noch Analysengeräte im Einsatz, bei
welchen die Meßwerte auf Skalen abgelesen und dann in Befundergebnisse umgerechnet werden müssen. Darüber hinaus gibt es auch Laborbefunde, die ohne Geräte erstellt werden. Die Befunde dieser Messungen
müssen auf Arbeitslisten festgehalten werden. Durch die Laororganisation muß sichergestellt werden, daß die Befunde auf den Ausdrucken
und auf den Arbeitslisten den richtigen Proben zugeordnet werden.

1.4. Befundausgabe

Im konventionell organisierten Labor wird darunter das Übertragen
der Resultate von den Meßstreifen der Drucker bzw. von den Arbeitslisten auf die Anforderungsscheine verstanden. Es handelt sich dabei
um oftmaliges Umsortieren, denn die Meßstreifen und Arbeitslisten
sind nach Befunden und Patienten sortiert; für die Befundausgabe
sind die auf mehreren Meßstreifen bzw. Arbeitslisten verstreuten
Werte patientenweise zusammenzuführen.

1.5. Qualitätskontrolle und Statistik

Für die ordnungsgemäße Führung eines Zentrallaboratoriums sind
Kennziffern über die Qualität und den Umfang der erbrachten Leistungen unbedingt erforderlich. Mit Hilfe von statistischen Prozeduren
werden diese Kennziffern aus den von den Laboratorien erhobenen
Daten errechnet.

2. Datenbankstrukturen

Beim Entwurf der Datenbankstruktur des Laborinformationssystems
WIELAB wurde rein pragmatisch vorgegangen. Es wurde eine genaue
Analyse der Arbeitsabläufe in den Laboratorien durchgeführt und
deren Informationsbedarf analysiert. Das Ergebnis dieser Analyse
wurde mit den EDV-mäßigen Möglichkeiten verglichen und daraus
resultierte ein einfaches Tabellensystem. Die einzelnen Zeilen
dieser Tabellen werden als Sätze in einem "Direct-Access"-Datenbestand abgespeichert. Die Praxis hat auch ergeben, daß die für die
Durchführung eines Laborinformationssystems, welches in mehreren
voneinander unabhängigen Laboratorien im Rahmen eines Krankenhausinformationssystems eingesetzt werden kann, benötigten Informationen
so in Tabellen zusammengefaßt werden können, daß diese redundanzfrei
sind und daraus eine relationale Datenbankstruktur resultiert.

Es gibt Tabellen, welche zentral erstellt und gewartet werden und
solche, die in der Verantwortung der einzelnen Laboratorien bzw. der
EDV-Verantwortlichen der einzelnen Kliniken liegen.

2.1. Allgemeine Tabellen

In der zentral gewarteten Befundtexttabelle (BFTX) sind die Texte
aller Laboruntersuchungen, welche mit dem Laborinformationssystem
WIELAB im Rahmen des WAMIS bearbeitet und gespeichert werden,
enthalten. Der Schlüssel zu dieser Tabelle ist die Befundnummer.

Jede Untersuchung, die <u>einen</u> Zahlenwert oder <u>eine</u> qualitative
Beschreibung eines Sachverhaltes liefert, wird als Befund definiert.
Das folgende Beispiel zeigt den Aufbau dieser Tabelle (Schlüssel-
attribute sind unterstrichen):

<u>Befundnr.</u>	<u>Folgenr.</u>	Specimen	Befundtext	Art des Ergebn.	Dimension bzw. Code
B0107	01	01	Glucose	0	mg/dl
.	.	.	.	.	.
B0119	00	01	E-Phorese	–	-----
B0119	01	01	Albumine	0	%
B0119	02	01	alpha-1	0	%
B0119	03	01	alpha-2	0	%
.	.	.	.	.	.
B0162	01	01	Leukozyten	0	/fl
.	.	.	.	.	.
B0333	00	02	Sediment	–	-----
B0333	01	02	Leukozyten	1	03,04,05,12,17

Der Code beim Specimen gibt an, ob die entsprechende Untersuchung
aus Blut (01), Harn (02), Stuhl (03) usw. durchgeführt wird. Der
Code bei der "Art des Ergebnisses" sagt aus, wie der Zahlenwert
eines Ergebnisses zu interpretieren ist. Dies soll an einem Beispiel
erläutert werden: Es gibt <u>quantitative</u> Befunde, bei denen das
Resultat ein definierter Zahlenwert ist (Glucose <u>100</u> mg/dl oder
Leukozyten <u>8,7</u> /fl) sowie <u>qualitative</u> Befunde, bei denen das
Resultat ein beschreibender Text ist (Leukozyten: <u>reichlich vor-
handen</u>). Die Beschreibung qualitativer Befunde kann mit einem
relativ beschränkten, d.h. standardisierbaren Vokabular durchgeführt
werden, welches sich leicht vercoden läßt. Im Falle von qualitativen
Befunden ist der Zahlenwert im Ergebnisfeld als Code zu interpretieren. Der dem Code zugeordnete Text ist einer Codetexttabelle zu
entnehmen.

<u>Codenr.</u>	Text
0	fehlt
1	negativ
2	positiv
3	vereinzelt
4	mäßig
5	häufig
.	.
.	.

Die Ergebnisse quantitativer Untersuchungen sind nur zusammen mit
einer Dimension (100 mg/dl oder 8.7 /fl) sinnvoll. Der Dimensions-
text ist in der Befundtexttabelle enthalten. Bei qualitativen Befunden steht an dieser Stelle der Tabelle der Wertevorrat, den die
Codes für diese Befundnummer einnehmen können. Die Codes selbst
werden nur maschinenintern verwendet. Bei der Dateneingabe bzw. beim
Ansehen oder Ausdrucken eines Befundes sieht der Benützer nur die
Originaltexte (siehe Abb. 3).

In der Praxis gibt es auch Befunde, die aus mehreren Zahlenwerten
bestehen, welche immer gemeinsam gemessen werden und die nur dann
sinnvoll sind, wenn sie gemeinsam in einer bestimmten Reihenfolge
ausgedruckt werden. Beispiele dazu sind die Senkung, das Differen-
tialblutbild, die Elektrophorese und das Harnsediment. Um bei der
Dateneingabe z.B. auch bei diesen Befunden mit mehreren Resultaten
mit nur einem Schlüssel (Befundnummer) arbeiten zu können, wurde die
Tabelle der Mehrfachbefunde (MBT) definiert. Bevor mit einer Befundnummer ein Zugriff zur Befundtexttabelle versucht wird, wird in der
MBT das Vorhandensein dieser Befundnummer geprüft und abhängig davon
der Schlüssel modifiziert (Befundnummer + 00 = Schlüssel für Mehrfachbefund; Befundnummer + 01 = Schlüssel für einfache Befunde).

Aus praktischen Gründen wurde die Zahl der Einzelbefundnummern, aus
denen ein Mehrfachbefund bestehen kann, auf "14" (=maximale Zeilen-
zahl bei den Bildschirmmasken) beschränkt, womit man in der Praxis
das Auslangen findet.

Alle weiteren Tabellen, die zur Administration bzw. Probenmanipula-
tion bei den fünf im Abschnitt 1. genannten Laborarbeitsschritten
benötigt werden, sind labor- bzw. klinikspezifisch und werden bei
den entsprechenden Arbeitsabläufen beschrieben.

2.2. Laborspezifische Tabellen

2.2.1. Probenannahme und Arbeitsvorbereitung

Wie in Abschnitt 1.1. beschrieben, besteht die Aufgabe dieses
Arbeitsplatzes darin, die im Labor eintreffenden Proben zu identifizieren und zu registrieren, d.h. Aufzeichnungen für die weiteren
Arbeitsschritte herzustellen; es handelt sich dabei um eine administrative Tätigkeit. Für die EDV-Unterstützung muß ein Datenbestand
erstellt werden, in dem eine Verknüpfung zwischen der Probennummer,
den Patientendaten und den für diese Probe angeforderten Untersuchungen hergestellt wird.

Die Bildschirmtransaktion für die Eingabe der Anforderungen (ANFO)
gestattet es, zur Probennummer entweder den Namen des Patienten
sowie die anfordernde Klinik und Station oder dessen WAMIS Arbeitsnummer einzugeben (Abb. 1).

Somit spielt es keine Rolle, ob die Anforderungsformulare Etiketten
mit der WAMIS Arbeitsnummer tragen oder einfach mit dem Namen und
der Station des Patienten ausgefüllt sind. Für Laboratorien, die
vorwiegend für Kliniken mit WAMIS-Anschluß arbeiten, wird eine
interessante Unterstützung geboten: Mit dem eingegebenen Namen und
Geschlecht wird im WAMIS-Datenbestand NAME (siehe Abschnitt 2.2.
/7/) ein Namenszugriff versucht und alle Patienten dieses Namens,
die an der anfordernden Klinik aufgenommen sind, werden am Bildschirm
zur Auswahl angeboten. Damit wird erreicht, daß auch für Anforderungen, die aus irgendwelchen Gründen von den Stationen/Ambulanzen
nicht ordnungsgemäß mit WAMIS-Etiketten beklebt wurden, in den
Anforderungsdatenbestand die WAMIS-Arbeitsnummer eingetragen wird.
Dadurch kommen die in den folgenden Arbeitsschritten produzierten
Ergebnisse automatisch in die WAMIS-Datenbank.

Nach der Eingabe der Patientendaten gibt die Transaktion ANFO die
Bildschirme für die Eingabe der Befunde aus. Die Befundtexte werden
mit Hilfe von Tabellen (siehe Abschnitt 3.3.3. /7/) auf die Bildschirme gebracht. Durch die Auswahl der entsprechenden Felder am
Bildschirm werden in den Anforderungsdatenbestand die damit korrespondierenden Befundnummern eingetragen.

```
********************************************************************

                  *****    WAMIS     *****              ANFO04
I.CHIR. UNIV.KLINIK      VORST.:PROF.DR.A.FRITSCH        02.04.1985
ANFORDERUNGEN EINGEBEN                          GESTARTET 09 UHR 27

              EINGANGSNUMMER     *      *

       WAMIS-ARBEITSNUMMER    * 13 -        - *
                     O D E R
              FAMILIENNAME     *                    *
                 VORNAME      *                    *
              KLINIKNUMMER     *    *
                 STATION      *    *
                 AMBULANZ     *    *

                                   LÖSCHEN  (LÖSCH)
                                   ENDE      (PF8)

********************************************************************
```

Abb. 1: Bildschirmmaske zur Eingabe der Probennummer und der
        Patientenidentifikation.

Bei Patienten, für die mit Hilfe der "täglichen Routine"- Transaktion (siehe Abschnitt 3. /7/) die Laborbefunde angefordert wurden,
erscheinen die entsprechenden Felder am Bildschirm bereits ausgewählt
und mit doppelter Helligkeit.

Die Information, welche Laborbefunde auf der Station für einen
Patienten angefordert wurden, entnimmt die Anforderungstransaktion
dem Datenbestand MEDANF. Alle Datenelemente in MEDANF mit einer
"Klinik-Labor" Eintragung, die auf das betreffende Labor weist und
die in der Anforderungsmaske den heutigen Tag gesetzt haben, werden
übertragen und am Bildschirm angezeigt.
Im Labor können Änderungen oder Ergänzungen zu den von den Stationen
getätigten Anforderungen durchgeführt werden. Auf diesen Aspekt der
Kommunikation soll besonders hingewiesen werden: Der Mensch kann
trotz der Kommunikation zweier Computersysteme jederzeit in den
Arbeitsablauf eingreifen. Wird z.B. auf einer Station für einen
Patienten eine Änderung durchgeführt, kurz bevor die Proben ins
Labor gesendet werden, so genügt es, wenn dies auf dem Anforderungs-
schein vermerkt wird. Das Labor korrigiert dann am Bildschirm.
Außerdem hat es die Möglichkeit, nicht sinnvolle Anforderungen zu
ändern.

Die ausgewählten Befundnummern müssen für die Durchführung der

weiteren Arbeitsschritte mit Informationen aus der laborspezifischen

Befunderweiterungstabelle BETxx (xx=Labornummer) ergänzt werden.

Diese Informationen betreffen den Arbeitsplatz bzw. das Analysenge-

rät und die Probenmenge.

Es hängt von der apparativen Ausstattung eines Labors ab, ob diese
Informationen noch von der Anforderungstransaktion in den Datensatz
gestellt werden oder erst später. Für Laboratorien, welche die
Analysen immer auf denselben Arbeitsplätzen/Geräten durchführen,
unabhängig von der Zahl der einzelnen Befunde und vom Verhältnis
dieser Zahlen zueinander (Anforderungsmuster), ist nur eine Befunderweiterungstabelle definiert und die Ergänzung erfolgt von der
Anforderungstransaktion.

In Laboratorien, welche gleiche Untersuchungen auf verschiedenen
Analysengeräten mit unterschiedlicher Kapazität und Kosten durchführen können, erfolgt die Befunderweiterung erst nach der Eingabe
aller Anforderungen. In diesem Fall wird der optimale Geräteeinsatz
vom Computer durch die Analyse der Häufigkeit der einzelnen Anforderungsmuster errechnet. Die Optimierungskriterien, Arbeitszeit oder
Kosten bzw. der Anteil mit denen diese Faktoren in die Rechnung
eingehen, ist wählbar. Für ein Labor dieses Typs existieren entweder
mehrere Befunderweiterungstabellen und das Resultat der Optimierungsrechnung bestimmt, welche dieser Tabellen für die Erweiterung
verwendet wird. Die Optimierungsrechnung kann diese Tabelle auch
dynamisch neu erstellen.

Alle Laboratorien, welche sich derzeit der WIELAB Unterstützung
bedienen, arbeiten nur mit einer fixen Befunderweiterungstabelle.

Nach der Befunderweiterung existieren nun im Anforderungsdatenbestand Datensätze mit folgendem Aufbau:

$$\langle \underline{\text{Probennummer}} \rangle \ (\text{Patientendaten}) \quad \left\{ (\text{Befunddaten}) \right\}_{1}^{70}$$

Die Patientendaten bestehen aus:

(⟨ARBNR⟩ ⟨NAME⟩ ⟨SEX⟩ ⟨ALTER⟩ ⟨STELLE⟩)

-    ARBNR   WAMIS Arbeitsnummer (inkl. Kliniknummer)
-    NAME   Familien- und Vorname
-    SEX   Geschlecht
-    ALTER   Alter des Patienten
-    STELLE   Code der anfordernden Stelle

Für Patienten mit WAMIS Arbeitsnummer ist die Eintragung des Namens,
Geschlechts, Alters und (eventuell) der anfordernden Stelle

"kontrolliert" redundant /8/. Bei den Befunddaten können maximal 70
Datenelemente eingetragen werden. Die Zahl 70 wurde empirisch
festgelegt. Jedes Datenelement besteht aus:

(<BEFN> <SPECIMEN> <ARBEITSPLATZ> <VTI> <GERÄT>)

- BEFN   Befundnummer (Schlüssel zur Tabelle BFTX)
- SPECIMEN
- ARBEITSPLATZ   Nummer des Arbeitsplatzes (Schlüssel zur
                          Tabelle WOLxx)
- VTI   Verteilinformation
- GERÄT   Nummer des Analysengerätes (Schlüssel zur
                          Tabelle GVZ)

2.2.2. Probenverteilung

In einem klinischen Routinelaboratorium werden weit über hundert
verschiedene Bestandteile der physiologischen Flüssigkeiten (vorwiegend Blut und Harn) quantitativ bestimmt.

Diese Bestandteile lassen sich hinsichtlich der Art der Specimen-
kollektion gruppieren. So werden für Blutuntersuchungen (ausgenommen
Spezialuntersuchungen) meistens vier Typen von Röhrchen verwendet

- EDTA-Röhrchen   für die Hämatologie
- Citrat-Röhrchen   für die Gerinnung
- Heparin-Röhrchen   für die Chemie
- Vollblut ohne Zusatz für die Immunologie

Diese Aufteilung der Blutuntersuchungen in die obigen Gruppen ist
durch die Bestimmungsmethoden bedingt.

Darüber hinaus müssen innerhalb des Laboratoriums die Proben häufig
auf weitere Sekundärgefäße aufgeteilt werden, weil es nicht immer
möglich ist, alle angeforderten Untersuchungen eines Typs aus dem
Originalröhrchen durchzuführen.

Die EDV-Unterstützung durch das WIELAB erfolgt abhängig von den
Gegebenheiten des jeweiligen Labors, entweder nur administrativ

durch das Zurverfügungstellen von Probenverteil- und Arbeitslisten
oder durch die Steuerung von Probenverteileinrichtungen. Die Basis
für beide Arten der Unterstützung bildet der Anforderungsdatenbestand.

Aus organisatorischen Gründen sind in allen Laboratorien Unterein-
heiten ("Arbeitsplätze") definiert. Pro Arbeitsplatz wird eine Reihe
von Untersuchungen durchgeführt, die in der Tabelle BETxx festgelegt
sind. Diese Untersuchungen werden mit Hilfe von Analysengeräten
durchgeführt. Meistens befinden sich die Analysengeräte eines
Laboratoriums auf verschienden technologischen Entwicklungsstufen.
Der Grad der technologischen Entwicklung der Analysengeräte hat
seinerseits Rückwirkungen auf die Probenverteilung. Daher müssen die
verschiedenen Gerätettypen bereits hier diskutiert werden.

Unabhängig vom Meßprinzip, das den einzelnen Analysengeräten zugrunde
liegt (z.B. Photometrie, Flammenphotometrie, Leitfähigkeitsmessungen
etc.) unterscheidet man zwischen Einkanal- und Mehrkanalanalysengeräten.

Einkanalanalysengeräte: Wesentliches Charakteristikum dieses
Gerätetyps ist es, daß für eine bestimmte Untersuchung justiert und
geeicht wird und daß sodann diese von allen dafür in Frage kommenden
Proben sequentiell durchgeführt wird. Nur nach neuerlichem Justieren
und Eichen können weitere Untersuchungsserien für eine andere
Untersuchung durchgeführt werden.

Im Zuge der Mechanisierung wurden die Einkanalanalysengeräte von den
Herstellern mit Hilfsmitteln für die automatische Probenzufuhr sowie
für die automatische Proben- und Reagenziendosierung ausgestattet.

Die folgende Tabelle zeigt, daß Einkanalanalysengeräte entsprechend
ihrer Ausstattung in drei Typen a, b und c eingeteilt werden können:

	a	b	c
Automatische Probenzufuhr	0	1	1
Automatische Dosierung	0	0	1

Ist ein Arbeitsplatz nur mit Einkanalanalysengeräten ausgestattet,
so muß für die Gerätetypen a und b in jedem Fall eine Probenverteilung durchgeführt werden. Probe und Reagenz(ien) werden in Sekundärgefäße pipettiert und diese, falls es sich um chemische Bestimmungen handelt, anschließend manuell (Gerätetyp a) oder mit Hilfe eines
automatischen Probengebers gemessen (Gerätetyp b). Für den Gerätetyp

c ist keine Probenverteilung notwendig, da bei jeder Bestimmungsserie die Proben automatisch aus den Gefäßen im Probengeber dosiert werden.

<u>Mehrkanalanalysengeräte</u>: Dieser Gerätetyp erlaubt die gleichzeitige Bestimmung mehrerer Bestandteile pro Probe ohne das Gerät umrüsten zu müssen. Es wird noch zwischen <u>selektiven</u> und <u>nicht-selektiven</u> Mehrkanalanalysengeräten unterschieden. Selektive Geräte führen nur jene Analysen durch, welche für jede Probe angeordnet sind, während nicht-selektive Geräte für jede Probe alle am Gerät möglichen Untersuchungen durchführen. Vom Standpunkt der Probenverteilung ist dies jedoch nicht von Bedeutung.

Generell kann gesagt werden, daß jede Probe eines der vier Typen (z.B. Chemie) auf soviele Sekundärgefäße aufgeteilt werden muß, wie Analysengeräte notwendig sind, um alle angeforderten Bestimmungen durchführen zu können.

Je besser die Laboratorien mit Mehrkanalanalysengeräten ausgestattet sind, die die Bestimmung der am häufigsten angeforderten Untersuchungen erlauben, umso mehr läßt sich das Probenverteilen verringern.

Welche Bestimmungen auf den einzelnen Mehrkanalanalysengeräten zusammengefaßt werden, hängt von den Anforderungsgewohnheiten der Ärzte ab. Ein Dienstprogramm, welches im Rahmen des WIELAB zur Verfügung gestellt wird, analysiert die Anforderungsmuster und dient somit als Basis für die Geräteauswahl in den Laboratorien.

Derzeit sind die meisten der zentralen Laboratorien im Bereich der Chemie mit ca. drei Mehrkanalanalysengeräten, die pro Probe zwischen 8 und 20 Bestimmungen durchführen können, ausgestattet. Diese Geräte decken alle jene routinemäßigen Untersuchungen ab, die in größerer Zahl anfallen. Diejenigen Untersuchungen, die nur in geringer Zahl anfallen, werden meist zu einem (manuellen) Arbeitsplatz zusammengefaßt und dort mit Hilfe von Einkanalanalysengeräten abgearbeitet.

Somit ergibt sich für die Chemie, daß im ungünstigsten Falle die Eingangsprobe auf drei Sekundärgefäße aufgeteilt werden muß, unter der Annahme, daß der manuelle Arbeitsplatz mit dem Originalröhrchen arbeitet.

Das Probenverteilen ist somit nicht mehr jenes zentrale Problem, welches es noch vor der allgemeinen Verwendung von Mehrkanalanalysengeräten war. Wie in Abschnitt 3.1. beschrieben, mußte damals für jede Untersuchung ein eigenes Röhrchen bereitet werden. Dazu wurde eine computergesteuerte Probenverteilvorrichtung mit aktiver Probenidentifizierung eingesetzt. Derzeit ist die administrative Unterstützung durch "Bestückungslisten" für die einzelnen Mehrkanalanalysengeräte und Arbeitslisten für die manuellen Arbeitsplätze ausreichend (Abb. 2).

```
*****     WAMIS     *****
```

I.CHIR. UNIV.KLINIK   02.04.1985

ARBEITSLISTE FÜR PLATZ B (HITACHI B)

PAT.-ID	NAME	PROBENNR.	PG.NR.	AMYS	BI,G	BI,D	CHOE	GOT	GPT	LDH	AP	G-GT	CK-N	CK-M	MG
---	---	---	---	0											
.															
.															
12-61273-1	xxxxxxxxx ALOIS	201	0-38	+			+	+	+	+		+	+		
15-45007-3	xxxx KARL	205	0-39	+	+			+	+						+
14-00063-9	xxxxx ERIKA	206	0-40					+	+		+	+			
---	---	---	---	1											
17-	xxxxxxx MARIA	209	1-01	+	+		+			+					+
12-45011-1	xxxxxxxxx FRANZ	213	1-02	+	+	+	+	+	+	+	+	+			
12-61365-7	xxxxxxxx EMMA	214	1-03		+	+		+	+	+	+	+			
.															
.															
---	---	---	---	2											
.															
.															

Abb. 2: Muster einer Arbeitsliste.

Es wird dazu wie folgt vorgegangen:

Mit Hilfe einer Bildschirmtransaktion können am Labordrucker diese
Listen für bestimmte Arbeitsplätze (=Geräte) und Proben (von-bis)
abgerufen werden. Dazu wird der Anforderungsdatenbestand entsprechend den eingegebenen Probennummern sequentiell gelesen und alle
Untersuchungen des Arbeitsplatzes ausgedruckt.

2.2.3. Messen

Alle modernen Analysengeräte sind mit EDV-Schnittstellen ausgestattet. Diese Schnittstellen erlauben eine Kommunikation mit verschiedenen Rechnersystemen. In Abschnitt 3. wird die physische Realisierung
aufgezeigt.

Die an den Kliniken zum Einsatz gelangenden Analysengeräte befinden
sich auch EDV-mäßig auf einem ganz verschiedenen Entwicklungsstand.
Es galt daher die verschiedenartigen Analysengeräte zu klassifizieren, um die Kommunikationsprogramme möglichst universell, d.h.
parametrierbar entwickeln zu können. Durch diese Klassifizierung
können in den Laboratorien die Analysengeräte gegen neue Typen
ausgetauscht werden, ohne daß gröbere Eingriffe in die Kommunikationsprogramme notwendig sind.

Bevor die einzelnen Gerätetypen diskutiert werden, soll kurz der Begriff "Analysenautomat" erläutert werden. Ein Analysenautomat besteht
aus folgenden Funktionseinheiten:

-    Dateneingabeteil
-    Probengeber
-    Analysenteil
-    Steuerungscomputer

Dies läßt sich folgendermaßen skizzieren:

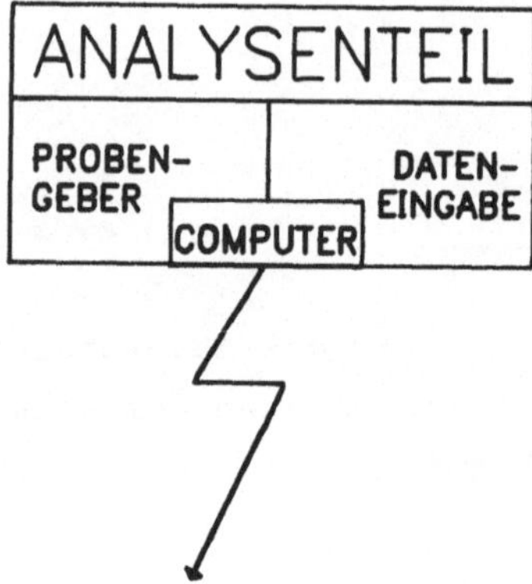

Mit Hilfe des Dateneingabeteils (meist ein in das Analysengerät
integrierter Bildschirm mit Tastatur) wird eine Zuordnung zwischen
den im Probengeber eingesetzten Proben und deren Laborordnungsbe-
griffen bzw. den durchzuführenden Bestimmungen hergestellt. Unter
Steuerung und Überwachung durch den Laborcomputer erfolgt dann die
Durchführung der Analysen, deren Resultate an der EDV-Schnittstelle
zur Verfügung gestellt werden. Der Aufbau der Protokolle für die
Resultatübergabe unterscheidet sich je nach Hersteller der Automaten, genauso wie die Prozedur des Datenaustausches; in jedem Fall
kann jedoch eine Zuordnung zum Laborordnungsbegriff und damit zum
Patienten erreicht werden.

Die Analysengeräte lassen sich bezüglich ihrer Ausstattung und
Fähigkeiten folgendermaßen klassifizieren:

| | A | | | | B | | | | C | | D | |
	1	2	3	4	1	2	3	4	1	2	1	2
EDV-Schnittstelle	0	0	0	0	1	1	1	1	1	1	1	1
bidirektional	0	1	0	0	0	0	1	1	0	0	1	1
Dateneingabe	0	0	1	0	0	0	0	0	1	1	1	1
aktive Proben-identifizierung	0	0	0	1	0	1	0	1	0	1	0	1

Geräte ohne EDV-Schnittstelle (Typ A) können nicht an Rechnersysteme angeschlossen werden. Geräte vom Typ A2 bis A4 existieren in der Praxis nicht. Gemeinsames Kennzeichen aller Geräte vom Typ B ist, daß es sich hiebei nicht um Analysenautomaten handelt, weil keine Möglichkeit zur Dateneingabe besteht. Geräte vom Typ B3 und B4, die sich von B1 und B2 nur durch die bidirektionale Anschlußmöglichkeit unterscheiden, kommen in der Praxis nicht vor. Geräte vom Typ C und D sind echte Automaten. Den Geräten vom Typ C fehlt jedoch die Fähigkeit zum Dialog.

Die folgende Aufzählung zeigt die Gerätetypen, welche im Rahmen des WIELAB bis Juni 1985 on-line an das Rechnersystem des IMC angeschlossen wurden:

        B1:   ABBOTT VP-Analyzer (*)
        B2:   EPPENDORF-Photometer (mit automatischem Probengeber
               adaptiert für aktive Probenidentifizierung mit Hilfe
               von P.I.-Ringen (siehe 3.1.1.1.). (*)
        C1:   ASTRA-8
               MICRO-ELISA
        C2:   EPPENDORF-Flammenphotometer adaptiert für aktive Proben-
               identifizierung mit Hilfe von P.I.-Ringen. (*)
        D1:   HITACHI 705
               COBAS BIO
        D2:   HITACHI 737
               PARALLEL
               SMAC-AutoAnalyzer (*)

Die mit (*) gekennzeichneten Geräte werden nicht mehr routinemäßig eingesetzt.

Die von den Analysengeräten produzierten Ergebnissätze werden on-line übernommen. Für Geräte, welche nicht mit aktiver Probenidentifizierung arbeiten (B1,C1,D1), sind besondere Vorkehrungen zu treffen, um eine eindeutige Zuordnung der Ergebnisse zu den Probennummern und damit zu den Patienten herstellen zu können. Die Probengeber dieser Geräte müssen in einer durch die Arbeitslisten (Abb. 2) vorgegebenen Reihenfolge bestückt werden. Abhängig von den jeweiligen Geräten sind entweder alle Positionen mit Proben zu bestücken oder es sind definierte Lücken freizuhalten. Auch die Numerierung der Positionen in den Probengebern ist je nach Gerät verschieden. Um diese Aufgabe erfüllen zu können, wurde der Datenbestand VERFAHRENSINFORMATION (VERFI) eingeführt.

In der zentral gewarteten Tabelle GERÄTEVERZEICHNIS (GVZ) sind alle
Laborgeräte und deren Verfahren sowie die dazu korrespondierenden
Satznummerndes Datenbestandes VERFI enthalten. Das folgende Beispiel
zeigt den Aufbau der Tabelle GVZ (Schlüsselbegriffe sind unterstrichen).

Klinik	Labor	Gerät	Nr.	Symbol	Name	Zahl	VERFI	Verfahren
12	01	01	00	LA12	HITACHI-705	20	78	----
12	01	01	01	LA12	HITACHI-705	--	79	B102
12	01	01	02	LA12	HITACHI-705	--	80	B103
.	.	.	.	.	.	.	.	.
.	.	.	.	.	.	.	.	.
.	.	.	.	.	.	.	.	.
12	01	03	00	LC12	ASTRA-8	08	140	----
12	01	03	01	LC12	ASTRA-8	--	141	B111
12	01	03	02	LC12	ASTRA-8	--	142	B112
.	.	.	.	.	.	.	.	.
.	.	.	.	.	.	.	.	.

Die Sätze des Datenbestandes VERFI sind wie folgt aufgebaut:

(Verfahrensinformation)   (Probennummern)   (Ergebnisnummern)

- Verfahrensinformation: Spezielle Angaben, die Durchführung des
  Verfahrens auf diesem Gerät betreffend.

- Probennnummern: Sequenz jener Probennummern, für die diese
  Untersuchung angefordert ist. Die Eintragung
  erfolgt vom Druckprogramm für die "Arbeitslisten" oder von der Anforderungstransaktion
  ANFO.

- Ergebnisnummern: Sequenz von Satznummern, welche auf die Ergebnissätze weisen. Die Datenbankschreibroutine
  trägt diese Satznummern, welche zu den Ergebnissen in der Tagesdatenbank weisen, hier ein.

Mit Hilfe dieses Datenbestandes werden alle Voraussetzungen, welche
für die Identifikation der Ergebnisdatensätze bzw. für den Dialog
benötigt werden, erfüllt. Dies soll an folgenden Beispielen gezeigt
werden.

-B1: ABBOT VP Analyzer
  Bei diesen Geräten handelt es sich um Einkanalanalysengeräte,
  welche mit einer automatischen Proben- und Reagenziendosiervor-
  richtung ausgestattet sind. Der Arbeitsablauf wird elektronisch
  kontrolliert und die EDV-Schnittstelle liefert Datensätze mit
  Informationen über das Gerät und den jeweils durchgeführten
  Test. Die Resultate sind durch die Nummer des Probentellers und
  eine Positionsnummer innerhalb desselben identifiziert. Wurden
  die Probenteller für jedes einzelne Verfahren an Hand der

"Arbeitsliste" in der dort angegebenen Reihenfolge bestückt, so
kann das Datenübernahmeprogramm die dazu gehörende Probennummer
mit Hilfe der Eintragungen im VERFI-Satz des Verfahrens
ermitteln.

-C1: Die in den Laboratorien eingesetzten Analysenautomaten vom Typ
ASTRA-8 benötigen die Probennummern aus dem VERFI-Datenbestand
nicht. Beim Bestücken des Probengebers anhand der Arbeitsliste
wird mittels der in diese Geräte eingebauten Bildschirme für
jede Probe auch deren Probennummer eingegeben, so daß diese in
den Ergebnissätzen enthalten ist.

-D1: HITACHI-705
Dieser selektive Mehrkanalanalysenautomat arbeitet intern mit
einer fortlaufenden Analysennummer. Diese wird - bevor mit der
Bearbeitung einer Probe begonnen wird - an das Rechnersystem
geschickt, welches innerhalb von 7 Sekunden Angaben über die
von dieser Probe durchzuführenden Bestimmungen zurücksenden muß.

Das Laborsystem liest den VERFI-Satz des Gerätes und ermittelt
daraus die entsprechende Probennummer. Mit dieser Probennummer
wird sodann auf den Anforderungsdatenbestand zugegriffen. Alle
Befundnummern, bei denen die Gerätenummer mit jener des anfordernden Gerätes übereinstimmt, werden entsprechend dem
HITACHI-705 Protokoll verschlüsselt und ein entsprechender
Antwortsatz zurückgesendet. Für die vom HITACHI-705 gesendeten
Ergebnissätze wird in der bereits beschriebenen Weise die
jeweilige Probennummer mit Hilfe des VERFI-Satzes ermittelt und
die Ergebnissätze anschließend weiterverarbeitet.

COBAS BIO: Dieser Analysenautomat ist ebenfalls selektiv; er
führt die einzelnen Bestimmungen jedoch sequentiell durch.
Wieder ist die "Arbeitsliste" der Ausgangspunkt um dem
Analysengerät mitteilen zu können, welche Untersuchungen
von den einzelnen Proben durchgeführt werden sollen. Der
Informationsaustausch findet nach folgenden Regeln statt:
Vor dem Beginn der Messung sendet das Analysengerät Anfragen,
welche Probenteller für die einzelnen Untersuchungen zu er-
warten sind. Aus den VERFI-Sätzen der einzelnen Bestimmungen
wird ermittelt, welche Probenteller für diese Bestimmungen zu
belegen sind; deren Nummern werden an das Analysengerät übertragen. Beim Einsetzen eines neuen Probentellers sendet das
Gerät eine Anfrage mit dem Analysencode und der Probenteller-
nummer. Als Antwort werden die Positionsnummern jener Proben,
für welche die entsprechende Bestimmung durchzuführen ist,
rückgemeldet. Auch diese Antwort kann mit Hilfe des VERFI-
Satzes der jeweiligen Analyse errechnet werden. Für das
Identifizieren der Ergebnissätze (diese enthalten einen
Analysencode, die Nummer des Probentellers sowie die Position
innerhalb desselben), genügt die im VERFI-Satz des Gerätes enthaltene Sequenz der Probennummern.

Analysengeräte vom Typ B2, C2 und D2 werden mit Proben beschickt,

welche eine maschinenlesbare Identifikation (Probennummer) tragen.

Diese Probennummer ist in allen Datensätzen enthalten und damit

kann direkt zum Anforderungsdatenbestand zugegriffen werden. Daher

können diese Geräte in einer beliebigen Reihenfolge bestückt werden.

Die Kommunikation zwischen den Laborgeräten und dem Rechnersystem
erfolgt mittels eines zentralen Programms, welches folgende Funktionen erfüllt:

- Interpretation der empfangenen Nachrichten und Aufruf des jeweiligen Programmzweiges

- Ent- und Umschlüsseln der jeweiligen Datenformate entsprechend
  den definierten Protokollen (die dafür benötigten Informationen
  befinden sich in den jeweiligen VERFI-Sätzen im Teil "Ver-
  fahrenshinweise" bzw. bei den "Probennummern")

- Ergebnisdatensätze werden auf das im Artikel "Die Datenbank
  des medizinischen Informationssystems WAMIS" /3/ beschriebenen
  Datenformat gebracht und der zentralen Datenbankschreiberoutine
  übergeben.

Die zentrale Datenbankschreiberoutine führt zuerst (bei Patienten
mit WAMIS-Arbeitsnummern) die patientenbezogene (vertikale) Verknüpfung der Datensätze durch. Die Datensätze selbst werden physisch
in der Tagesdatenbank gespeichert. Diese befindet sich auf einem
"Direct Access" Datenbestand, dessen Satznummern fortlaufend vergeben
werden.

Alle Laborbefunde (erkennbar am Satztyp "B") werden sodann von einem
weiteren Programmteil verarbeitet. Jene Satznummer, welche zum
Ergebnis in der täglichen Datenbank weist, wird im Anforderungsdatenbestand bei der entsprechenden Befundnummer eingetragen. Handelt es
sich um "nicht angeforderte" Befunde, so können diese natürlich
nicht bei der Befundnummer eingetragen werden, sondern sie werden
als neues Datenelement dem Anforderungsdatenbestand hinzugefügt.
Dieses Datenlelement wird als "nicht angefordert" gekennzeichnet.
Außerdem wird diese Satznummer auch im "Ergebnisnummern"-Teil des
zugehörenden VERFI-Datensatzes eingetragen.

Befunde, welche nicht über on-line angeschlossene Automaten ins
System gelangen, werden mit Hilfe von Bildschirmterminals eingegeben. Abbildung 3 zeigt den Bildschirm für die Eingabe des
qualitativen Sammelbefundes Sediment.

```
********************************************************************

          *****   W A M I S   *****                  UTHE14
I.CHIRURGISCHE UNIV.KLINIK VORST.:PROF.DR.A.FRITSCH      27.03.1985
TÄGLICHE ROUTINE (ERGE) ERGEBNISSE EINGEGEBEN
12-61173-5 Mxxxx JOHANN     (208)    ALTER=038 J., IBST 1-KLIN.ANAESTH.

SEDIMENT
    LEUKOZYTEN              ?EINZELNE  ?MÄSSIG  ?HÄUFIG  ?MASSEN
    ERYTHROZYTEN           ?EINZELNE  ?MÄSSIG  ?HÄUFIG  ?MASSEN
    PLATTEN-EPITHEL        ?EINZELNE  ?MÄSSIG  ?HÄUFIG  ?MASSEN
    RUND-EPITHEL           ?EINZELNE  ?MÄSSIG  ?HÄUFIG  ?MASSEN
    STÄBCHEN               ?EINZELNE  ?MÄSSIG  ?HÄUFIG  ?MASSEN
    ZYLINDER               ?EINZELNE  ?MÄSSIG  ?HÄUFIG  ?MASSEN
    GESCHW.EPITH.          ?EINZELNE  ?MÄSSIG  ?HÄUFIG  ?MASSEN
    KOKKEN                 ?EINZELNE  ?MÄSSIG  ?HÄUFIG  ?MASSEN
    SPERMA                 ?EINZELNE  ?MÄSSIG  ?HÄUFIG  ?MASSEN
    PILZE                  ?EINZELNE  ?MÄSSIG  ?HÄUFIG  ?MASSEN
    TRICHOMONADEN          ?EINZELNE  ?MÄSSIG  ?HÄUFIG  ?MASSEN

    UNTERS.-DAT: 27.03.1985   UHR: 08

                   PF8=STORNO                           FREIG

********************************************************************
```

Abb. 3: Bildschirmmaske zur Eingabe des qualitativen Befundes
        Sediment.

Die Eintragung der zu den Ergebnissen in der Tagesdatenbank weisenden
Satznummern im Anforderungsdatenbestand wird für die Kontroll- und
Freigabe-Transaktion (LAKO) benötigt. Diese Transaktion, deren Ausgabebildschirm die Abbildung 4 zeigt, gestattet es, die Befunde
einer Probe synoptisch auf den Bildschirm zu bringen. Berechtigte
Mitarbeiter des Labors können Befunde löschen oder korrigieren. Dazu
werden die entsprechenden Felder mit dem Lichtstift ausgewählt, wobei
die auswählbaren Felder durch ein führendes '?' gekennzeichnet sind.

Nach Drücken der Datenfreigabe erscheinen in der unteren Zeile des
Bildschirms sukzessive alle ausgewählten Befunde. Die Werte können
nun gelöscht oder geändert werden.

```
****************************************************************

          *****   W A M I S   *****              LAKO01
II.CHIRURG. UNIV.KLINIK    VORST.:PROF.DR.E.WOLNER
LABOR-PROGRAMM (LAKO):BEFUND KONTROLLE        GESTARTET 14 UHR 19
13-18946-4   AxxxL Rxxxxx          (003)      STATION  B20     M
A=HAEMATOLOGIE   ? LDH     *   575 I=HARNCHEMIE
? LEUKO  * 17.0 ? GOT     *   103 ? HARNSTO*   70
? ERY    * 3.91 ? GPT          18 ? NATRIUM   102
? HB     * 11.2 ? AP           71 ? KALIUM     20
? HK     *   36 ? G-GT    *    88 ? KREATIN*   16
? THROMBO*  122 ? HB FREI*  64.2 ? CHLORID*  104
- RETI          D=CHEMIE 2(ASTRA J=IMMUNOLOGIE
B=GERINNUNG     ? NATRIUM    147 - A2-MAKROGLOBU
? PTZ    *   64 ? KALIUM *   6.1 - A1-ANTITRYPSI
? TZ     * 22.1 ? CHLORID    107 - C3 KOMPLEMENT
? FIBRINO*  187 ? HARNSTO*    26 - C4 KOMPLEMENT
? AT 3   * 14.7 ? KREATIN*   2.0 - PFB
C=CHEMIE 1(HITA ? BILI.GE*   3.1 - TRANSFERRIN
CK              ? EIWEISS*   5.0 ...............
? CK GES.*  959 E=CHEMIE 3(ACA)
? CK MB      64 ? ALFA-HB*   440


UTHE=PF1                STORNO=PF8        VOR=PF10    RÜCK=PF11

****************************************************************
```

Abb. 4: Bildschirmmaske der Transaktion KONT mit allen Anforderungen
         und Ergebnissen (soweit vorhanden) einer Probe.

An dieser Stelle sei auf den hohen Integrationsgrad der einzelnen
Module des WAMIS hingewiesen. Für die Beurteilung einzelner Befunde
sind fast immer die Vorbefunde bzw. die medikamentösen Therapien von
Interesse.

Für alle im WAMIS aufgenommenen Patienten (erkennbar an der WAMIS-
Arbeitsnummer links oben) kann durch Drücken einer Programmfunktionstaste in den Zweig "Laborbefunde ansehen" verzweigt werden.

Für Patienten auf Kliniken (Stationen), welche sich der "Täglichen
Routine" /7/ bedienen, kann auf Knopfdruck auch in den Programmzweig
"Therapien ansehen" verzweigt werden. Die dort beschriebene MENU-
Technik erlaubt es dem Benutzer wieder zu jenem Bildschirm zurückzu-
kehren, von dem aus die Auskunftsfunktionen aufgerufen wurden.

Die in den korrespondierenden VERFI-Sätzen eingetragenen Ergebnis-
Satznummern werden von einer weiteren wichtigen Transaktion (KONT)
benötigt. Mit Hilfe dieser Transaktion können die einzelnen Befund-
serien in der Reihenfolge ihrer Durchführung am Bildschirm angezeigt
werden. Die Abbildung 5 zeigt die Datenquellen des Labors der
I. Chirurgischen Univ.-Klinik, nämlich Bildschirme (OFF LINE BEFUNDE)
und on-line angeschlossene Analysenautomaten. Abbildung 6 zeigt die
Bildschirmmaske mit den Untersuchungen, welche am ausgewählten Analysengerät (HITACHI B) in diesem Laboratorium durchgeführt werden,

während Abbildung 7 alle on-line übernommenen Ergebnisse eines ausgewählten Verfahrens (GOT) zeigt.

```
*************************************************************************
                    *****    WAMIS    *****                    KONT01
I.CHIR.UNIV.KLINIK    VORST.: PROF.DR.A.FRITSCH            27.03.1985
LABOR-PROGRAMM (KONT): KONTROLLE V.LABORBEFUNDEN GESTARTET: 14 UHR 22


                       A U S W A H L

                       OFF LINE BEFUNDE

                       HITACHI A
                       HITACHI B
                       ASTRA




                                              STORNO (PF8)
*************************************************************************
```

Abb. 5: Bildschirmmaske der Transaktion KONT zur Auswahl eines be-
        stimmten Analysengerätes.

```
*************************************************************************
                    *****    WAMIS    *****                    KONT01
I.CHIR.UNIV.KLINIK    VORST.: PROF.DR.A.FRITSCH            27.03.1985
LABOR-PROGRAMM (KONT): KONTROLLE V.LABORBEFUNDEN GESTARTET: 14 UHR 23


                       A U S W A H L

                       CK-NAC
                       CK-MB
                       LDH
                       ALK. PHOSPHATASE
                       ALFA AMYLASE
                       GAMMA-GT
                       CHOLINESTERASE
                       GOT
                       GPT
                       BILIRUBIN, GES
                       MAGNESIUM
                                              STORNO (PF8)
*************************************************************************
```

Abb. 6: Bildschirmmaske der Transaktion KONT zur Auswahl eines be-
        stimmten Verfahrens.

```
************************************************************************

                    *****    WAMIS    *****                      KONT02
I.CHIR.UNIV.KLINIK    VORST.:PROF.DR: A.FRITSCH              27.03.1985
ANSEHEN UND KORRIGIEREN DER ERGEBNISSE             GESTARTET 14 UHR 23


GOT            250*   U/L      DROxxxxx JOSEF      12    201   ? EX
GOT              9    U/L      ATAxxxxxxxxx JO     12    202   ? EX
GOT             52    U/L      PANxxxxx FRANZ      12    203   ? EX
GOT              8    U/L      Mxxx ANNA           12    207   ? EX
GOT             14    U/L      NIExxxx ROBERT      12    209   ? EX
GOT              7    U/L      Wxxx ERICH          12    211   ? EX
GOT              8    U/L      Hxxxx WALTRAUD      12    212   ? EX
GOT             27    U/L      JOVxxxxxx DRAGI     12    218   ? EX
GOT             16    U/L      KATxxxxxxx KARL     12    219   ? EX
GOT             40    U/L      Zxxx MARIE          12    221   ? EX
GOT           5033U   U/L      SORxxxxx LOTTE      12    225   ? EX
GOT             11    U/L      ROLxxx TANGUY       12    228   ? EX
GOT             15    U/L      LEVxx NATHAN        12    229   ? EX
GOT             21    U/L      BROxxxxx KNUT       12    231   ? EX
GOT             13Z   U/L      DOMxxxxx ERNST      12    233   ? EX

************************************************************************
```

Abb. 7: Bildschirmmaske der Transaktion KONT zum Löschen bestimmter
        Datensätze.

Die Transaktion KONT ist dann von Bedeutung, wenn es gilt, sich einen
schnellen Überblick über bestimmte Untersuchungen zu verschaffen.
Der Einheitlichkeit halber ist auch jedem Bildschirm ein VERFI-Satz
zugeordnet. Dort werden die Ergebnissatznummern der manuell eingegebenen Befunde eingetragen, so daß die Transaktion KONT bei Auswahl
der "off-line Befunde" diese in der zeitlichen Reihenfolge ihrer
Eingabe am Bildschirm anzeigt.

Die Wichtigkeit dieser Werkzeuge (LAKO und KONT) für einen geregelten
Laborbetrieb darf nicht unterschätzt werden.

2.2.4. Befundausgabe

Dieser wichtige Arbeitsschritt, der in Laboratorien ohne EDV-
Unterstützung sehr arbeitsintensiv und zeitaufwendig ist, reduziert
sich in WIELAB-unterstützten Laboratorien auf das Starten der Drucktransaktion am Laborbildschirm.

Die Laboratorien haben die Möglichkeit mehrere Arten von Ergebnis-
listen abzurufen. Am Auswahlschirm für die Drucktransaktion kann
durch die Eingabe einer "Zusatzinformation" (z.B. "L" für "Labor-
journal " oder "P" für "Patientenprotokoll" u.a.) der Listentyp
festgelegt werden. Außerdem kann die standardmäßige Druckerzuordnung
geändert werden bzw. kann das Drucken der Listen auch am Schnell-
drucker im IMC erfolgen. Eine weitere Möglichkeit besteht darin, daß
im Labor nur die Befunde jener Patienten ausgedruckt werden, welche
sich an Kliniken ohne EDV-Ausstattung befinden. Für alle anderen
Patienten können die Befunde auf den jeweiligen Abteilungsdruckern
gedruckt werden. Ebenso ist es möglich hochpathologische Befunde
direkt am Bildschirm der betreffenden Abteilungen auszugeben, weil
in einer zentral gewarteten WAMIS-Tabelle für jede Station/Ambulanz
einer Klinik der zugeordnete Bildschirm und Drucker bekannt ist. Die
zentrale Datenbankschreibroutine, welche jeden Laborbefund mit den
"Normalwerten" vergleicht, führt das "Versenden" der hochpathologi-
schen Befunde durch.

Von diesen beiden Möglichkeiten wird in der Praxis jedoch kein Gebrauch gemacht, weil in den meisten Kliniken der Aufstellungsort der
Drucker und Bildschirme auch für die Patienten zugänglich ist. Aus
Datenschutzgründen wird daher von dieser Möglichkeit Abstand genommen.

Die Reihenfolge der Befunde auf den Ausdrucken wird durch die
DRUCKREIHENFOLGE-Tabellen (DRFTxx) bestimmt, wobei diese entweder vom
Labor oder von den einzelnen Kliniken definiert werden können. Durch
diese einfache Maßnahme kann ein Laboratorium, welches für mehrere
Kliniken arbeitet, die Ausdrucke für jede Stelle nach deren indivi-
duellen Wünschen gestalten. Unfruchtbare Streitigkeiten, ob die
Glucose oder die Leukozyten als wichtigster Befund an erster Stelle
angedruckt werden sollen, können dadurch vermieden werden.

```
                    *****       WAMIS       *****
II.CHIR. UNIV.KLINIK      PATIENTEN-PROTOKOLL              02.04.1985
VORST.:PROF.DR.E.WOLNER   II.UNFALL                         (14 H 37)
HAUPTLABORATORIUM         STATION A 500
LEITER:PROF.DR.M.M.MÜLLER


============================================================================
*42-16835-1 xxxxxx LEOPOLD, DR.   *
============================================================================
                          GERINNUNG
                          =========

                    BEFUND              VORBEFUND        NORMALWERTE
GERINNUNG           02.APR.85           26.MAR.85
  PTZ                 91                     73        70-  100 %
  THROMBINZEIT        18.2                   16.5      16-   20 SEC.
  PTT                 24.6                             20-   50 SEC.

                          BLUTCHEMIE
                          ==========
ASTRA-BLUTCHEMIE 02.APR.85              26.MAR.85
  KREATININ           1.0                     1.3      0.5-  1.5 MG/DL
  HARNSTOFF-N         14                      25*      7-   20 MG/DL
  NATRIUM            134*                     147     135-  152 MMOL/L
  KALIUM              5.7*                     4.6     3.5-  5.2 MMOL/L
  CHLORIDE           104                      112*     95-  110 MMOL/L
  GLUKOSE            111*                     119*     50-  110 MG/DL
  BILIRUBIN, GES.     0.5                      0.9     0.2-  1.0 MG/DL

                      HARNBEFUND, QUAL.
                      =================
STREIFENTEST        02.APR.85              26.MAR.85
  PH                  9                                            EINH.
  ALBUMIN         STARK OPAL                            NEGATIV
  GLUKOSE          NEGATIV              NEGATIV          NEGATIV
============================================================================
```

Abb. 8: Ausschnitt einer Ergebnisliste (Patientenprotokoll).

2.2.5. Qualitätskontrolle und Statistik

Die Qualität der durchgeführten Analysen wird mit Methoden von verschiedener Komplexität geprüft.

- Die einfachste Prüfung besteht im Vergleichen der Resultate mit vorgegebenen Grenzwerten. Im Verfahrensteil der VERFI-Sätze sind diese Angaben eingetragen. Jeder on-line übernommene Wert wird mit diesen Grenzen, die vom Labor festgelegt werden und nicht mit den pathologischen Grenzen, wie

sie die einzelnen Kliniken definieren, identisch sind, verglichen. Liegt ein Wert außerhalb dieser Grenzen so wird er von der Datenbankschreibroutine als "unmöglich" gekennzeichnet und es wird auf einem der Laborterminals eine Warnmeldung ausgegeben. Der so gekennzeichnete Wert wird zwar wie alle anderen Werte weiterbearbeitet, d.h. er kommt auch in die Tagesdatenbank, gilt jedoch als nicht durchgeführt und kann von den Bildschirmen außerhalb des Labors nicht abgefragt werden. Wird der fehlerhafte Wert nicht ausgebessert oder durch eine neuerliche Messung überschrieben, so kommt er nicht in die informationelle Datenbank.
Viele Laborautomaten führen eine interne Qualitätskontrolle auf ähnlicher Basis durch und kennzeichnen fehlerhafte Werte mit einem Code. Solche Datensätze werden in gleicher Weise bearbeitet.

- Proben von Kontrollserien sind durch eigene Probennummern gekennzeichnet; diese und ihr Sollwert und die Standardabweichung (von der Herstellerfirma angegeben oder vom Labor ermittelt und festgelegt) sowie der aus den laufenden Messungen errechnete Mittelwert und die Standardabweichung sind für jeden Befund in den entsprechenden Sätzen des Anforderungsdatenbestandes eingetragen. Der Laborteil der Datenbankschreiberoutine vergleicht für jede Kontrollprobe (erkennbar an der Probennummer) das Ergebnis mit den Soll- und Mittelwerten und bestimmt, ob dieses noch innerhalb der Toleranzgrenzen liegt. Ist dies der Fall, so wird das Meßergebnis im laufenden Mittelwert berücksichtigt, die neue Standardabweichung berechnet und der Datensatz normal weiterverarbeitet.

Andernfalls werden die bisher gemessenenen Ergebnisse dieses Befundes eingelesen und als zweifelhaft gekennzeichnet. Dies geschieht mit Hilfe der Ergebnissatznummern des korrespondierenden VERFI-Satzes. Beginnend mit der zuletzt eingetragenen Satznummer wird solange eingelesen bis alle Datensätze bearbeitet sind oder bis eine Kontrollprobe eingelesen wird. Dadurch werden alle Ergebnisse einer Meßserie von der letzten Kontrollprobe bis zur fehlerhaften als "zweifelhaft" gekennzeichnet. Vom Labor muß zu diesen zweifelhaften Meßungen Stellung genommen werden. (Eine Kontrollprobe außerhalb der Toleranzgrenzen kann einen Fehler im Analysengerät anzeigen, es ist aber auch möglich, daß nur diese eine Probe fehlerhafte Werte zeigt, weil sie falsch behandelt wurde.)

- Eine weitere Stufe der Qualitätskontrolle besteht darin, daß man die Werte einer Probe miteinander vergleicht und auffällige Wertekombinationen anzeigt. (Ein erniedrigtes oder normales Kreatinin bei stark erhöhtem Harnstoff-N ist sicher bemerkenswert genauso wie ein hohes Bilirubin bei normaler GOT und GPT.) Dieses medizinische Wissen wird in der BEFUND-KOMPATIBILTÄTS-Tabelle (BKTxx) dokumentiert. Das folgende Beispiel zeigt die Eintragung in dieser Tabelle für das Bilirubin.

Befundnummer	Code	{ Befundnummer	Code	}5 }1
B0103	++	B0114 < N B0115 < N		

- Für einige Befunde kann, wenn die Patienten im WAMIS aufgenommen
  sind, eine weitere Kontrolle durchgeführt werden. Das aktuelle
  Ergebnis wird entweder mit dem vorhergehenden oder mit dem Trend
  von n-vorhergehenden Befunden verglichen. (Serumeisen z.B. verändert sich nicht sprunghaft.)

Die beiden ersten Kontrollen werden vom Datenbankschreibprogramm
automatisch durchgeführt, die anderen können mittels der Kontroll-
transaktion LAKO aktiviert werden. Werte, die außerhalb des Normalbereiches liegen, werden mit einem "*" gekennzeichnet, zweifelhafte
mit "Z" bzw. unmögliche mit "U". Für die anderen Kontrollen wird von
den Möglichkeiten der Farbbildschirme Gebrauch gemacht. Nicht
kompatible Ergebnisse werden grün, jene mit nicht plausiblem Verlauf
rot und solche für die beides zutrifft weiß mit doppelter Helligkeit
angezeigt.

Von diesen Zusatzfunktionen des LAKO wird zur Zeit wenig Gebrauch gemacht, da die Laboratorien kaum mit Farbbildschirmen ausgestattet
sind und da sich die erhöhte Zahl der Datenbankzugriffe in den Antwortzeiten bemerkbar macht.

Aus der Tagesdatenbank des WAMIS werden im Verlauf der täglich
durchgeführten Reorganisation Informationen für Statistiken
und Qualitätsberichte extrahiert.

Die Anzahl der jeweils durchgeführten Befunde wird mit dem Schlüssel
<u>Labornummer</u>, <u>Datum</u>, <u>Befundnummer</u> und <u>anfordernder</u> <u>Stelle</u> in einem
eigenen Datenbestand abgespeichert.

Jedes Meßergebnis von Kontrollseren wird mit dem Schlüssel <u>Labor-
nummer</u>, <u>Datum</u>, <u>Befundnummer</u>, <u>Probenidentifikation</u> und <u>Folgenummer</u>
ebenfalls auf einen eigenen Datenbestand abgespeichert. Diese Daten-
bestände dienen für die Darstellung verschiedener Graphiken und
Statistiken mit Hilfe von on-line Transaktionen. Da keine Notwendigkeit besteht, diese Betriebsdaten durch längere Zeit hindurch im
direkten Zugriff zu halten, wurde der dafür vorgesehene Plattenspeicher relativ klein dimensioniert und die Daten werden zyklisch auf
Magnetbänder ausgelagert. Jahresstatistiken etc. werden von diesen
Magnetbändern ausgedruckt.

3. Physische Realisierung des Laborsystems WIELAB

3.1. Prozeßrechnerkonzept

Anfang der 70er Jahre war am Laborgerätemarkt von der rasanten Entwicklung auf dem Gebiet der Mikroelektronik noch nichts zu bemerken und fast alle damals kommerziell angebotenen Laborgeräte waren bestenfalls mit sogenannten "Schreiberausgängen", an denen eine dem Meßwert proportionale Spannung im Millivoltbereich angeboten wurde, ausgestattet. Außerdem handelte es sich fast durchwegs um Einkanalanalysengeräte, so daß für die meisten Untersuchungen eine Probenverteilung auf Sekundärgefäße notwendig war.

Untersuchungen zur damaligen Zeit haben gezeigt /2/, daß in einem Labor, welches auf konventionelle Art organisiert war und seine Analysen auf Einkanal-Analysengeräten durchführte, das medizinisch-technische Personal einen wesentlichen Teil der Zeit mit Schreib- und Rechenarbeiten sowie mit Probenverteil- und Vorbereitungsarbeiten beschäftigt war.

Im Labor der I. Chirurg. Univ. Klinik (Vorst.: Prof.Dr.A.Fritsch) wurde das System WIELAB erstmals installiert. Die örtliche Nähe dieses Labors zum IMC und die Kooperationsbereitschaft des Leiters (Hofrat Prof.Dr.F.Zekert) und seiner Mitarbeiter begünstigten diese Entscheidung.

Das Forschungsziel mußte in einem räumlich sehr beengten (108 m^2) Routinelabor erreicht werden, wobei als oberste Richtline galt, die Patientenbetreuung in keiner Weise zu beeinträchtigen bzw. das damit befaßte Laborpersonal weder zu stören noch zu behindern.

Auch für dieses Labor zeigte die Analyse, daß vor allem das Probenverteilen und die dazu notwendigen organisatorischen Vorarbeiten sowie die Befundausgabe das qualifizierte Laborpersonal stark belasteten.

Das 1972 neu zu entwickelnde Laborsystem sollte nicht nur administrative Komponenten, wie

- Anforderungserfassen
- Drucken von Probenverteilen, Ärztelisten
- manuelle Dateneingabe
- Befundausgabe

enthalten, sondern auch das Probenverteilen, das Messen und das Meßwerterfassen unter Computerüberwachung ermöglichen.

Für die administrativen Komponenten allein wäre die Entwicklung
eines eigenen Laborsystems nicht erforderlich gewesen, da diese
Funktionen auch am Zentralrechner des IMC durchgeführt werden
können.

Die Computerunterstützung des Probenverteilens, die Überwachung der
Arbeitsschritte bei der Durchführung der Analysen und eine on-line
Meßwertübernahme konnten bei den damaligen Gegebenheiten auf dem
EDV- und Laborgerätesektor nur mit Hilfe eines schnellen Prozeßrech-
ners und einer Reihe von Hardware-Eigenentwicklungen am IMC reali-
siert werden.

Im Maschinenraum des IMC wurde ein Prozeßrechner IBM S/7 installiert, welcher an den damaligen Zentralrechner IBM 370/148 über eine
Kanalverbindung angeschlossen war. Alle administrativen Tätigkeiten
im Labor erfolgten mit Hilfe von Bildschirmgeräten und Druckern,
welche an den Zentralrechner angeschlossen waren.

Dort erfolgte der Aufbau und die Veränderungen der beiden Datenbestände ANFORDERUNGEN und VERFAHREN in der im Abschnitt 2 beschriebenen Weise. Jede Veränderung in diesen Datenbeständen wurde über
die Kanalverbindung unmittelbar dem Prozeßrechner mitgeteilt, sodaß
dieser praktisch identische Kopien besaß. Die einzelnen Analysengeräte und die Probenverteileinrichtungen waren ebenfalls an den
Prozeßrechner angeschlossen und wurden von diesem überwacht bzw.
gesteuert. Die Datenübertragung von den räumlich entfernten Laboratorien zum Prozeßrechner erfolgte mit Hilfe der Hardware-Einrichtung
"Datenstraße" über eine einzige Zweidrahtleitung (BUS). Jedes
Laborgerät war über eine Ankoppelungseinheit mit diesem Datenbus
verbunden. Die Datenstraße wurde von der heute nicht mehr bestehen-
den Firma GPM des österreichischen Physikers Dr. G. Dörfler hergestellt.

In dieser frühen österreichischen Eigenentwicklung eines "lokalen
Netzwerkes" (LAN) erfolgte die Datenübertragung im Zeitmultiplexer-
Verfahren, die Datendarstellung durch "pulse coded modulation" (PCM).

Mit anderen Worten: Die Datenstraßenzentrale, welche im Gehäuse des
Prozeßrechners eingebaut war, sendete 50 Mal pro Sekunde ein Trigger-
signal. Das Zeitintervall von 20 ms zwischen diesen Triggersignalen
wurde durch 32 weitere Signale unterteilt. Alle 20 Millisekunden
wurden die Ankoppelungseinheiten der Geräte synchronisiert und konnten dadurch auf eines jener 32 Zeitintervalle von 0.6 ms positioniert
werden, welches der jeweiligen Kanal-Nummer entsprach und dieses
Zeitintervall zum Empfangen oder Senden von Daten verwenden.

Spezielle Vorschriften über Prioritäten und eine entsprechende Ver-
packung der Daten regelten innerhalb eines Kanals die bidirektionale
Kommunikation.

3.1.1. Arbeitsablauf unter Prozeßrechnersteuerung

Ein wesentlicher Unterschied zum heutigen Arbeitsablauf ergab sich
nur bei der Probenverteilung und beim Meßwerterfassen.

Alle damals (ca. 1975) im Laboratorium der I. Chir. Univ. Klinik
eingesetzten Analysegeräte waren Einkanalanalysengeräte vom Typ a
(siehe Abschnitt 2.2.2.). Für jede Bestimmung mußte mindestens ein
Sekundärgefäß erstellt werden, aus welchen dann die Analyse durchgeführt wurde. Ein on-line Anschluß dieser Geräte war nur dann sinnvoll, wenn eine eindeutige Zuordnung der übernommenen Meßwerte zu
den Proben (=Patienten) hergestellt werden konnte.

Nur eine "aktive Probenidentifizierung" konnte diese Sicherheit
gewährleisten.

3.1.1.1. Der Probenidentifikationsring (P.-I.-Ring)

Eine computerunterstützte Probenverteilung kann nur dann teil- oder vollautomatisch erfolgen, wenn die Probenidentifizierung ohne weitere manuelle Manipulation einfach, rasch und zuverlässig auf Sekundärgefäße übertragen werden kann. Eine Analyse der im Jahre 1972 kommerziell erhältlichen Identifikationssysteme zeigte, daß keines der Systeme alle Forderungen erfüllen konnte. Diese Probenidentifikationssysteme können primär unterschieden werden in solche, bei denen die Information direkt auf die Probengefäße appliziert wird und solche, bei denen Etiketten verwendet werden. Die Information selbst wird in allen Fällen optisch oder mechanisch gelesen, wobei der Informationsträger und die Leseeinrichtung relativ zueinander bewegt werden müssen. Ein automatisches Lesen der Information und Übertragung auf Sekundärgefäße ist nur bei einigen Systemen möglich und erfordert einen erheblichen mechanischen Aufwand /10/.

Aus den Erfahrungen, daß in Systemen, welche aus elektronischen und mechanischen Komponenten bestehen, primär die mechanischen Teile störungsanfällig sind, wurde am IMC ein Probenidentifikationssystem entwickelt, bei dem die Information auf elektronischer Basis gelesen und geschrieben werden kann. Sowohl zum Lesen als auch zum Schreiben ist keinerlei Relativbewegung zwischen Informationsträger und der Lese/Schreibeinrichtung notwendig. Als Informationsträger dienen preiswerte Kunststoffringe mit einem Außendurchmesser von 21 mm, eine Höhe von 25 mm und einem variablen Innendurchmesser. Der variable Innendurchmesser bzw. eine Haltevorrichtung, welche die Durchmesserschwankungen der Röhrchen ausgleicht, ermöglicht es, daß Probengefäße mit einem Durchmesser von 8 bis 18 mm in die P.-I.-Ringe eingesetzt werden können. Die Ringe sind sterilisierbar und praktisch beliebig oft wiederverwendbar. Die Information wird magnetisch auf 6 in den Ring eingebettete Stahldrähte an 18 definierten Stellen in 3 Ebenen aufgetragen bzw. von diesen Stellen mittels Hall-Sonden gelesen (Abb. 9).

Die Ringe tragen somit 18 Bits Information. Diese ist in 17 Datenbits und 1 Prüfbit aufgeteilt. Von den 17 Datenbits werden 11 (2.048 Möglichkeiten) für die Vercodung der Probennummer, die restlichen 6 (64 Möglichkeiten) für die Vercodung des Specimens, des Arbeitsplatzes oder des Verfahrens verwendet.

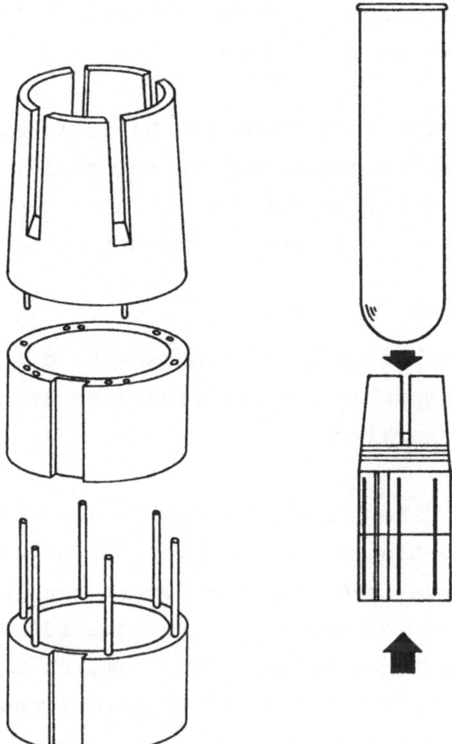

Abb. 9: Schematischer Aufbau des Probenidentifikationsringes.

3.1.1.2. Probenverteilung

In einem ersten Arbeitsschritt wurden die Eingangsproben entsprechend
den angeforderten Befunden auf die diversen Arbeitsplätze aufgeteilt.

Die Zuordnung der einzelnen Untersuchungsmethoden zu den Arbeitsplätzen erfolgte entsprechend der apparativen und personellen Gegebenheiten des Laboratoriums sowie auf Grund der Häufigkeit der
Befunde und konnte jederzeit geändert werden.

Die Probenverteilung wurde auf einem speziell entwickelten Probenver-
teilplatz unter Computersteuerung durchgeführt. Dieser bestand aus
einem Lesegerät für die am P.-I.-Ring aufgebrachte Information sowie

6 Schreibgeräten, mit deren Hilfe die gelesene Information auf andere
P.-I.-Ringe übertragen werden konnte.

In praxi wurde wie folgt verfahren: Die Gestelle mit den Eingangsproben wurden hinter das Lesegerät des Probenverteilplatzes gestellt,
während hinter jedes Schreibgerät Gestelle mit leeren Röhrchen
plaziert wurden. Jedes der leeren Röhrchen trug bereits einen
P.-I.-Ring.

Zur leichteren Unterscheidbarkeit waren sowohl die Gestelle als auch
die Ringe der Eingangsproben und der einzelnen Arbeitsplätze mit verschiedenen Farbcodes markiert.

Durch das Einstecken einer Eingangsprobe in das Lesegerät wurde die
Information des P.-I.-Ringes (im Beispiel der Abb. 10 die Nummer
317-01) gelesen und zum Laborcomputer übertragen. Dem entsprechenden
Anforderungssatz wurde entnommen, daß Befunde für die Arbeitsplätze
A-21, nämlich Harnsäure und Eisen, E-25, nämlich GOT und GPT, sowie
für F-26, nämlich Natrium, Kalium und Chloride, angefordert sind.

Am ersten, fünften und sechsten Schreibgerät leuchteten nun die
Probenummern 317-21, 317-25 und 317-26 auf. Aus den entsprechenden
Gestellen für die genannten Arbeitsplätze wurde das jeweils nächste
freie Röhrchen entnommen und in das zugehörige Lesegerät eingesteckt.
Durch einen Knopfdruck wurde erreicht, daß die Information elektro-
magnetisch auf die P.-I.-Ringe übertragen wurde. Das Lesen und Übertragen der Information erfolgte ohne jegliche mechanische Bewegung
des Datenträgers bzw. der Lese-/Schreibeinrichtung und war daher
sehr rasch und sicher /6/.

Für die Übertragung des Specimens in die betreffenden Röhrchen des
Arbeitsplatzes wurde entweder eine computergesteuerte Schlauchpumpe
eingesetzt oder sie erfolgte konventionell mit einer Pipette.

Im ersten Fall wurde die eingelesene Eingangsnummer an den Laborcomputer übertragen und dort aus dem korrespondierenden Anforderungs-
datensatz die Information über die aufzusaugende Gesamtmenge und
über die an die einzelnen Arbeitsplätze abzugebenden Mengen entnommen und zur Steuereinheit der Schlauchpumpe übertragen.

An der Frontplatte der Steuereinheit wurde die aufzusaugende Gesamtmenge (im Falle des Beispiels der Abb. 10 für die Probe 317-01 sind
dies 1,5 ml) angezeigt.

Durch Betätigung eines Fußschalters konnte nun die angezeigte Menge
automatisch aufgesaugt werden. Die Pumpe arbeitete so lange, wie der
Fußschalter gedrückt, bzw. bis die angezeigte Menge aufgesaugt war.

Nach Betätigen eines Schalters "Füllung o.k." wurde die Nummer des
ersten Arbeitsplatzes, für den ein Specimen zu übertragen war, sowie
die Menge angezeigt. Im folgenden wird der Arbeitsablauf für das in
Abbildung 10 angeführte Beispiel beschrieben.

Für Arbeitsplatz A-21 sind 1,1 ml zu übertragen, daher wird die
Spitze mit der Probe über das Röhrchen im Schreibgerät A-21 gebracht
und durch Betätigen des Fußschalters die automatische Übertragung
von 1,1 ml Probe ausgelöst. Die Anzeige springt sodann auf E-25 und
nach der Durchführung der Probenübertragung schließlich auf F-26.
Ist auch diese Übertragung durchgeführt, so erlischt ein Kontroll-
lämpchen. Dies bedeutet, daß nunmehr nach Wechsel der Pipettenspitze
oder einem Spülgang das Gerät für die Verarbeitung der nächsten
Probe bereit ist.

Das Probenverteilen konnte aber auch manuell durchgeführt werden.
Die Menge des zu übertragenden Specimens wurde in diesem Falle der
Probenverteil-Liste entnommen.

Die damalige appartive Ausstattung machte es notwendig, daß bei
einigen Arbeitsplätzen eine weitere Probenverteilung in Röhrchen für
Einzeluntersuchungen notwendig war, bei anderen aber nicht. Im Beispiel der Abbildung 10 muß am Arbeitsplatz A-21 weiterverteilt
werden, nicht jedoch auf den Plätzen E-25 und F-26.

Die Aufteilung des Untersuchungsmaterials von Arbeitsplatz-Röhrchen
in Einzelröhrchen erfolgte analog zu den Eingangsproben entweder
automatisch oder unter Verwendung der ausgedruckten Arbeitslisten.

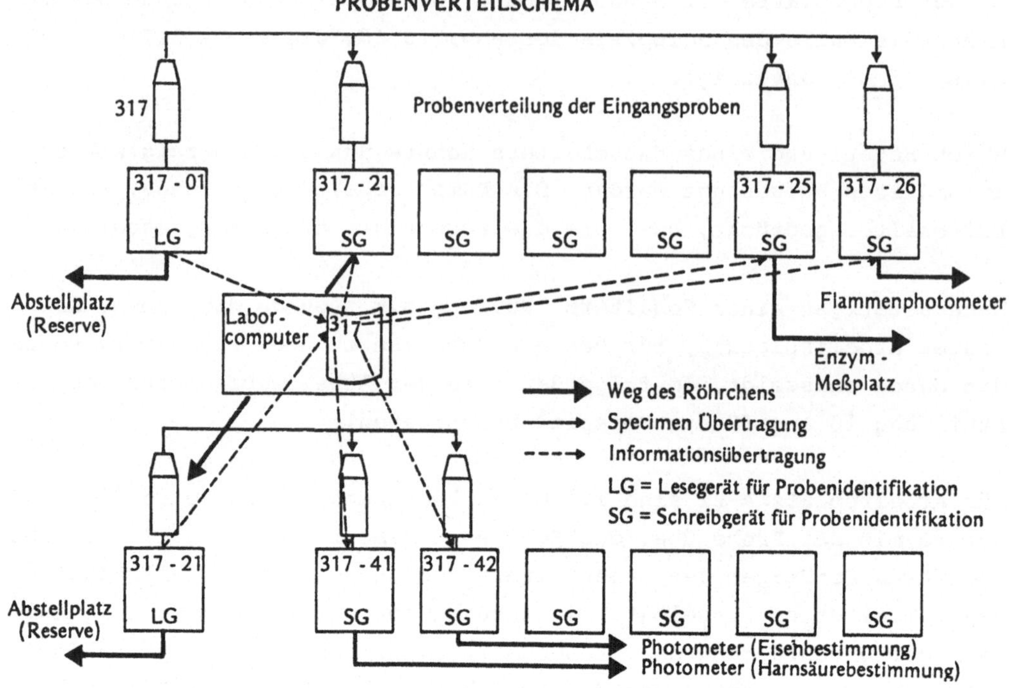

Abb. 10: Probenverteilschema.

3.1.1.3. <u>Messen</u>

Die einzelnen Analysengeräte waren mit Hilfe von sogenannten "Laborterminals" an die Datenstraße und somit an den Prozeßrechner ange-
koppelt.

Über diese Laborterminals konnte vom Gerätebediener der jeweilige
Status des Analysengerätes dem Prozeßrechner bekannt gegeben werden.

Bekanntlich werden Laboranalysen in einer Reihe von Arbeitsschritten
auf Analysengeräten durchgeführt. Auch Vorarbeiten wie Justieren und
Eichen sind notwendig. Eine Reihe dieser Arbeitsschritte kann jederzeit und in beiliebiger Reihenfolge durchgeführt werden, andere sind
nur in einer bestimmten Sequenz sinnvoll. Für die Beschreibung
dieser Arbeitsschritte, ihrer Reihenfolge und ihrer Zulässigkeit
wurde eine eigene Grammatik entwickelt /1/.

Jedes Verfahren, welches unter Überwachung des Prozeßrechners durchgeführt wurde, ließ sich mit Hilfe dieser Regeln beschreiben, die
im Datenbestand VERFAHREN eingetragen wurden.

Wichtigste Aufgabe des Prozeßrechners war es, die in unregelmäßigen
Zeitintervallen eintreffenden Signale der einzelnen Analysengeräte
zu analysieren, auf ihre formale Richtigkeit zu überprüfen und die
einzelnen Aktionen entweder positiv oder negativ zu quittieren.

Die Daten einer fehlerfreien Übertragung wurden für jedes Analysengerät in einem eigenen Speicher gesammelt und nach einem vollständigen Arbeitszyklus dem Verarbeitungsprogramm übergeben.

Die Verarbeitung erfolgte analog dem im Abschnitt 2.2.3. beschriebenen Vorgehen.

Darüber hinaus war jedoch eine Ergebnisberechnung notwendig, denn
die Analysengeräte lieferten an ihren Schreiberausgängen lediglich
Spannungen, welche den Zeigerstellungen ihrer Anzeigegeräte propor-
tional waren. Die Digitalisierung der Spannungen erfolgte noch in
den jeweiligen Ankopplungseinheiten.

Das Resultat jeder erfolgreichen Verarbeitung, nämlich Probenidenti-
fikations- und Befundnummer sowie das Ergebnis wurde im Prozeßrechner
gespeichert und außerdem an den Zentralrechner übertragen.

Die dafür notwendige Computerleistung stand bis Mitte der 70iger
Jahre nur zentral, in Form von teuren Prozeßrechnern, zur Verfügung.
Die seit einigen Jahren am Markt befindlichen modernen Analysenautomaten überwachen und steuern ihren internen Arbeitsablauf mit Hilfe
eingebauter Mikrocomputer selbst und stellen an genormten Schnittstellen eindeutige Ergebnisdatensätze zur Verfügung.

Diese Dezentalisierung der Rechnerleistung reduzierte die Aufgaben
des Prozeßrechners auf eine einfache Steuerung eines Dialogs mit den
einzelnen Analysengeräten.

Ab Mitte 1983, als alle in den Laboratorien eingesetzten Analysengeräte genormte EDV-Schnittstellen aufwiesen, konnte auf den Einsatz
des teuren Prozeßrechners verzichtet werden.

Mit der Außerbetriebnahme des Prozeßrechners mußte auf die aktive
Probenidentifizierung und automatische Probenverteilung verzichtet
werden, weil auch diese von einer zentralen Steuerung auf eine dezentrale durch einen eingebauten Mikrocomputer hätte umgebaut werden
müssen.
Dies unterblieb aus mehreren Gründen:

-   Die absolute Zuverlässigkeit der Probenidentifizierung hatte
    sich im fast siebenjährigen harten Routineeinsatz bestens be-
    währt und daher konnte diese Entwicklung vom wissenschaftlichen
    Standpunkt als abgeschlossen betrachtet werden.

-   Für die nunmehr häufig in Verwendung stehenden selektiven Mehr-
    kanalanalysengeräte ist die anfallende Probenverteilarbeit
    wesentlich geringer, so daß Probenverteilprozeduren entwickelt
    werden konnten, welche auch ohne aktive Probenidentifizierung
    bzw. ohne automatische Übertragung der Probenidentifikation und
    des Specimens auf die Sekundärgefäße genügend rasch und ver-
    wechslungssicher abgewickelt werden können.

-   Die bereits mehrfach erwähnte Organisationsstruktur erlaubt es
    dem IMC nicht, finanzielle Mittel für nicht wissenschaftliche
    Aufgaben zu verwenden. Darunter fällt auch das Umkonstruieren der
    aktiven Probenidentifizierung auf neue technische Standards.

Auch eine weitere Applikation, die telefonische Befundauskunft, mußte
mit der Außerbetriebnahme des Prozeßrechners eingestellt werden.

3.1.1.4. Die telefonische Befundauskunft

Der Prozeßrechner IBM S/7 erlaubte den Betrieb einer "Audio Response
Unit" (ARU). Diese wurde dazu verwendet, um im Rahmen des Laborsystems den Aufwand, die Praktikabilität und die Akzeptanz eines
telefonischen Befundauskunftssystems zu prüfen.

Die technischen Voraussetzungen dieses Sprachausgabesystems sind einfach. Gesprochene Texte werden in eine Sequenz von Zahlenwerten zerlegt (digitalisiert) und diese in einer Datei abgespeichert. So wie in der Befundtextdatei z.B. mit dem Schlüssel B0107 zum Text "GLUCOSE" zugegriffen wird, kann dies auch in einer Sprachdatei geschehen. Der Unterschied zwischen beiden Dateien besteht lediglich in der Anzahl der Bytes, welche zur Verschlüsselung der jeweiligen Begriffe benötigt werden. In der Befundtextdatei ist jedes Zeichen in einem Byte verschlüsselt, während in der Sprachdatei 2.000 Bytes pro Sekunde gesprochenen Textes gespeichert sind.

Jedes Byte in der Sprachdatei entspricht einem Amplitudenwert des gesprochenen Textes. Für die Sprachausgabe wird die Amplitude einer Trägerfrequenz mit den gespeicherten Werten moduliert. Sowohl die Abstufung dieser Modulation in 255 Werte (=1 Byte) als auch die Frequenz (2 kHz) ist durchaus ausreichend, um die so generierte Sprache angenehm und leicht zu verstehen.

In der Praxis konnte dieses Sprachausgabesystem sowohl aktiv als auch passiv eingesetzt werden.

Aktiver Einsatz bedeutete, daß vom System beim Anforderer von Laborbefunden angerufen wurde. Am Anforderungsschein konnte vermerkt werden, ob angerufen werden soll oder nicht. Auch der Zeitpunkt des Anrufes konnte festgelegt werden:

- Anruf bei jedem fertigen Befund
- Anruf sobald ein bestimmter Befund fertig ist
- Anruf sobald alle Befunde fertig sind.

Es konnte noch weiter spezifiziert werden, ob der Anruf in jedem Fall oder nur bei Vorliegen von (stark) pathologischen Ergebnissen erfolgen sollte.

Die Eingabe dieser Information erfolgte im Labor über eine eigene Bildschirmmaske. Wurde nach Eingabe der Anforderungen nicht die Taste "Datenfreigabe" sondern eine bestimmte Programmfunktionstaste gedrückt, erfolgte die Aktivierung dieses Programmzweiges.

Im WAMIS ist eine allgemeine Tabelle STAMB definiert. Diese enthält für alle Stationen charakteristische Angaben, wie etwa den Namen des

Druckers für die Befundausgabe und auch einen Parameter Telefon-
nummer. "Default"-Werte dieses Parameters wurden vom Programm
automatisch am Bildschirm angeboten, konnten jedoch überschrieben
werden.

Passiver Einsatz bedeutete, daß die telefonische Befundauskunft
von den Anforderern der Laborbefunde angerufen wurde.

Praktisch wurde dabei wie folgt vorgegangen:

Mittels eines gewöhnlichen Telefons wurde die Klappe der telefonischen Befundauskunft angewählt. Sobald die Verbindung hergestellt
war, meldete sich der Computer und bat um die Eingabe des Sicher-
heitscodes. Um dem Befundauskunftssystem diese Angaben und auch
solche über den Patienten und die gewünschten Befunde übermitteln zu
können, bediente man sich eines Zusatzgerätes, des AUDIO-Kopplers.
Dieser besteht aus einer Tastatur und einer Ankoppelungseinheit,
welche über die Sprechmuschel des Telefonhörers gesteckt werden
mußte. Durch das Drücken einer Taste auf der Tastatur des AUDIO-
Kopplers wurde in der Ankoppelungseinheit ein bestimmtes eindeutiges
Frequenzmuster (Töne) erzeugt, welches über das Telefon an die
Audio Response Einheit (ARU) übertragen wurde. In dieser wurden die
Frequenzen analysiert und daraus die korrespondierenden Ziffern
generiert. Falls der Sicherheitscode im Laborcomputer als gültig
erkannt wurde, antwortete dieser mit der Bitte um Eingabe der
Patientenidentifikation. Nach deren Überprüfung konnte nun entweder
eine bestimmte Befundnummer oder der "Alles"-Code eingetippt werden.
Abhängig davon wurden die Resultate des speziellen Befundes oder
aller Befunde telefonisch durchgegeben.

Hatte man z.B. die Befundnummer der Glucose eingetippt, so erhielt
man die Antwort in folgender Form: "GLUCOSE eins zwei fünf MILLIGRAMM
PROZENT".

Solange vom Labor aus keine Stellungnahme zu on-line erfaßten Werten
erfolgte, wurde das Ergebnis mit dem Zusatz "ungeprüft" versehen.
Nur Befunde, deren Freigabe vom Labor vorlag, wurden als "geprüft"
ausgegeben.

Die telefonische Befundauskunft wurde von den Benutzern des Informationssystems wenig benützt. Die Ursachen dafür lagen in der zu geringen Anzahl von Telefonanschlüssen sowie im System selbst.

Für die telefonische Befundauskunft stand dem IMC nur ein einziger Telefonanschluß zur Verfügung, so daß dieser oft besetzt war. Bedingt durch die Hardware konnte die Audio Response Unit nur "halb-duplex" betrieben werden, d.h. sie konnte entweder senden oder empfangen. Wurde also eine bestimmte Auskunft vom System verlangt (z.B. die Befunde eines Patienten), so konnte die Ausgabe dieser Information vom Benützer nur im gezielten Dialog abgebrochen werden. Am Ende der Befundausgabe wurde der Benützer gefragt:

- ob er Auskunft über andere Befunde,
- über einen anderen Patienten haben möchte oder
- ob er den Dialog beenden möchte.

Der Dialog wurde durch das Drücken der "Ende-Taste" bzw. durch dreimaliges Nicht-Antworten beendet. Das Auflegen des Hörers bzw. das Drücken der "Ende-Taste" zwischendurch wurde vom System nicht erkannt. Durch einen Ausbau der Telefonanlage und einer hard- und softwaremäßigen Umstellung der Dialogprozedur auf einen "full-duplex"- Betrieb hätten sich diese Ursachen der schwerfälligen Kommunikation beseitigen lassen.

Dennoch bleibt im medizinischen Bereich diese Art der Kommunikation einem Bildschirmdialog in bezug auf Schnelligkeit und Komfort stets unterlegen. Die aktuellen Befunde eines Patienten können innerhalb weniger Sekunden synoptisch auf einem Bildschirm ausgegeben werden. Dabei kann mit Hilfe der in Abschnitt 2.2.5. beschriebenen Techniken vom System auf bemerkenswerte Resultate oder Zusammenhänge hingewiesen werden. Der Arzt kann diese Werte in kürzester Zeit erfassen und auch durch Knopfdruck ausdrucken, während das Audio Response System die einzelnen Texte und Werte nur sequentiell durchgeben kann.

Dieser beachtliche Zeitfaktor und die Möglichkeit nunmehr Bildschirmterminals äußerst preiswert an jenen Stellen installieren zu können, für welche die telefonische Befundauskunft als billige (vom Standpunkt des Benützers) Anschlußmöglickeit an das Laborsystem vorgesehen war, waren ausschlaggebend für die Einstellung des Audio Response Systems.

In einem Krankenhaus mit genügend Bildschirmterminals ist ein tele-
fonisches Auskunftssystem nicht mehr vordringlich und auch das
aktive Anrufen einer bestimmten Klappe bzw. Nummer des Personenrufsystems wird von den Ärzten kaum vermißt.

Mit Hilfe des Personenrufsystems konnte den Teilnehmern die WAMIS-
Nummer jener Patienten, für die dringend angeforderte Ergebnisse vor-
lagen mitgeteilt werden.

Das im Jahre 1984 im Bereich des Wiener Allgemeinen Krankenhauses
neu installierte Personenrufsystem erlaubt lediglich die Übertragung
einer vierstelligen Zahl und kann somit für die aktive telefonische
Befundauskunft nur bedingt eingesetzt werden.

3.2. Das SNA-Konzept

Mit dem zunehmenden Einsatz von Anaylsenautomaten bzw. von Analysengeräten mit definierten EDV-Schnittstellen (z.B. RS232C) erübrigte
sich der Einsatz des in der Wartung sehr teuren Prozeßrechners
IBM S/7 und es wurde nach neuen Lösungsmöglichkeiten für den on-line
Anschluß der Laborgeräte gesucht.

Ob die Analysengeräte eines Labors sich selbst steuern oder durch
einen Prozeßrechner überwacht werden, berührt die organisatorischen
und administrativen Komponenten nicht, so daß die Umstellung einfach
durchgeführbar war.

Zwei Lösungsmöglichkeiten boten sich an und wurden erfolgreich
durchgeführt:

-   Der Anschluß aller Analysengeräte an den Zentralrechner, wo
    derzeit auch alle Laborbildschirme angeschlossen sind und alle
    administrativen Komponenten durchgeführt werden.

-   Die Installation des Laborsystems auf einem eigenen Kleincom-
    puter in Verbund mit dem Zentralrechner des Krankenhausinfor-
    mationssystems WAMIS.

Für die Kommunikation und den Datenaustausch zwischen den verschiedenen physischen und logischen Einheiten ihrer Produkte verwendet IBM Vorschriften, Regeln und darauf basierende Programmprodukte, welche unter dem Begriff SNA (System Network Architecture) zusammengefaßt sind /4/.

Alle Geräte, welche diesen Vorschriften und Regeln entsprechen, können an definierten Stellen in die Netzwerk-Architektur eingebunden werden. Dabei handelt es sich vorwiegend um IBM-Geräte. Mit Hilfe des Kontrollprogramms NTO (Network Terminal Option), welches in der Steuereinheit IBM 3725 in einer "ACF/NCP Umgebung" /9/ abläuft, können auch Nicht-SNA-Geräte netzwerkfähig gemacht werden. Asynchrone (Start-Stop) Datenendgeräte - sofern die Datenübertragung nach einem speziellen Protokoll (analog jenem von Fernschreibgeräten) erfolgt - werden durch NTO zu "bona fide" SNA-Geräten.

In der Praxis wird wie folgt vorgegangen: Alle Analysengeräte, deren Datenübertragung nach dem "Fernschreiber-Protokoll" erfolgt, werden mit Hilfe von Telefonmodems an die Steuereinheit(en) IBM 3725 als Remote-Terminals angeschlossen.

NTO speichert alle über die einzelnen Leitungen ankommenden Daten so lange in eigenen Pufferspeichern, bis das für die jeweilige Leitung charakteristische "Ende-Zeichen" eintrifft. Sodann wird der Inhalt des entsprechenden Speichers gemäß den SNA-Regeln verarbeitet. Die einzelnen Analysengeräte starten analog den Bildschirmterminals bestimmte CICS-Transaktionen. Diesen Transaktionen werden die von den Analysengeräten übertragenen Daten mitgegeben.

Diese Daten werden in der bereits im Abschnitt 2.2.3. beschriebenen Weise verarbeitet:

-   Aus den logischen Gerätenamen wird die korrespondierende Satznummer des Datenbestandes VERFI ermittelt.

-   In diesem Datenbestand sind die möglichen Strukturen der Nachrichten des Gerätes enthalten.

-   Die Daten werden analysiert und entsprechend ihrer Struktur interpretiert.

- Abhängig von der Interpretation der übergebenen Daten werden
  verschiedene Zweige des Verarbeitungsprogrammes aufgerufen.

Die Protokolle der Analysengeräte PARALLEL und HITACHI 737 entsprechen nicht jenen von "bona fide" SNA-Geräten. Als Übergangs-
lösung wurde bei diesen Geräten wie folgt verfahren:

- PARALLEL: Dieses Gerät hat zur Steuerung einen PDP-11 Computer
  eingebaut. Für diesen Computer wurde ein Datentransformations-
  programm entwickelt, welches die Daten auf das vom NTO geforderte Format umschlüsselt. Dieses Programm wurde auf der PDP-11
  implementiert.

- HITACHI 737: Dieses Gerät sendet Datensätze, welche je nach
  Typ der Nachricht fünf verschiedene "Ende-Zeichen" enthalten
  können. NTO erlaubt nur die Definition von zwei verschiedenen
  "Ende-Zeichen". Durch programmtechnische Maßnahmen konnte erreicht werden, daß nur zwei Typen von Nachrichten für den
  Dialog benötigt werden. Die anderen Nachrichten werden, da NTO
  ihre "Ende-Zeichen" nicht erkennt, gesammelt. Erst beim Ein-
  treffen einer Nachricht, deren "Ende-Zeichen" NTO erkennen
  kann, wird der gesamte Speicher übertragen. Das Verarbeitungsprogramm erhält somit zeitweise Datensätze, die mehrere Nachrichten enthalten.

Beide Vorgangsweisen, sowohl die Installierung eines Programmes auf
dem Computer des Analysengerätes (PARALLEL), als auch der Verzicht
auf gewisse "handshaking"-Prozeduren beim Datenaustausch
(HITACHI 737) sind nicht optimal. Im Laufe der zweiten Hälfte des
Jahres 1985 kann darauf verzichtet werden, da programmierbare
"Protokoll-Konverter" zur Verfügung stehen werden. Durch diese
werden die Protokolle der Analysengeräte bzw. der Steuereinheiten
auf die jeweiligen Erfordernisse des Partners umgeschlüsselt.

3.3. <u>Kleinrechner als Laborcomputer</u>

Die in den vorigen Kapiteln beschriebenen administrativen und ab-
laufsteuernden Komponenten des Laborinformationssystems können

auch eigenständig auf Kleinrechnern betrieben werden.

Für das Forschungslaboratorium der II. Univ.-Klinik für Gastroenterologie und Hepatologie wurde dies auf dem Kleinrechner IBM S-9000
realisiert. Dieser Laborrechner hat eine Disketten- und eine Platten-
station sowie die Anschlußmöglichkeit für drei serielle Datenendgeräte. Zwei dieser Schnittstellen dienen dem on-line Anschluß von
Analysengeräten des Forschungslabors, mit Hilfe der dritten erfolgt
ein Datenaustausch mit dem Zentralrechner des IMC. Für die Steuereinheit des Zentralrechners fungiert der mittels Telefonmodem "remote"
angeschlossene Rechner S-9000 als SNA-Gerät. In Abb. 11 ist die
Konfiguration dieses Systems skizziert.

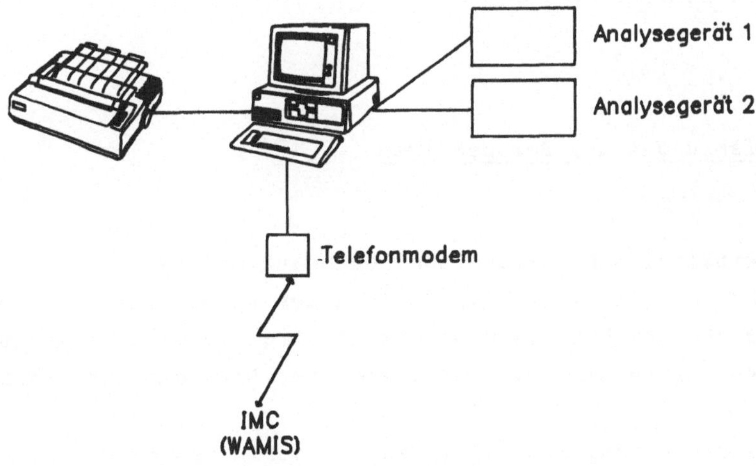

Abb. 11: Systemkonfiguration im Forschungslabor der
II. Universitätsklinik für Gastroenterologie und Hepatologie .

3.4. Andere Möglichkeiten der Labordatenerfassung

Manche, meist kleinere Laboratorien im Bereich des Wiener Allgemeinen Krankenhauses haben auf die Einführung einer computerunterstützten Laororganisation verzichtet und speichern nur die Befundergebnisse, welche in den Laboratorien mit Hilfe von WAMIS-Bildschir-
men eingegeben werden. Dadurch kann das jeweilige Laboratorium täglich oder bei Bedarf kumulative Befundlisten ausdrucken (Abb. 12)
und sich außerdem aller Möglichkeiten der Laborstatistik bedienen.

Schließlich existieren im Bereich des Wiener Allgemeinen Krankenhauses noch Laboratorien, welche ihre Organisation mit Hilfe von
kommerziell erworbenen Programmpaketen auf Kleincomputern (z.B.
PRIME oder PDP-11) abwickeln. Auch die über diese Systeme erfaßten
Laborbefunde können automatisch in die Datenbank des WAMIS übertra-
gen werden, wenn die Patienten im WAMIS aufgenommen sind und dem
Laborsystem deren WAMIS-Arbeitsnummer bekanntgegeben wird. Über
Schnittstellen können die Ergebnisdaten zum Zentralrechner über-
tragen und dort nach entsprechenden Prüfungen in die Datenbank des
WAMIS verkettet werden.

4. Erfahrungen und Perspektiven

Die verhältnismäßig große Zahl unabhängiger Laboratorien in den
Kliniken und Instituten im Bereich des Wiener Allgemeinen Krankenhauses gab dem IMC die Möglichkeit, Organisationsformen und apparative Ausstattungen unterschiedlichster Art kennenzulernen.

Obwohl das anfängliche Ziel des IMC darin bestanden hatte, möglichst
viele der von den Laboratorien produzierten Daten in eine patienten-
orientierte, medizinische Datenbank zu überführen und dort wissenschaftlich auszuwerten, mußte ein komplettes Laborinformationssystem
entwickelt werden. Eine vollständige und zuverlässige Datenerfassung
für eine zentrale Datenbank ist ohne zusätzlichen Personalaufwand
nur möglich, wenn die dafür eingesetzten EDV-Systeme primär zur Verbesserung und Vereinfachung der Arbeitsabläufe in den Laboratorien
dienen.

```
2.UNIV.KLINIK FUER GASTROENTEROLOGIE UND HEPATOLOGIE  STATION 107   21.05.1985
VORSTAND: PROF. G.GRABNER     **** W A M I S ****          DVR-NR. 0065528/010480
```

M X X X X X X X X X X LUZIE (43-17893-4)! S E I T E A/01

GEB.: 1X.1X.19XX

	17. DEZ. 1984	18. DEZ. 1984	19. DEZ. 1984	21. DEZ. 1984	07. JAN. 1985	09. JAN. 1985	11. JAN. 1985	17.12.84-11.01.85
BSG(WESTERGREN)								
1.STUNDE								2- 10 MM N.W.
2.STUNDE								5- 18 MM N.W.
BLUTBILD								
HÄMATOKRIT	40.5	36	30*	32.5*	35*	40	35.5*	36- 49 %
HÄMOGLOBIN	13.2	12.4*	12*	11.8*	12.7*	13.4	12.6*	13-16.5 G%
ERYTHROZYTEN		3.8	3.3*	3.4*	4.0		3.8	3.6- 5.2 MILLION
HB-E								27- 32 PG/ERY
RETIKULOZYTEN								5- 15 0/00
LEUKOZYTEN	17.8*	17*	15.3*	7.5	10.6*	35*	10.5*	4- 10 TAUSEND
THROMBOZYTEN	313	304		366*	280	239		140- 350 TAUSEND
DIFF.BB								
STABKERNIGE								0- 5 %
SEGMENTIERTE		89*						45- 80 %
EO		1						0- 4 %
BASO								0- 2 %
MONO								0- 8 %
LYMPHOZYTEN		8*						15- 45 %

   *** WEITERE SONDERFORMEN UMSEITIG ***

	17. DEZ. 1984	Normalwert
HARNBEFUND		
ALBUMEN	NEG.	NEGATIV
SACCHARUM	NEG.	NEGATIV
ACETON	NEG.	NEGATIV
UROBILINOGEN	1:2	< 1:4
BILIRUBIN	NEG.	NEGATIV
BENZIDIN	NEG.	NEGATIV
ERYTHROZYTEN	+/-	-,+/-
LEUKOZYTEN	+/-	-,+/-
EPITHELIEN	+	+/-
ZYLINDER		-
KRISTALLE		-,+/-

   *** WEITERE ELEMENTE UMSEITIG AUF BLATT B ***

	17. DEZ. 1984	18. DEZ. 1984	19. DEZ. 1984	21. DEZ. 1984	07. JAN. 1985	09. JAN. 1985	11. JAN. 1985	Normalbereich
BIOCHEMISCHE PARAMETER								
GLUCOSE	89	71	101		90			50- 110 MG/DL
HARNSTOFF-N	12	6*	6*	13	9*	9*	5*	10- 20 MG/DL
KREATININ	0.6	0.6	0.88	0.55	0.8	0.7	0.6	0.5- 1.4 MG/DL
NATRIUM	133*	142	138	141	144	144.5	142.5	135- 155 MMOL/L
KALIUM	4.35	4.5	3.9	4.3	3.8	4.0	4.1	3.5- 5.2 MMOL/L
CHLORID	92*	101	98	101	108	106	103	95- 110 MMOL/L
HARNSÄURE					4.8			2- 7 MG/DL
CALZIUM					2.3			2.1- 2.6 MMOL/L
PHOSPHATE					1.0			0.8-1.45 MMOL/L
EISEN					92			60- 165 MCG/DL
EIWEISS,GESAMT	5.5*		5.45*	5.35*	6.8			6- 8.2 G/DL
BILIRUBIN,GES.	0.6			0.35	0.37			0.15- 1 MG/DL
CHOLESTERIN								150- 300 MG/DL
TRIGLYCERIDE								50- 180 MG/DL
ALK.PHOSPHATASE	95			106	51*			70- 170 U/L
GOT OPTIMIERT	20*			18*	8.3			5- 15 U/L
GPT OPTIMIERT	32*			39*	2.0*			5- 19 U/L
LDH	298*			175	131			80- 240 U/L
GAMMA-GT	10			17	10			4- 18 U/L
E-PHOR. ALBUMINE					62.6			50- 67 %
ALFA 1-GLOB.					4.5			3- 6.5 %
ALFA 2-GLOB.					10.2			5-10.5 %
BETA -GLOB.					10.5			9- 16 %
GAMMA -GLOB.					12.2			10- 21 %
OCC.BLUT IM STUHL								+: POS., -: NEG.

```
DIE MIT '*' GEKENNZEICHNETEN WERTE LIEGEN AUSSERHALB          /: KEIN STUHL
DER ZUM ZEITPUNKT DER ANALYSE GUELTIGEN NORMALBEREICHE.
```

Abb. 12: Muster eines kumulativen Ausdrucks wie er in den Laboratorien sowie auf den Stationen/Ambulanzen erstellt wird.

Dem IMC standen und stehen weder Weisungsbefugnisse an die unabhängigen Kliniken und Institute noch finanzielle Mittel zur Vereinheitlichung der apparativen Ausstattung der Labors zur Verfügung. Daher
konnten vom IMC keine Richtlinien bezüglich der Ausstattung eines
Labors mit Geräten, EDV und Personal erstellt werden, sondern es
wurde jeder Fall konkret geprüft. Diese - von den äußeren Umständen
diktierte - Vorgangsweise verhinderte, daß das Laborinformationssystem nur für optimal ausgestattete Laboratorien entwickelt wurde.
Somit konnten auch Erkenntnisse über schwierige Problemlösungen
gewonnen werden.

Aufgrund des breiten Spektrums der untersuchten Laboratorien konnten
Kriterien für den on-line Anschluß der diversen Laborgeräte festgelegt werden. Außerdem wurden wertvolle Erkenntnisse über den Aufbau
eines Laborinformationssystems und dessen computermäßige Umsetzung
gewonnen.

4.1. <u>Laborgeräte</u>

Mitte der 70iger Jahre wurden, wie in Abschnitt 3.1. beschrieben ist,
alle vorhandenen Analysengeräte an das Laborinformationssystem angeschlossen. Mit Hilfe eines schnellen (und teuren) Prozeßrechners sowie einer Reihe von Eigenentwicklungen auf dem Gebiet der Hard- und
Software war es möglich, Prozeduren für den on-line Anschluß aller
Typen von Analysengeräten zu entwickeln, unabhängig von der Art ihres
Signalausgangs. Somit konnten alle Meßinstrumente, die Meßsignale ab-
geben, an das Laborinformationssystem angeschlosssen werden, sofern
diese Signale im Zusammenhang mit den durchgeführten Untersuchungen
stehen.

Die rasante Entwicklung auf dem Gebiet der Mikroelektronik hat diese
Vorgangsweise überflüssig gemacht. Heute ist der on-line Anschluß
nur für Analysengeräte mit EDV-Schnittstellen (z.B. RS232B), an
denen die Datensätze entsprechend eindeutig definierter Regeln zur
Verfügung gestellt werden, sinnvoll.

Für Geräte, die nicht diese Ausstattung aufweisen, können mit Hilfe
von administrativen Maßnahmen, wie z.B. Arbeitslisten, Voraussetzungen geschaffen werden, um die Daten schriftlich festzuhalten
und später über Bildschirm-Terminals einzugeben.

Erscheint infolge großer Datenmengen eine manuelle Dateneingabe für
diesen Typ von Anaylsengeräten nicht praktikabel, so ist durch geeignete "Zwischenrechner" für eine entsprechende Umsetzung der gelieferten Signale auf die Normen des Laborinformationssystems zu
sorgen.

Wie bereits in Abschnitt 2.2.3. erwähnt, sind noch keine international verbindlichen Richtlinien für die Kommunikation zwischen Analysenautomaten und "Host"-Rechner festgelegt. Die Protokolle der
einzelnen Hersteller von Analysenautomaten nehmen meistens auf die
Fähigkeiten eines bestimmten "Host"-Rechners Rücksicht, d.h. sie
sind auf die Fähigkeiten jenes EDV-Systems, welche von der Mehrzahl
der Kunden dieser Firma verwendet werden, abgestimmt. Unter Berücksichtigung der derzeitigen Marktgegebenheiten kann keinem der Protokolle der Vorzug gegeben werden. Es sei jedoch vermerkt, daß nur
spezielle Rechnersysteme in der Lage sind, "handshaking"-Prozeduren
im Millisekundenbereich durchzuführen.

4.2. EDV-Systeme

Wie im vorhergehenden Abschnitt gezeigt wurde, kann die Realisierung
eines Laborinformationssystems auf verschiedenen Trägersystemen erfolgen. Wesentlich ist, daß die zur Steuerung der Arbeitsabläufe
notwendigen Informationen innerhalb kurzer Zeit verfügbar sind.
Dies wiederum ist abhängig von den Speicherungstechniken bzw. den
Algorithmen des Datenzugriffs, welche in den jeweiligen Trägersystemen implementiert sind.

Von den drei im Laufe der Jahre realisierten EDV-Konzepten

- Prozeßrechnerkonzept
- zentrales Konzept
- dezentrales Konzept

scheidet heute das Prozeßrechnerkonzept aufgrund der Entwicklungen
auf dem Laborgerätemarkt aus.

Da auch zentrale Rechnersysteme aus "Architekturen" verschiedenarti-
ger Bausteine aufgebaut sind, ist die Frage einer zentralen bzw.
dezentralen Organisation des Laborinformationssystems von untergeord-
neter Bedeutung. Bezüglich der Ausfallssicherheit unterscheiden sich
zentrale Großrechenanlagen und Kleincomputer namhafter Hersteller
nicht voneinander. Dezentrale Lösungen sind jedoch dann von Vorteil,
wenn die Betriebszeiten der Großrechenanlagen, wie im Falle des IMC
aus personellen Gründen, limitiert sind.

Über die Praktikabilität von Geräteverbindungen im Rahmen eines
"Local Area Network" (LAN), z.B. ETHERNET mit CSMA/CD /5/ können
keine Aussagen getroffen werden, da diese Kommunikationstechnik
nicht erprobt wurde.

Die Kommunikation mit Hilfe von Telefonmodems hat sich bewährt.
Auch unter den erschwerten Bedingungen des Labor-Routinebetriebes
funktionierten diese Einrichtungen problemlos.

4.3. Anwender

Die Implementierung der verschiedenen Stufen von EDV-Unterstützung
verlief in den jeweiligen Laboratorien problemlos und wurde von
allen Mitarbeitern akzeptiert. Die Möglichkeit, das Laborsystem an
die Gegebenheiten der Laboratorien anpassen bzw. die Arbeitsabläufe
selbst definieren zu können, wurde genutzt.

Vor Inbetriebnahme des on-line-Anschlusses wurden Prozeduren festgelegt, welche es ermöglichten, auftretende "Hardware"-Fehler rasch zu
lokalisieren. Bei richtiger Fehleranalyse kann der zuständige Techni-
ker rasch verständigt werden. Zeitraubende Diskussionen zwischen den
Spezialisten der verschiedenen Herstellerfirmen können somit vermieden werden. Es wurde auch großer Wert darauf gelegt, bewährte
Organisationsstrukturen nicht zu zerstören, um im Falle von System-
ausfällen einen Notfallbetrieb aufrecht erhalten zu können. In der
Praxis traten diese Fälle jedoch äußerst selten auf (etwa bei lang-
andauernden Stromausfällen).

4.4. Perspektiven

Die für etwa 1990 geplante Inbetriebnahme des Neuen Wiener Allgemeinen Krankenhauses erfordert eine strikte Trennung zwischen Betrieb und Forschung. Operationelle Komponenten liegen dann nicht mehr im Bereich des IMC.

Die nächsten Aufgaben des IMC werden daher darin bestehen, zusammen mit den künftigen Betreibern des Krankenhauses Schnittstellen und Prozeduren zu definieren, welche die on-line-Datenübernahme aller im Krankenhausbetrieb anfallenden medizinischen Daten in das wissenschaftliche Informationssystem erlauben. Desgleichen wird eine Umstrukturierung der Datenbank des WAMIS entsprechend den neuen Anforderungen und Aufgaben vorgenommen werden müssen. Diese Arbeiten sind bereits im Gange /3/.

Für die Entwicklung des neuen Systems zur EDV-mäßigen Unterstützung der Laboratorien des neuen Krankenhauses können die vom IMC gewonnenen Erfahrungen herangezogen werden. Außerdem können durch die Auswertung der WAMIS-Datenbank verschiedenste Laborstatistiken (z.B. Anforderungsmuster, Befundhäufigkeiten u.v.a.) für Planungsfragen zur Verfügung gestellt werden.

5. <u>Literaturhinweise</u>

/1/   BANCISCH, J., G. VINEK: Parallelkontrolle syntaktisch repräsen-
       tierter Zustandsfolgen. In GOOS, G., J. HARTMANIS (Hrsg.):
       Proceedings der Fachtagung Prozeßrechner, Karlsruhe 1974.
       Lecture Notes in Computer Science 12, 1974, 344-352.

/2/   BÜTTNER, H., M. EGGSTEIN, H. KELLER, D. LAUE: Sollkonzept zur
       Automation und Datenverarbeitung der klinischen Chemie, Dt.Ges.
       f.Klin.Chemie e.V., Mitteilungen 2/72, 1972, 29.

/3/   GRABNER, H.: Die Datenbank des Wiener Allgemeinen Medizinischen
       Informations-Systems WAMIS. In GRABNER, G. (Hrsg.): WAMIS -
       Wiener Allgemeines Medizinisches Informations-System 10 Jahre
       klinischer Praxis und Forschung. Springer-Verlag. Berlin-Heidel-
       berg-New York-Tokyo, 1985, 36-82.

/4/   GURUGÉ, A.: SNA Theory and Practice. Pergamon Infotech Limited,
       Maidenhead, Berkshire, England, 1984.

/5/   KERNER, H., G. BRUCKNER: Rechnernetzwerke. System, Protokolle
       und das ISD-Architekturmodell. Springer-Verlag. Wien-New York,
       1981.

/6/   MARKSTEINER, A., J. BANCSICH, H. GRABNER: Einsatz der EDV im
       Krankenhaus zur Unterstützung der täglichen Routine-Arbeiten.
       Ärztl.Lab. 20, 1974, 426-429.

/7/   MARKSTEINER, A.: Operationelle Komponenten der Datenerfassung
       im medizinischen Informations-System WAMIS. In GRABNER, G.
       (Hrsg.): WAMIS - Wiener Allgemeines Medizinisches Informations-
       System 10 Jahre klinischer Praxis und Forschung. Springer-
       Verlag. Berlin-Heidelberg-New York-Tokyo, 1985, 83-128.

/8/   MARTIN, J.: Einführung in die Datenbanktechnik. Verlag Carl
       Hanser, München-Wien, 1981.

/9/   NETWORK TERMINAL OPTION. General Information.
       SRL no. GC38-0297-7 IBM Corp.

/10/   RAPPOPORT, A.E.: A Hospital Patient and Laboratory Machine-
       Readable Identification System (MRIS) Revisited. J.Med.Syst. 8,
       1984, 133-155.

<u>Anschrift des Verfassers:</u>
Dr. Alois Marksteiner
Institut für Medizinische Computerwissenschaften
Garnisongasse 13
A-1090 Wien/Österreich

Institut für Medizinische Computerwissenschaften, Universität Wien
Vorstand: Prof.Dr. Georg Grabner

COMPUTEREINSATZ ZUR ANALYSE MEDIZINISCHER DATEN
DIE AUSWERTUNGSSYSTEME   W A M A S   UND   W A M A S T A T

Wolfgang Dorda, Brigitte Laminger, Christian Reichetzeder,
Peter Sachs

1. Einleitung

Statistische Analysen gehören heute zu den wesentlichsten Hilfsmitteln der medizinischen Forschung. Sprunghaft zunehmende experimentelle und epidemiologische, retrospektive und prospektive Untersuchungen fordern eine rasche, vollständige und mathematisch adäquate
Auswertung der Daten. Zur Bewältigung und Erleichterung dieser
umfangreichen Aufgabenstellung stehen den forschenden Klinikern am
Institut für Medizinische Computerwissenschaften zwei statistische
Auswertungssysteme zur Verfügung, deren Funktionsweisen sich nach
der Art der zu analysierenden Daten unterscheiden:

-    Auswertung der routinemäßig im klinischen Alltag mit Hilfe des
     System WAMIS /4/ erhobenen Krankengeschichten durch das on-line
     Auswertungssystem WAMAS (Wiener Allgemeines Medizinisches Aus-
     wertungs-System).

-    Statistische Auswertung von in sich abgeschlossenen klinischen
     Studien durch das statistische Auswertungssystem WAMASTAT
     (Wiener Allgemeines Medizinisches Auswertungs- und STATistik-
     system). Die Daten können ebenso retrospektiv dem System WAMIS
     entnommen werden wie prospektiv gespeichert oder unmittelbar
     verarbeitet werden.

2. <u>Spezielle Problemstellungen bei der Auswertung medizinischer Datenbanken</u>

Das Ziel medizinischer Auswertungssysteme ist es, dem Arzt einen raschen und fundierten Überblick über seine gespeicherten Daten zu geben /2/. Sie dienen also zur Beantwortung medizinischer Fragestellungen etwa folgender Art:

- Bei wievielen Patienten wurde während des Jahres 1983 eine bestimmte Operation durchgeführt?

- Bei wieviel Prozent dieser Patienten trat nach dieser Operation innerhalb eines Monats eine bestimmte Komplikation auf?

- Wieviele Geburten waren in den Jahren 1980 - 1983 ? Korreliert bei diesen der Parameter X mit der Schwangerschaftsdauer?

- Läßt sich bezüglich des Parameters Y ein Unterschied zwischen Männern und Frauen statistisch sichern, wenn eine Alterskorrektur durchgeführt wird?

- Wie verhalten sich die berechneten Überlebenskurven im Vergleich zwischen alter und neuer Therapieart? Läßt sich ein Unterschied statistisch (z.B. nach MANTEL /5/) nachweisen?

- Welche Befunde sollten (auf Grund der Resultate einer schrittweisen Diskriminanzanalyse) am günstigsten zur Differentialdiagnose dreier bestimmter Lebererkrankungen herangezogen werden? Kann auf Grund der gewonnenen Diskriminanzgleichungen eine Unterstützung bei der Differentialdiagnose geboten werden?

Die EDV-mäßige Bearbeitung solcher Fragestellungen geschieht meist in 3 Schritten:

- Patientenauswahl,
- Übergabe von Daten dieser Patienten in ein Statistiksystem,
- weitergehende statistische Analyse,

wobei je nach Fragestellung alle drei Schritte oder auch nur einzelne davon notwendig sein werden.

Folgende Problemstellungen sind bei den einzelnen Schritten zu berücksichtigen:

2.1. <u>Patientenauswahl aus einer Patientendatenbank:</u>

a. Festlegung der GRUNDMENGE:
Zunächst ist anzugeben, welcher Datenbestand ausgewertet werden soll
(z.B.: bestimmte Abteilung; bestimmte Station). Aus Gründen des
Datenschutzes wird zusammen mit der Paßwortvergabe festgelegt, ob
und welche Datenbestände der Benützer auswerten darf. Zusätzlich
kann von jedem Klinikterminal immer nur die Datenbank dieser Klinik
wissenschaftlich ausgewertet werden, so daß durch diesen zweifachen
Schutzmechanismus /6/ eine Auswertung fremder Datenbestände unmöglich ist.

b. Festlegung der ZÄHLEINHEIT:
Als nächstes ist zu definieren, in welche Zähleinheiten diese
Grundmenge eingeteilt werden soll: In obigen Beispielen war die
Zähleinheit 'Patient' bzw. 'Geburt'; weitere Möglichkeiten sind:
'Krankenhausaufenthalt', 'Schwangerschaft', 'Tag' etc.

c. Festlegung des zu berücksichtigenden DATENBEREICHES PRO
   ZÄHLEINHEIT:
Aus obigen Beispielen sind die Einschränkungen auf Datumsintervalle
zu nennen. Weiters sollen auch Einschränkungen auf bestimmte Teile
des individuellen Krankheitsverlaufes möglich sein, z.B.: Wieviele
Patienten hatten einen Bilirubinwert größer als 10 am Tag der
Krankenhausaufnahme - beim ersten Krankenhausaufenthalt - als
Maximalwert etc..

d. Festlegung eines bestimmten KRANKHEITSVERLAUFES:
Das zweite der obigen Beispiele zeigt, daß hier nicht nur die
Erfüllung zweier Gegebenheiten (Operation und Komplikation) gefordert
ist, sondern eine Verschärfung der logischen Konjunktion in ein 'und
innerhalb eines Zeitraumes' gefordert ist. Ein Patient, welcher an
der Komplikation viele Jahre vor der Operation aus anderen Gründen
litt, hat ja nicht den verlangten Krankheitsverlauf 'Operation und
innerhalb eines Monats danach Komplikation'. Wie aus diesem einfachen
Beispiel ersichtlich ist, ergeben sich in der medizinischen Informatik aufgrund des Vorliegens eines Krankheitsverlaufes spezielle
Probleme: Mit Hilfe der üblichen logischen Operatoren sind solche
Abfragen nicht formulierbar. Deshalb wurden spezielle Operatoren wie
'und innerhalb des selben Tages - Monats - Jahres' in die Abfrage-

sprache aufgenommen. Sie sind eine echte Erweiterung der üblichen logischen Operatoren: Während die Anfrage 'Welche Patienten hatten Krankheit A und Krankheit B' auch die Patienten umfaßt, bei denen die beiden Krankheiten eventuell in großem Zeitabstand voneinander auftraten, umfaßt die Anfrage 'Welche Patienten hatten Krankheit A und gleichzeitig Krankheit B' eben genau die Patienten, bei denen beide Krankheiten gleichzeitig diagnostiziert wurden.

e. Möglichkeit der Definition von VORTRANSFORMATIONEN:
Wird z.B. nach Patienten mit einem arteriellen Mitteldruck größer als 120 gefragt, so muß die Bildung des arteriellen Mitteldruckes aus systolischem und diastolischem Blutdruck möglich sein. Selbstverständlich müssen auch bei diesen Vortransformationen zeitliche Synchronisationen möglich sein, da ja zur Berechnung die jeweils zeitlich zusammengehörigen Werte verwendet werden müssen.

f. Einfache statistische Verfahren sollen direkt im Auswertungssystem integriert sein. Darüber hinaus muß es leicht möglich sein, Daten direkt vom Auswertungssystem an Standardstatistiksoftware (wie SAS und BMDP etc.) zu übergeben. Andernfalls scheint die Gefahr groß, immer nur einige wenige, direkt in das Auswertungssystem integrierte Verfahren anzuwenden.

2.2. <u>Übergabe von Patientendaten in ein Statistiksystem:</u>

a. Auswahl des Statistiksystems

b. Auswahl, welche Daten ausgedruckt oder an die Statistiksysteme übergeben werden sollen. Weiters muß analog zu 2.1.c. festgelegt werden, aus welchem Datenbereich pro Zähleinheit die Daten berücksichtigt werden sollen.

c. Gleichzeitig mit dem Datentransfer müssen die Datenbeschreibungen (in der Syntax des jeweils gewünschten Statistiksystems) übergeben werden.

2.3. <u>Die statistische Analyse:</u>

Es stehen derzeit zur Verfügung:

a. Ein umfangreiches statistisches Methodenspektrum.

b. Zahlreiche Möglichkeiten der graphischen Ergebnisdarstellung.

c. Möglichkeiten des Datenmanagements innerhalb des Statistik-
systems: Beispielsweise muß es einfach möglich sein, statistische
Analysen nur für eine Teilmenge der Daten durchzuführen (nur für die
Männer - nur für den ersten Wert nach Krankenhausaufnahme etc.).

d. Möglichkeiten der Datenerfassung: Für viele klinische Studien ist
die Benutzung eines integrierten Computersystems ohne Verwendung
eines separaten Datenbanksystems zweckmäßig. Die Datenerfassung soll
zur Hebung der Datenqualität interaktiv mit entsprechenden Plausibilitätsprüfungen erfolgen.

Bei allen drei Bearbeitungsschritten (2.1., 2.2., 2.3.) ist eine ein-
fache Bedienung durch Benutzerführung gefordert: Besonders der Arzt,
aber auch der Biostatistiker müssen sich auf die statistische
Fragestellung konzentrieren können und dürfen nicht durch EDV-
Probleme und komplizierte Parametersteuerung der statistischen
Software belastet werden.

Während die beiden ersten Schritte (2.1., 2.2.) im System WAMAS
realisiert werden, wird die statistische Analyse der Daten im (damit
kompatiblen) Subsystem WAMASTAT durchgeführt (2.3.). Dieses hat deshalb einen anderen Namen erhalten, da es auch als selbstständiges
System zur Durchführung in sich abgeschlossener klinischer Studien
dient.

3. Das medizinische Auswertungssystem   W A M A S

Das medizinische Auswertungssystem WAMAS /1,2,3,8/ dient zur statistischen Auswertung der Daten aus der Datenbank des Wiener Allgemeinen Medizinischen Informationssystems WAMIS. Während medizinische Auskunftssysteme Informationen aus der Krankengeschichte eines einzelnen Patienten zur Verfügung stellen, gibt das im folgenden beschriebene Auswertungssystem einen globalen Überblick über Patientenkollektive. Dadurch werden die in allen Krankengeschichten gespeicherten Informationen zusammengefaßt und dem Arzt statistisch bearbeitet zur Verfügung gestellt.

Dieses System zur Auswertung der WAMIS-Datenbank besteht aus zwei Komponenten:

- Sequentielles-WAMAS /1/: Diese Komponente ist seit dem Jahr 1976 im routinemäßigen Einsatz.

- On-line-WAMAS: Diese Komponente ist in einer 1. Ausbaustufe (Befundstatistik) seit Mai 1979 im Einsatz, die 2. Ausbaustufe (Auswertung codierter Daten) wurde im Juni 1980 fertiggestellt. Damit ist eine interaktive Auswertung der Datenbank in Sekundenschnelle möglich /3,8/.

3.1. Die sequentiellen Komponenten des Auswertungssystems

Aus der Struktur der vorliegenden Datenbank des WAMIS einerseits und den gestellten Anforderungen andererseits ergeben sich folgende Konsequenzen für die Auswertung:

a. Aufgrund der besonderen Struktur der Datenbank kann keines der üblichen Standard-Auswertungsprogramme verwendet werden, und

b. die Daten können wegen ihrer großen Anzahl und Vielfalt nicht fortlaufend invertiert und bleibend gespeichert werden. Dies ist zwar für viele, häufig auszuwertende Daten möglich (und in der On-line-Komponente des Systems WAMAS realisiert), aber für seltenere

Anfragetypen muß es möglich sein, die Datenbank sequentiell, d.h.
patientenweise zu durchsuchen. Es gibt dazu einige Möglichkeiten,
die Zahl der Zugriffe und damit die gesamte Auswertungsdauer zu verringern:

-   Durch Angabe eines bestimmten Arbeitsnummernkreises: Ein Ar-
    beitsnummernkreis umfaßt z.B. die Patienten einer Station oder
    Klinik. Die Struktur der Datenbank ermöglicht es, daß nur zu den
    Patienten mit diesen Arbeitsnummern zugegriffen wird.

-   Simultane Verarbeitung mehrerer Anfragen zu einem bestimmten
    Arbeitsnummernkreis: Beim sequentiellen Durchsuchen eines
    Arbeitsnummernkreises können mehrere Anfragen gleichzeitig
    bearbeitet werden.

-   Verwendung des Ergebnisses einer früheren Auswertung:
    Speichert man die relevanten Patienten der einzelnen Anfragen in
    einer eigenen Datei, so kann diese als Grundlage für weitere,
    detaillierte Auswertungen dienen. Bei diesen wird dann nur auf
    jene Patienten zugegriffen, die für eine bestimmte Anfrage rele-
    vant waren.

Der Programmablauf der sequentiellen Komponente des Systems WAMAS
zerfällt in mehrere Schritte und ist in Abb. 1. dargestellt.

3.1.1. Einlesen der Anfragen und syntaktische Analyse

Es werden alle Anfragen zu einem bestimmten Arbeitsnummernkreis
eingelesen. Diese werden simultan in einem Auswertungslauf bearbeitet. Dann erfolgt die Überprüfung der logischen Ausdrücke auf
syntaktische Richtigkeit und anschließend werden die Anfragen in
eine interne, einheitliche Darstellung gebracht.

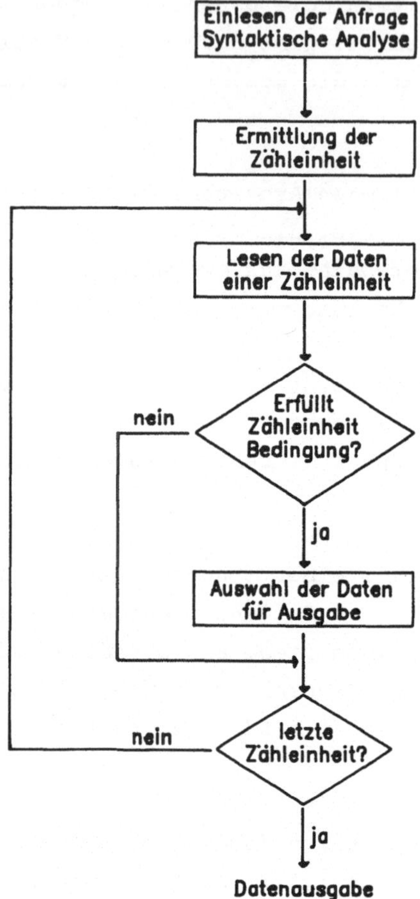

Abb.1 : Programmablauf der sequentiellen Komponente des Systems WAMAS .

3.1.2. Lesen der Daten und logische Verknüpfung

Der Zugriff auf die Datenbank erfolgt über die Arbeitsnummer. Es werden daher nur die Daten jener Patienten gelesen, die eine Arbeitsnummer innerhalb des angegebenen Nummernkreises haben.

Pro Patient wird zunächst festgestellt, welcher Bereich der Patientendaten betrachtet werden soll (z.B. nur Daten einer speziellen Station oder innerhalb eines bestimmten Zeitraumes). Dann wird ermittelt, aus wievielen Zähleinheiten (z.B. bei fallorientierter Auswertung vgl. 2.1.b) dieser Bereich besteht.

Für jede Zähleinheit werden folgende Schritte durchgeführt
(vgl. Abb. 1):

- Lesen der gewünschten Daten: Es werden nicht alle Daten eingelesen, sondern nur jene, die aufgrund der Anfragen benötigt
  werden.
- Feststellung, ob die Zähleinheit die (in Form eines logischen
  Ausdrucks) gestellte Bedingung erfüllt oder nicht.
- Auswahl der Daten für die Ausgabe bzw. für die Auswertung: Wenn
  die Bedingung innerhalb der Zähleinheit erfüllt ist, werden die
  gewünschten Daten für die Ausgabe bzw. für die Übergabe an die
  Statistikprogramme (insbesonders für das Subsystem WAMASTAT)
  aufbereitet.

An dieser Stelle werden die ausgewählten Daten zunächst einmal
zwischengespeichert. Die eigentliche Ausgabe erfolgt erst nach
Abschluß des Datenbanklesens.

3.1.3. Datenausgabe und statistische Auswertung

Nach Abschluß des Durchsuchens der Datenbank wird ein Überblick über
die Ergebnisse (z.B. Anzahl der überprüften und relevanten Patienten
bzw. Zähleinheiten) ausgegeben.

Danach können die ausgewählten Patientendaten ausgegeben werden bzw.
die statistischen Analysen durchgeführt werden.

Als weitere Möglichkeit können Klebeetiketten mit den Patientenadres-
sen vom System WAMAS ausgedruckt werden, wodurch es zu einem Instrument der Nachsorge wird, z.B. bei der Einberufung zur Nachbehandlung
Krebskranker.

3.2. Die on-line Komponenten des Auswertungssystems

Häufig vorkommende Anfragetypen (z.B. Diagnoseauswertungen) können
im System WAMAS am Terminal interaktiv ausgewertet werden /8/. Um

dies zu ermöglichen, wurde eine invertierte Datenbank aufgebaut, da
ein sequentielles Durchsuchen der WAMIS-Datenbank für eine interaktive Auswertung zu zeitaufwendig ist. In dieser invertierten
Datenbank sind z.B. unter dem Ordnungsbegriff "Hepatitis" die
Patientenidentifikationen aller Hepatitiserkrankten gespeichert.

Die invertierte Datenbank wird nach den jeweiligen Auswertungs-
wünschen aufgebaut. Die meisten Invertierungen werden routinemäßig
jeden Abend um die Dokumentationen des jeweiligen Tages ergänzt, so
daß jederzeit Auswertungen über den aktuellen Datenbestand möglich
sind.

Außerdem ist es ohne größeren Aufwand möglich, spezielle Invertierungen durchzuführen und nach Beendigung der Studie wieder zu
löschen. Beispielsweise kann eine Invertierung der Befundwerte einer
bestimmten Krankheit aufgebaut und einer On-line-Auswertung zugeführt
werden. Der Aufbau und das Löschen von Invertierungen erfolgt im
Batch.

Um dem Kliniker das Auswerten am Terminal auf bequeme Weise zu
ermöglichen, wurde eine dem medizinischen Bereich speziell angepaßte
Abfragesprache entwickelt. Deren wesentliche Elemente werden im
folgenden zuerst theoretisch besprochen und dann deren praktische
Anwendung demonstriert.

3.3. Operatoren-Konzept im on-line-WAMAS

Die Anfragen an das Auswertungssystem werden in Form logischer
Ausdrücke gestellt. Ein logischer Ausdruck besteht aus Operanden,
Operatoren und Klammern.

Den Operanden entsprechen Teilmengen der Datenbank. So entspricht
z.B. dem Operand "Hepatitis" die Menge aller Fälle mit dieser
Diagnose. Den Operatoren entsprechen Mengenoperationen. Bekanntlich
entspricht dem logischen "UND" die Operation "Durchschnitt", dem
logischen "ODER" die Operation "Vereinigung". Ein medizinisches
Auswertungssystem benötigt jedoch mehrere Arten von "UND": Es wird im
allgemeinen die Menge der Patienten "mit Diagnose 1 UND Diagnose 2"

mehr Patienten umfassen als die Menge der Patienten "mit Diagnose 1
<u>UND beim selben Krankenhausaufenthalt</u> mit Diagnose 2". Beiden Arten
dieser "UND"-Verknüpfung entspricht natürlich die Durchschnittsbildung, aber jeweils unter Berücksichtigung anderer Merkmale der
Elemente der jeweils zu verknüpfenden Mengen. So werden bei der
Durchschnittsbildung, welche dem "UND" entspricht, nur die Patientenidentifikationen berücksichtigt, während beim "UND beim selben Krankenhausaufenthalt" auch noch die Krankenhausaufenthalte wesentlich
sind:

Dem "UND" entspricht also
$\{$Pat1, Pat2, ...Patn$\} \cap \{$Pat1, Pat2,...Patm$\}$,

während dem "UND beim selben Krankenhausaufenthalt"
$\{$(Pat1,KHAUFH1),(Pat1,KHAUFH2),(Pat2,KHAUFH1),...$\} \cap$
$\{$(Pat1,KHAUFH3),(Pat2,KHAUFH1),...$\}$
zukommt.

Auf ähnliche Weise lassen sich alle logischen Bedingungen zur Auswahl des Patientenkollektives durch Mengenoperatoren realisieren.
Das gleiche gilt für die Ausgabe der Daten. Die Ausgabeoperatoren
verknüpfen oder verändern die Mengen aber nicht. Ihre Funktion ist
lediglich die Ausgabe von Daten der einzelnen Mengenelemente (z.B.
Ausgabe der Patientennamen), oder aber auch die Ausgabe der Anzahl
von Elementen der Menge (z.B. der Patienten- oder Fallanzahl).

Welche Operatoren derzeit im System WAMAS realisiert sind zeigt
Tab. 1.

Tabelle 1:   Derzeit im System WAMAS realisierte Operatoren.

OPERATOR   BEZEICHNUNG

| ODER
&   UND BEIM SELBEN PATIENTEN
&R   UND BEIM SELBEN KRANKENHAUSAUFENTHALT
&I X   UND INNERHALB VON X TAGEN
&D X   UND INNERHALB VON X TAGEN DANACH
&A X   UND AUSSERHALB VON X TAGEN
&G   UND GRAPHISCH (VENN-DIAGRAMM)
&N   UND NICHT BEIM SELBEN PATIENTEN
¬R   UND NICHT BEIM SELBEN KRANKENHAUSAUFENTHALT
<D TTMMJJ   NUR DATEN VOR TTMMJJ
>D TTMMJJ   NUR DATEN NACH TTMMJJ
#P   ZÄHLOPERATOR: PATIENTEN
#R   ZÄHLOPERATOR: KRANKENHAUSAUFENTHALTE
#D   ZÄHLOPERATOR: DOKUMENTE
+S   ERGEBNIS ABSPEICHERN
-S   GESPEICHERTES ERGEBNIS ABRUFEN
+K   KRANKENGESCHICHTEN DRUCKEN
+E   ADRESSETIKETTEN DRUCKEN
+W   DATENÜBERGABE AN SEQUENTIELLES WAMAS
+N   NAMEN UND ADRESSEN DRUCKEN
$A   SORTIEREN AUFSTEIGEND
$D   SORTIEREN ABSTEIGEND

3.4. Realisierung des Operatorkonzeptes im System   W A M A S

Die einzelnen Operatoren dienen zur Verarbeitung der Daten. Die
Datenmengen repräsentieren alle Patienten mit einem speziellen
Merkmal. Die Struktur dieser Datenmengen ist im System WAMAS einheitlich. Zu jedem Datenelement werden als Informationen die Patientenidentifikation, die Identifikation des Krankenhausaufenthaltes
und das Datum des Auftretens dieses Merkmales angegeben. Die Operatoren verarbeiten diese Datenmengen entsprechend ihrer Definition,
wobei die dafür wichtigen Informationen benötigt werden. Die meisten
Operatoren kommen mit diesen 3 Informationen (Patientenidentifikation, Krankenhausaufenthalt, Datum) aus, insbesondere jene zur
Analyse des Zeitverlaufes.

Den Operatoren müssen die entsprechenden Datenmengen übergeben
werden. Dazu dient die invertierte Datenbank, denn aus ihr können
z.B. unter dem Ordnungsbegriff "Pankreatitis" alle Pankreatitiser-
krankten (die in der Form: Patientenidentifikation, Krankenhausaufenthalt und Datum gespeichert sind) erhalten werden.

Die so erhaltenen Datenmengen werden von den Operatoren weiterverarbeitet. Benötigt ein spezieller Operator zu seiner Aufgabenstellung außer den 3 standardmäßig übergebenen Informationen
(Patientenidentifikation, Krankenhausaufenthalt, Datum) noch
weitere, so werden diese über die Patientenidentifikation vom
Operatormodul aus der WAMIS-Datenbank eingelesen.

Als Ergebnis liefern alle Operatoren - neben eventuellen Ausgaben am
Terminal - wiederum eine Datenmenge. Diese kann sofort als Input des
nächsten Operators verwendet werden.

Dazu ein Beispiel:

-   Die Anfrage lautet: Wieviele Patienten hatten nach der Herzope-
    ration X innerhalb eines Monats die Komplikation Y ?
    Dieser verbalen Anfrage entspricht ein logischer Ausdruck mit
    den Operanden
    -   "Herzoperation X"
    -   "Komplikation Y"
    und dem Operator
    -   "und danach innerhalb eines Monats"
-   Den beiden Operanden entsprechen zwei Datenmengen. Das System
    erhält diese durch Einlesen zweier Datensätze der invertierten
    Datenbank, deren Schlüssel "X" bzw. "Y" sind.
-   Dem Operator "und danach innerhalb eines Zeitraumes" entspricht
    ein Programm-Modul. Das System übergibt z.B. diesem Modul
    - neben der Information "Zeitraum=1 Monat" - die beiden folgen-
    den Input-Datenmengen:

```
              X                           Y
Pat1,KHAUFH3, 5.3.1972      Pat1,KHAUFH4, 9.12.1977
Pat2,KHAUFH1,12.4.1973      Pat2,KHAUFH1,18. 4.1973
Pat3,KHAUFH3,27.9.1975      Pat4,KHAUFH2,21. 2.1979
           .                           .
           .                           .
           .                           .
```

-   Für diesen Modul sind die Merkmale "Patientenidentifikation" und
    "Datum" entscheidend. Durch entsprechende Vergleiche dieser

Merkmale liefert der Programm-Modul als Output folgende Durch-
schnittsmenge:

Pat2,KHAUFH1, 18.4.1973
.
.
.

- Der Output dieses Operator-Moduls ist in der vom System WAMAS
  standardisierten Form. Er kann sofort als Input eines eventuellen weiteren Operatormoduls verwendet werden. Dadurch können
  auch komplexe Zeitverläufe abgefragt werden: z.B. kann ausgewertet werden, welche Patienten nach einer Herzoperation X
  innerhalb eines Monats die Komplikation Y hatten, und daher
  beim selben Krankenhausaufenthalt die Therapie Z erhielten. In
  diesem erweiterten Beispiel wird der logische Ausdruck den
  zusätzlichen 3. Operanden "Therapie Z" und den weiteren Operator
  "und beim selben Krankenhausaufenthalt" enthalten. Intern wird
  zuerst der Operator-Modul "und danach innerhalb eines Zeitraumes" aufgerufen (Abb. 2.). Die als Ergebnis erhaltene
  Datenmenge wird - gemeinsam mit der aus der invertierten
  Datenbank eingelesenen Datenmenge "Therapie Z" - dem Operator-
  modul "und beim selben Krankenhausaufenthalt" übergeben.
- Die Anzahl der Patienten (bzw. Fälle), welche die Bedingungen
  erfüllen, wird durch Aufruf eines entsprechenden Zähloperator-
  moduls erhalten. Dieser Operator erhält als Input die standardi-
  sierte Datenmenge, zeigt die Anzahl am Bildschirm an und liefert
  als Output die unveränderte Datenmenge.
- Die Ausgabe von Namen bzw. anderen Daten der ausgewählten
  Patienten wird durch Ausgabeoperatoren ermöglicht. Die dazu benötigten Patientendaten werden über die Patientenidentifikation
  aus der WAMIS-Datenbank von den Operatormodulen eingelesen. Da
  diese Operatoren als Output die unverändert gelassene Datenmenge
  liefern, können mehrere solche Operatoren hintereinander aufgerufen werden.

Welche Operatoren gültig sind, ist in einer Tabelle gespeichert.
Diese enthält neben dem jeweiligen Operatorsymbol die Wertigkeit
(1- oder 2wertig), die Hierarchie und den Namen des entsprechenden
Operatormoduls. Da das System sowohl bei der syntaktischen Prüfung

als auch beim Abarbeiten der Anfrage über diese Tabelle alle wesentlichen Informationen erhält, kann es sehr leicht durch neue Operatoren erweitert werden: Nach dem Erstellen des Operatormoduls genügt eine Eintragung in diese Tabelle, um einen neuen Operator in das System einzufügen.

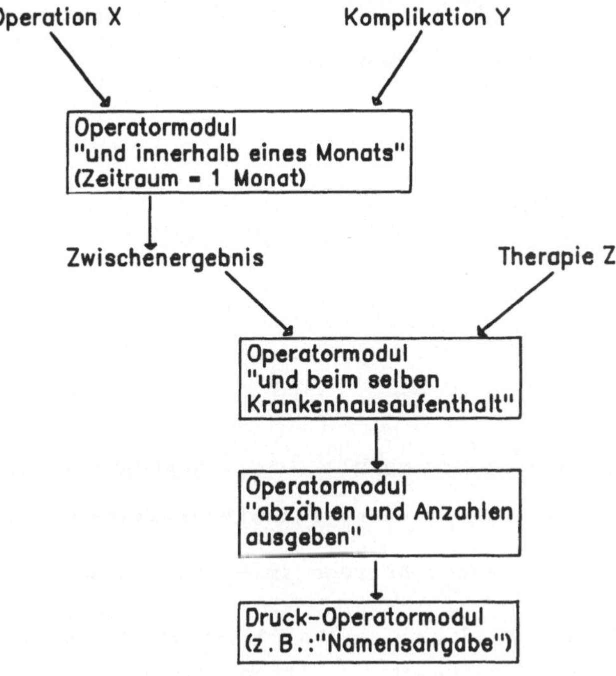

Abb.2 : Ablaufschema einer Anfrage im on-line-WAMAS.
Abarbeitung der Anfrage : "Welcher Patient hatte nach der Herzoperation X innerhalb eines Monates die Komplikation Y, und beim selben Krankenhausaufenthalt die Therapie Z erhalten ?"

3.5. Praktisches Arbeiten mit dem on-line-System

Der Arbeitsablauf am Terminal ist folgender:
Nach Transaktionsaufruf wird vom System der zentrale Eingabeschirm ausgegeben, wie in Abb. 3 dargestellt.

```
**********************************************************************

                      * * *  WAMAS  * * *                    WAMA05
2. G.E.                                                    27.02.1985

DIAGNOSEN-AUSWERTSYSTEM                            PATIENTENANZAHLEN

*                                                                   *
* AA21 * 5712..   * ALKOHOLISCHE LEBERZIRRHOSE              172
* &                                                                 *
* AA21 * 531...   * MAGENGESCHWUER                          264
*                                                                   *
*         *         *                                               *
*                                                                   *
*         *         *                                               *
*                                                                   *
*         *         *                                               *
*                                                                   *
*         *         *                                               *
*                                                                   *
*         *         *                                               *
*                                                                   *
*         *         *                                               *
*                                                                   *

                                             SEITE 001 VON 001
1=AUSWERTEN   2=INFO  3=SYNONYME        5=ANZAHLEN  10=VOR   11=RUECK

**********************************************************************
```

Abb. 3 : Formulieren einer Anfrage im System WAMAS

In diesem Beispiel wird nach allen Patienten gefragt, welche an
Leberzirrhose und Magengeschwür litten. Wie auf dem Bild zu sehen
ist, enthält der Eingabeschirm abwechselnd Zeilen zur Eingabe von
Operanden (den Diagnosecodes) und zur Eingabe von Operatoren (im
Beispiel "&" für das logische "UND"). Die Diagnosen sind durch einen
Code gekennzeichnet. Wenn dieser bekannt ist, kann der Code direkt
eingegeben werden und das System liefert den korrespondierenden Text
als Antwort. Wenn man den Code nicht kennt, wird der Diagnosetext
eingegeben, wobei dann vom System eine Liste von Codes angeboten
wird, in der der Text ausgewählt werden kann. So wurde im Beispiel
der Abb. 3 der Text "MAGENGESCHWUER" eingegeben, was einer eher
ungenauen Definition entspricht. Daher können zu diesem Begriff
Synonyma aufgerufen und die Angabe präzisiert werden (Abb. 4), wobei
auch die gewünschten Codes ausgewählt werden können. Danach sind
diese Codes am zentralen Eingabeschirm bereits eingetragen, und man
muß nur noch die gewünschten Operatoren zur Verknüpfung dazwischen
einsetzen.

```
**************************************************************************

                        * * *  WAMAS  * * *                      ZUMA03
2. G.E.                                                        27.02.1985


            >>>   MAGENGESCHWUER   <<<

?  531        MAGENGESCHWUER
?  5310       AKUTES MAGENGESCHWUER MIT HAEMORRHAGIE
?            AKUTES ULCUS VENTRICULI
?            AKUTE BLUTUNG
?  5311       AKUTES MAGENGESCHWUER MIT PERFORATION
?            MAGENULCUS MIT PENETRATION INS PANKREAS
?  5312       AKUTES MAGENGESCHWUER MIT HAEMORRHAGIE UND PERFORATION
?  5313       AKUTES MAGENGESCHWUER OHNE HAEMORRHAGIE ODER PERFORATION
?            STRESSULCUS
?  5314       CHRONISCHES MAGENGESCHWUER MIT HAEMORRHAGIE
?            HAEMORRHAGISCHE GASTRITIS
?            HAEMORRHAGISCHE EROSIVE GASTRITIS
?  5315       CHRONISCHES MAGENGESCHWUER MIT PERFORATION
?            ULCUS VENTRICULI MIT PERFORATION


                                                    SEITE W01 VON W03
8=STORNO   9=ENDE AUSWAHL                           10=VOR    11=RUECK


**************************************************************************
```

Abb. 4 : Praezisierung einer Texteingabe (Magengeschwuer) im System
         WAMAS

Durch die Programmfunktionstaste PF1 wird die Abarbeitung der
Anfrage in Gang gesetzt.

Auf dem Ergebnisschirm der Abb. 5 wird rechts unten die Anzahl der
Patienten, welche die Bedingungen der Anfrage erfüllen, ausgegeben.
Diese Zahl wird auch für die einzelnen Geschlechts- und Alters-
gruppen angezeigt.

Die Namen, Adressen und Arbeitsnummern dieser Patienten können
auf Wunsch ausgedruckt werden.

Im folgenden Beispiel der Abb. 6 wird die Verwendung der Zeitopera-
toren "und innerhalb eines Zeitraumes (Zeitraum = 30 Tage)" (Eingabe
von &I30) sowie des Operators "und beim selben Krankenhausaufenthalt"
(Eingabe von &R) demonstriert.

```
*******************************************************************

                        * * *  WAMAS  * * *                 WAMA05
2. G.E.
                                                          27.02.1985
DIAGNOSEN-AUSWERTSYSTEM

P A T I E N T E N A N Z A H L E N

  ALTER              MAENNLICH          WEIBLICH            GESAMT

  1-10
 11-20
 21-30                   1                                    1
 31-40                   1                 1                  2
 41-50                   1                 4                  5
 51-60                   2                 1                  3
 61-70                   5                 1                  6
 71-80
 81-90
   >90


GESAMT                  10                 7                  17

8=STORNO  1=AUSDRUCK  3=NACHOPERATOREN
                              10=ANFRAGE AENDERN  FREIG=NEUE ANFRAGE

*******************************************************************
```

Abb. 5 : Ergebnisse einer WAMAS - Auswertung

Durch die Verwendung von speziellen graphischen Ausgabeoperatoren (vgl. 3.4.) ist es möglich, die Ergebnisse auch graphisch
auf den entsprechend eingerichteten Terminals darzustellen (Abb. 7
und 8).

Die Möglichkeit statistische Parameter wie Mittelwert, Standardabweichung, 1. und 2. Quartile und Median on-line zu berechnen, zeigt
die nächste Abbildung 9: Rechts unten befinden sich die Gesamtergeb-
nisse. Diese werden auch nach Geschlecht und Altersgruppen aufgeteilt
ausgegeben. Diese Systemkomponente wird u.a. als laufende Qualitätskontrolle der Laboratorien verwendet.

```
*******************************************************************

                      *  *  *   WAMAS   *  *  *              WAMA05
I.CHIRURGISCHE UNIV.KLINIK                                 27.04.1985

DIAGNOSEN-AUSWERTSYSTEM                              PATIENTENANZAHLEN

*                                                                  *
* 1202 * 427      * BILLROTH II
* &I 30                                                            *
* 1201 * 52       * PNEUMONIE
* &R                                                               *
* 1201 * 45       * HERZINSUFFIZIENZ
*                                                                  *
*        *        *
*                                                                  *
*        *        *
*                                                                  *
*        *        *
*                                                                  *
*        *        *
*                                                                  *
*        *        *
*                                                                  *

                                               SEITE 001 VON 001
1=AUSWERTEN   2=INFO   3=SYNONYME      5=ANZAHLEN  10=VOR   11=RUECK

*******************************************************************
```

Abb. 6 : Abfrage nach Patienten mit einem speziellen Krankheitsverlauf
         mit Hilfe der Operatoren '&I' (und innerhalb eines Zeitraumes)
         und '&R' (und bei dem selben Krankenhausaufenthalt) im System
         WAMAS.

Alkoholische Leberschäden

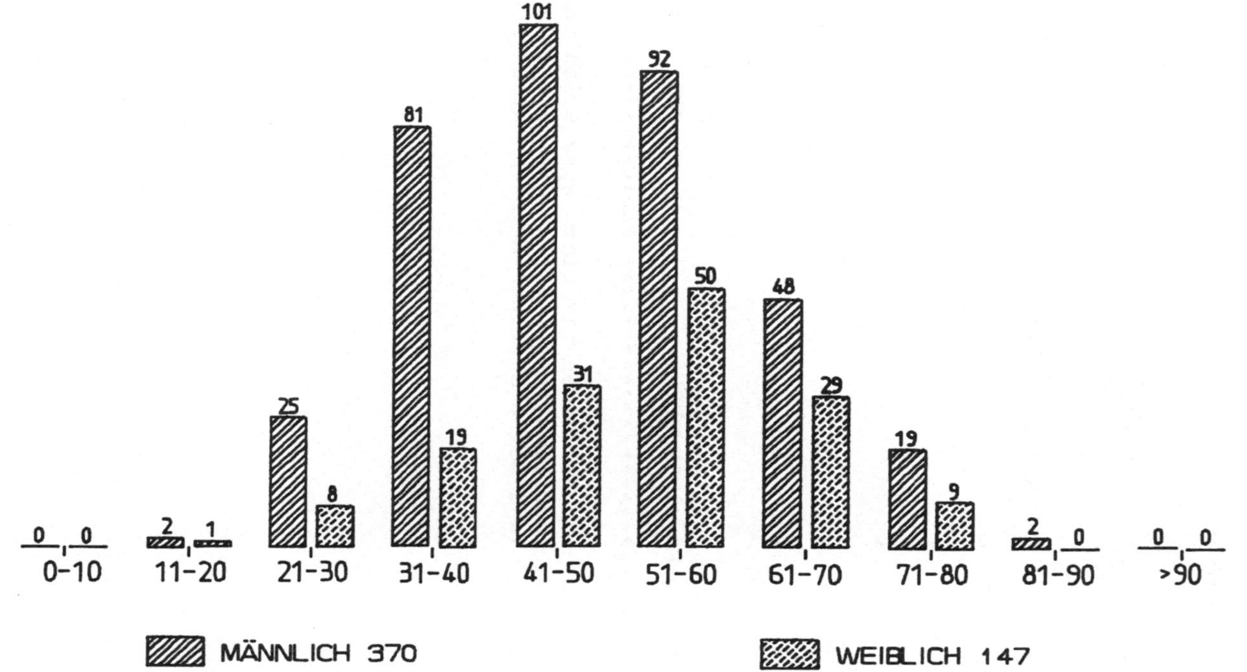

Abb. 7: Alters- und Geschlechtsverteilung der Patienten mit alkoholischem Leberschaden.

Patientenanzahlen

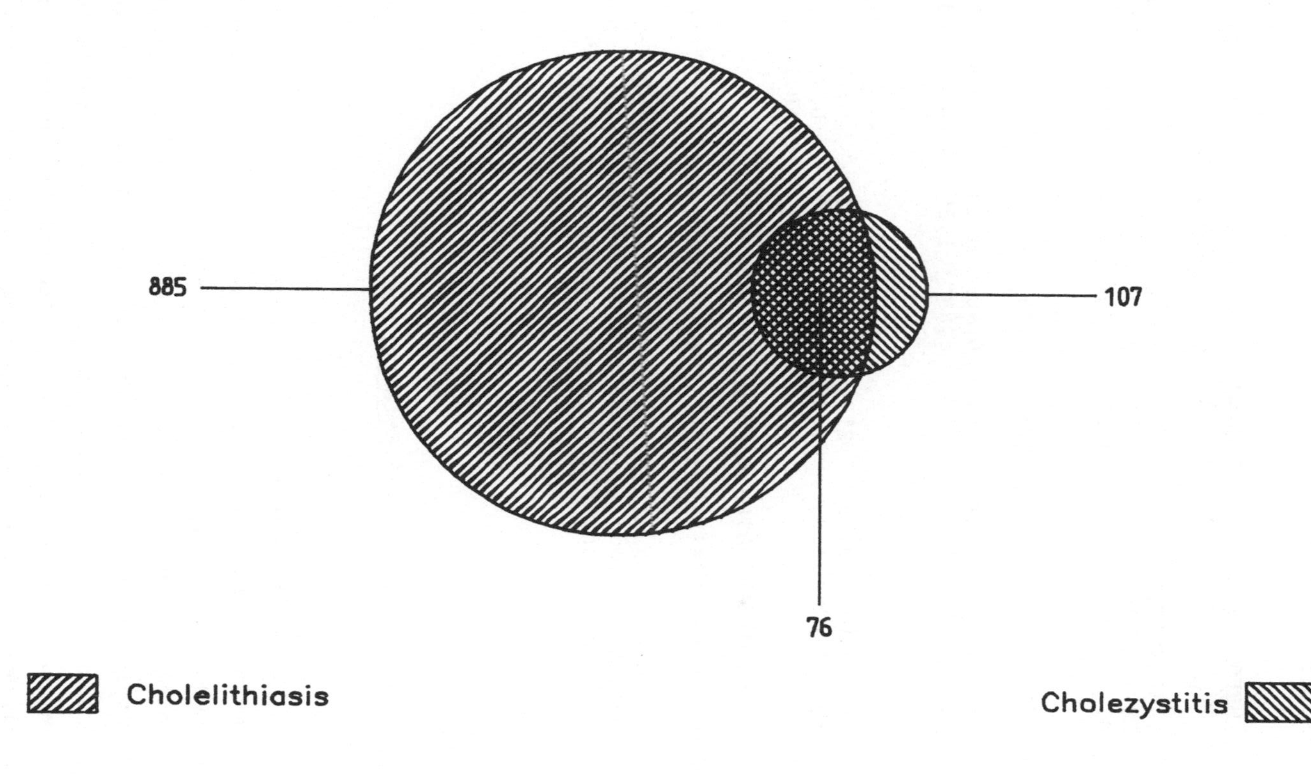

Abb. 8

```
*************************************************************************

                        * * *  WAMAS  * * *                      WAMA02
2.UNIV.KLINIK FüR GASTROENTEROLOGIE U. HEPATOLOGIE
BEFUNDE DER LETZTEN 14 TAGE                                  07.05.1985


            BEFUND : 0800 / 03 SMAC AUTOANALYZER   KREATININ
                ZEITRAUM : 15,04,1982 - 30,04,1982

ALTER        MAENNLICH               WEIBLICH                GESAMT
 0-29     28   1,01   0,15      23   0,78   0,14      51   0,90   0,18
        0,89   1,00   1,09    0,69   0,79   0,79    0,79   0,89   1,09


30-59    137   1,07   0,94      93   0,81   0,17     230   0,97   0,74
        0,89   1,00   1,09    0,69   0,79   0,89    0,79   0,89   1,00


  >59     54   1,12   0,24      94   0,96   0,40     148   1,02   0,36
        1,00   1,09   1,19    0,79   0,89   1,00    0,79   0,89   1,09


                                                   ANZ.    MW      S
GESAMT   219   1,08   0,75     210   0,87   0,31     429   0,98   0,59
        0,89   1,00   1,09    0,69   0,79   0,69    0,79   0,89   1,09
                                                  QUAR.1   MED.  QUAR.3

8=STORNO     FREIG=NAECHSTER BEFUND       1=AUSDRUCK

*************************************************************************
```

Abb. 9 : Die Berechnung statistischer Parameter (Mittelwert, Standard-
         abweichung, Median, erste und dritte Quartile) - nach
         Geschlechts- und Altersgruppen aufgeteilt - im System WAMAS.

3.6. <u>Stand des Projektes und Erfahrungen</u>

Seit 1976 gibt es die sequentielle Komponente von WAMAS, seit 1979
die On-line-Komponente. Letztere ermöglicht ein echtes interaktives
Auswerten, was dazu führte, daß das System WAMAS von den Klinikern
täglich vielfach verwendet wird. Die dabei erzielten Ergebnisse
haben die Grundlagen für zahlreiche wissenschaftliche Publikationen
geliefert. Auch im Dienste der Nachsorge ist es auf mehreren Kliniken
im Routineeinsatz. Abbildung 10 zeigt die starke Zunahme der Nutzung
des Systems, wobei vor allem die einfachen und raschen Auswertungsmöglichkeiten der On-line-Systemkomponente zu einer höheren Benutzer-
akzeptanz beitrugen.

Anzahl der
W A M A S – Auswertungen
pro Jahr

on–line Auswertungen
sequentielle Auswertungen

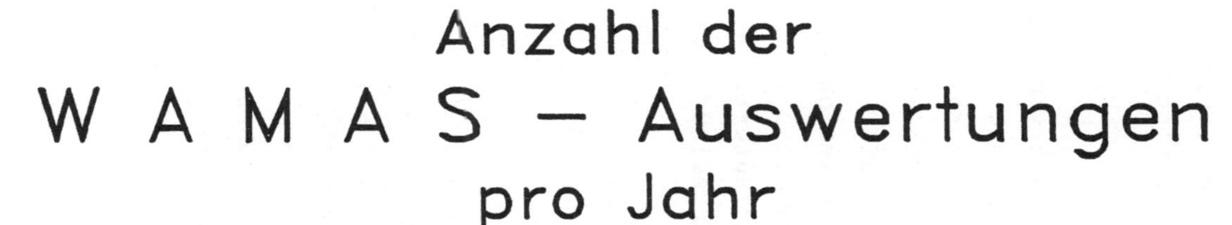

Abb. 10

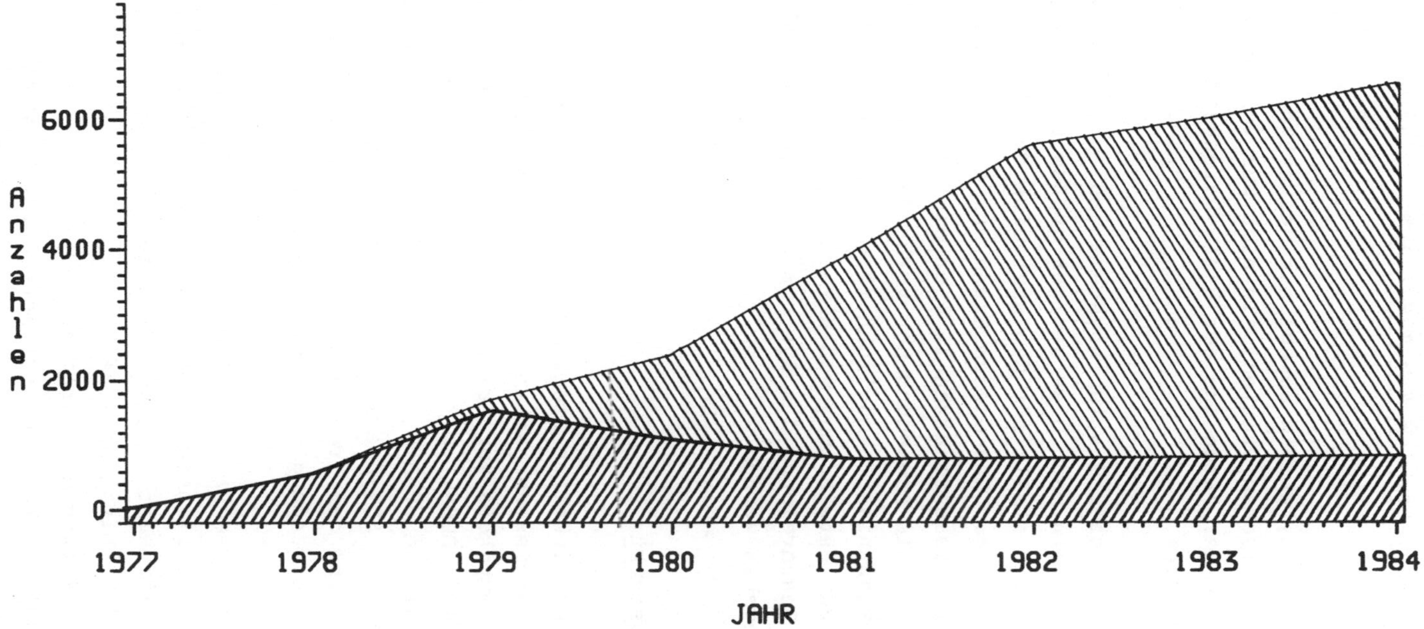

4. Das Statistiksystem W A M A S T A T

Wie bereits gesagt, werden sowohl zur Auswertung von in sich abgeschlossenen klinischen Studien, als auch zur weiterführenden statistischen Analyse der Daten aus der WAMIS-Datenbank fertige Statistiksysteme verwendet.

Die Verwendung dieser Statistiksysteme und -programme verlangt vom
Benutzer häufig ein mehr oder weniger großes EDV- Spezialwissen.
Diese Anforderung stellt für den Arzt eine oft unvertretbare zusätz-
liche Belastung dar. Aus diesem Grund wurde am Institut für Medizi-
nische Computerwissenschaften in Wien ein Rahmensystem (WAMASTAT)
entwickelt, das die Anwendung der vorhandenen Statistiksoftware ohne
EDV- Spezialkenntnisse ermöglicht /7/. In der Folge werden die
Gründe, die zur Entwicklung von WAMASTAT führten, näher erläutert.
Neben einer Beschreibung des Systems soll ein Beispiel für seine
Anwendung gegeben werden.

4.1. Ausgangspunkt

Neben selbstentwickelten Programmen stehen am Institut für Medizinische Computerwissenschaften auch von verschiedenen Firmen ange-
botene Programmpakete zur Auswertung und Ergebnisdarstellung (SAS,
SAS/Graph, BMDP, GDDM,...) zur Verfügung. Man stellte fest, daß
viele Ärzte die gebotenen Möglichkeiten zwar gerne nutzen würden,
jedoch nur einige EDV-Spezialisierte dies tun. Die im Zusammenhang
mit der Anwendung der Programmpakete auftretenden Probleme verhindern eine Verwendung auf breiter Basis.

Beispiele für diese Probleme sind:
-    Auswahl der richtigen Programme eines oder mehrerer
     Systeme für eine bestimmte Problemstellung
-    Syntax der Abfragesprache
-    Reglementierung der Eingaben
-    Bedeutung und Wahl von Parametern und Keywords
-    Behandlung und Verwaltung der Datenbestände

Es wurde daher ein Rahmensystem entwickelt, das diese Schwierigkeiten
weitestgehend umgeht.

4.2. Beschreibung des Systems

WAMASTAT wurde für das Betriebssystem CMS-VM/SP Rel.2 entwickelt.
Unterstützt werden im Rahmen des Systems Terminals der Typen IBM
3277, 3278 und 3279-2 und -3.

Bei der Entwicklung von WAMASTAT wurden folgende Anforderungen
berücksichtigt, deren Realisierung im folgenden (Abschnitt 4.3.)
gezeigt wird.

-       Führung des Benutzers durch Auswahlschirme
-       Interaktiver Definitionsprozeß
-       Erstellung syntaktisch richtiger Eingaben für die Statistikpro-
        gramme
-       Erläuterungen und Hilfestellung an jeder Stelle des Ablaufs
-       Automatische Aktivierung der Programme
-       Darstellung/Ausgabe der Ergebnisse
-       Aufruf von graphischen oder pseudographischen Programmen ab-
        hängig vom verwendeten Terminaltyp
-       Verwaltung der Datenbestände
-       Möglichkeit zur Dateneingabe/Datenerfassung
-       Möglichkeit des Einbaus benutzerspezifischer Anwendungen
-       Ablaufsteuerung über Tabellen
-       Einfache Erweiterungsmöglichkeit
-       Noch nicht im System enthaltene Problemstellungen können durch
        Absetzen eigener Befehle für die Statistikprogramme sowohl
        innerhalb, als auch außerhalb von WAMASTAT gelöst werden.

Das System WAMASTAT gliedert sich in drei Teile:

-       Gemeinsame Systemkomponenten für alle Benutzer. Dazu gehören das
        Rahmenprogramm, Programme für die Ablaufsteuerung, Definitions-
        module, Hilfsprogramme zur Dateiverwaltung und Ergebnisdarstel-
        lung/-ausgabe, Steuertabellen sowie Dateien, welche die Erläute-
        rungen enthalten.
-       Benutzereigene Datenbestände, Tabellen und vordefinierte Abläufe
-       Dateien für die Übergabe von Anforderungen und Ergebnissen
        zwischen WAMASTAT und den Statistiksystemen.

Für die Speicherung und Verwaltung der Datenbestände wird das Produkt
SAS (Statistical Analysis System) /2/ verwendet. SAS speichert zu
jeder Datei eine Datenbeschreibung ab. WAMASTAT benutzt diese Beschreibung für verschiedene Funktionen, verwendet jedoch auch einige eigene
Erweiterungen, die über die Möglichkeiten von SAS hinausgehen.

4.3. Arbeiten mit dem System W A M A S T A T

Die Daten aus klinischen Studien liegen üblicherweise in Tabellen
vor:

V A R I A B L E

	Name	Alter	Größe	Sex	Kinderanzahl....	
	Huber	21	176	M	2	....
	Müller	–	174	W	1	....
BEOBACHTUNG	Moser	45	–	W	0	....
	Gruber	66	182	–	4	....
	Lenz	76	165	W	1	....
	.	.	.	.	.	....
	.	.	.	.	.	....
	.	.	.	.	.	....

Ein solcher Datenbestand mit seiner relationalen Datenstruktur wird
in einer WAMASTAT-DATEI gespeichert. Die Daten werden mit Hilfe von
WAMASTAT-FUNKTIONEN verarbeitet.

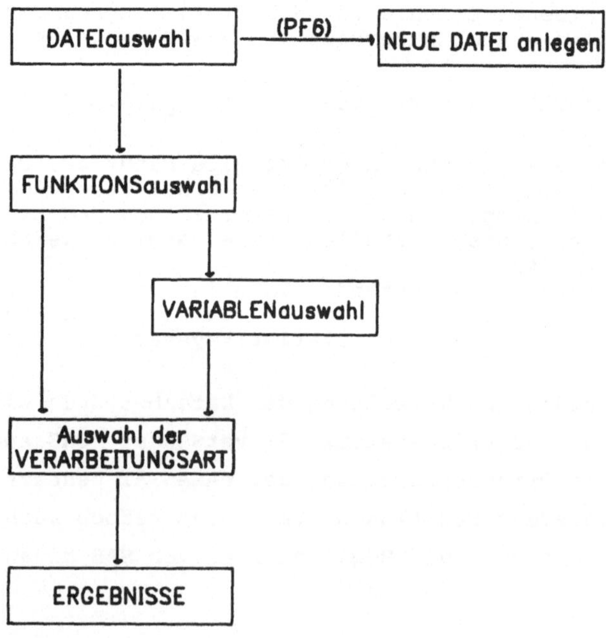

Abb. 11: Ablaufschema einer Auswertung im System WAMASTAT .

Die Abbildung 11 zeigt den grundsätzlichen Ablauf im System WAMASTAT:

1. Auswahl des zu bearbeitenden Datenbestandes
2. Auswahl der gewünschten Verarbeitung (Funktion)
3. Je nach gewählter Funktion eventuell weitere Präzisierung der Anforderung (z.B. Auswahl einer Variablen und der jeweils gewünschten Art der Verarbeitung)
4. Intern wird dann das entsprechende Programm aus den Statistiksystemen aktiviert und die jeweils gewünschten Anforderungen diesem übergeben (dieser Schritt läuft ohne Eingriff des Benutzers automatisch ab).
5. Darstellung und Ausgabe der Ergebnisse
6. Abhängig von der gewählten Funktion weiter bei 1.,2. oder 3.

Der Benutzer hat an jeder Stelle die Möglichkeit, zum vorhergehenden Schirm zurückzugehen oder den Dialog zu beenden.

Ein spezieller Verarbeitungszweig erlaubt die Aktivierung individuell vordefinierter Abläufe, z.B.: zur Berechnung der Überlebenskurven nach KAPLAN-MEIER /5/ (vgl. Abb. 12), zur Auswahl eines speziellen Teilkollektives, zur Durchführung komplexer statistischer Verfahren wie Clusteranalysen (vgl. Abb. 13).

Es sei noch festgestellt, daß jeder der angegebenen Arbeitsschritte durch einfache Auswahl auf dem entsprechenden Bildschirm erfolgt, so daß die Benutzung des Systems äußerst einfach und in wenigen Minuten erlernbar ist.

UEBERLEBENSKURVEN NACH KAPLAN-MEIER
PROZENT LEBEND
1.00
0.75
0.50
0.25
0.00
0 10 20 30 40 50 60 70 80 90 100 110 120
MONATE
1.GRUPPE (N=246)   2.GRUPPE (N=396)   3.GRUPPE (N=200)   4.GRUPPE (N=101)

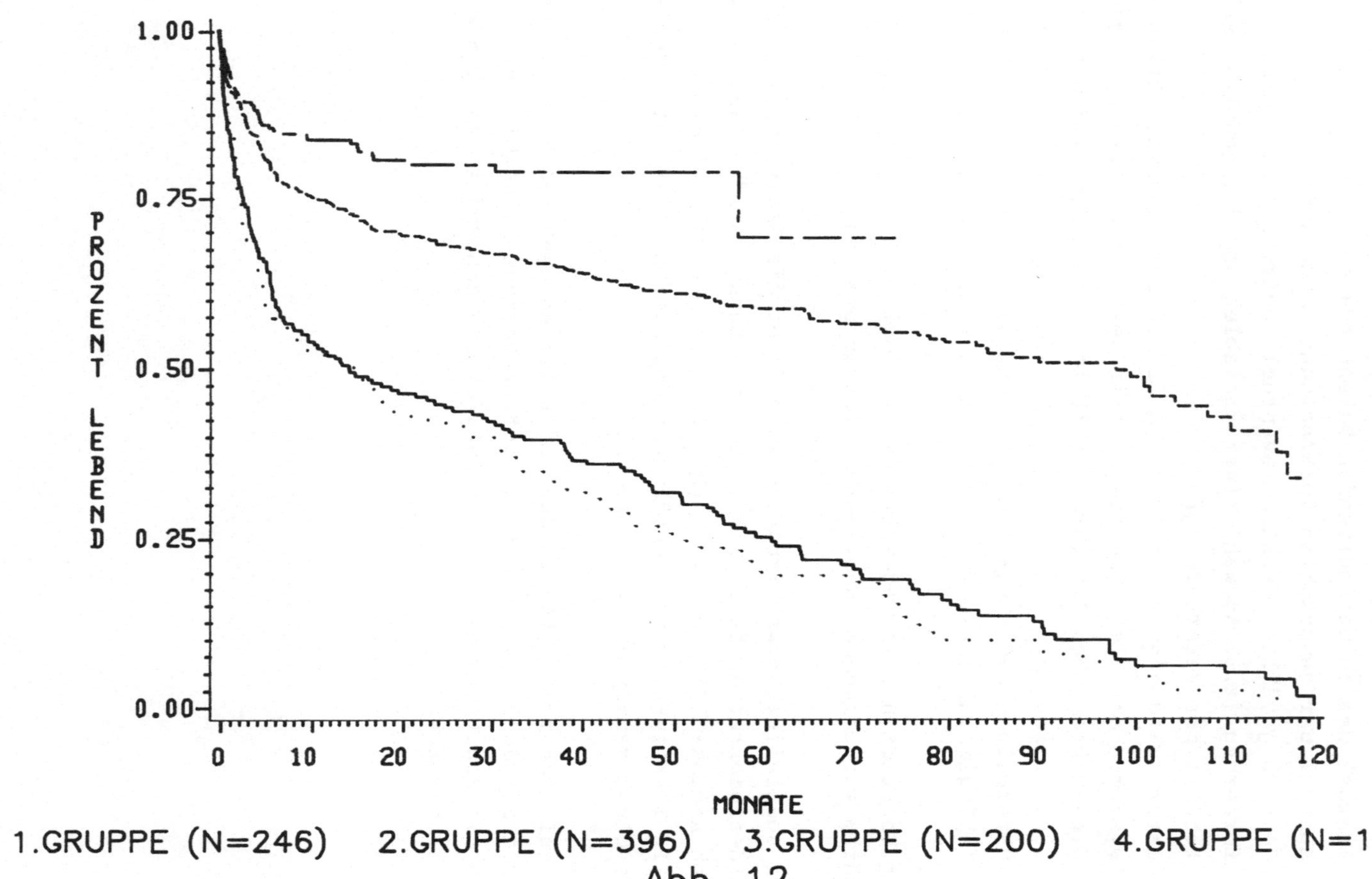

Abb. 12

```
              AVERAGE LINKAGE HIERARCHICAL CLUSTER ANALYSIS

                        NAME DES PATIENTEN

           n n n n n n n n n n n n n n n n n n n n n
           a a a a a a a a a a a a a a a a a a a a a
           m m m m m m m m m m m m m m m m m m m m m
           e e e e e e e e e e e e e e e e e e e e e
           2 2 2 2 2   1         1 1 2 3   2 1 1 1
           2 1 8 9 3 6 5 8 1 6 7 9 9 0 7 0 5 0 2 3 5
        1 +XXXXXXXXXXXXXXXXXXXXXXXXXXXXXXXXXXXXXXXXXXX
  N     2 +XXXXXXXXXXXXXXXXXXXXXXXXXXXXXXXXXXXXXXX XXXXX
  U     3 +XXXXXXXXXXXXXXXXXXXXXXXXXXXXXXXXXXX XXX XXXXX
  M     4 +XXXXXXXXXXXXXXXXXXXXXXXXXXXXXXXXX . . XXXXX
  B     5 +XXXXXXXXXXXXXXXXXXXXXXXXXXXXXX . . XXX .
  E     6 +XXXXXXXXXXXXXXXXXXXXXXXXX XXX . . XXX .
  R     7 +XXXXXXXXXXXXXXXXX XXXXXXXX XXX . . XXX .
        8 +XXXXXXXXXXXXXXX XXXXXXXX . . . . XXX .
  O     9 +XXXXXXXXXXXXX XXX XXXXXXXX . . . . XXX .
  F    10 +XXXXXXXXXXXX XXX . XXXXXXX . . . . XXX .
       11 +XXXXXXX XXXXX XXX . XXXXXXX . . . . XXX .
  C    12 +XXXXXXX XXXXX XXX . XXXXX . . . . . XXX .
  L    13 +XXXXXXX XXXXX . . . XXXXX . . . . . XXX .
  U    14 +XXXXXXX XXX . . . . XXXXX . . . . . XXX .
  S    15 +XXXXXXX XXX . . . . XXXXX . . . . . . . .
  T    16 +. XXXXX XXX . . . . XXXXX . . . . . . . .
  E    17 +. XXXXX XXX . . . . XXX . . . . . . . . .
  R    18 +. XXX . XXX . . . . XXX . . . . . . . . .
  S    19 +. XXX . . . . . . . XXX . . . . . . . . .
       20 +. . . . . . . . . . XXX . . . . . . . . .
       21 +. . . . . . . . . . . . . . . . . . . . .

  *****************************************************************
```

      Abb. 13 : Hierarchische Clusteranalyse: Schrittweises
                Aufsplittern eines Clusters (von 21 Patienten)
                auf einundzwanzig Cluster.

4.3.1. <u>Anlegen einer neuen Datei</u>

Auf dem entsprechenden Bildschirm müssen angegeben werden:

1. DATEINAMEN (eine kurze 8-stellige Bezeichnung des Datenbestandes,
   wahlweise eine weitere längere Bezeichnung)
2. VARIABLENBESCHREIBUNGEN bestehend aus Variablenname, Variablentyp
   (Text/Zahl/Datum), Stellenanzahl (inkl. Dezimalpunkt), wahlweise
   einer längeren Variablenbezeichnung.

Sind alle gewünschten Variablen eingegeben, wird durch die Taste PF1
die entsprechende Datei angelegt, und mit Hilfe der Funktion 'Editieren der Datei (EINGABE von Beobachtungen)' kann sofort mit der Dateneingabe begonnen werden.

4.3.2. <u>Überblick über die derzeit im System enthaltenen</u>
<u>Funktionen</u>

Die derzeit im System enthaltenen Funktionen können in vier Gruppen
eingeteilt werden:

1. DATEIfunktionen
2. Statistik mit EINER Variablen (univariat)
3. Statistik mit ZWEI Variablen (bivariat)
4. Zusätzliche Funktionen

Um einen Überblick über die Möglichkeiten des Systems zu geben, sind
die bereits im Routinebetrieb stehenden Funktionen in Tabelle 2
aufgelistet; weitere Funktionen werden laufend in das System
integriert.

Tabelle 2:   Derzeit im System WAMASTAT realisierte Funktionen.

<u>DATEIfunktionen</u>

Editieren der Datei (EINGABE von Beobachtungen)
Ausgabe des Datei-Inhaltes
Kopieren der Datei
Neue Variablen zur Datei hinzufügen
Löschen einzelner Beobachtungen
Löschen der Datei

<u>Statistik mit EINER Variablen (univariat)</u>

HÄUFIGKEITEN einer Variablen
MITTELWERT und STANDARDABWEICHUNG
Weitere univariate Statistik (MEDIAN...)
HISTOGRAMM einer Variablen

<u>Statistik mit ZWEI Variablen (bivariat)</u>

KONTINGENZTAFELN, CHI-Quadrattest
T-PAARvergleich
GRUPPENvergleich
KORRELATIONSMATRIX
Lineare REGRESSION
PLOT zweier Variablen

<u>Spezielle graphische Funktionen</u>

Verlauf einer Variablen

<u>Zusätzliche Funktionen</u>

Letzte Liste anzeigen

4.3.3. W A M A S T A T – ein "statistisches Expertensystem"

In statistischen Expertensystemen kann "statistisches Expertenwissen"
zur Auswahl des entsprechenden Testverfahrens gespeichert werden.
Diese Informationen werden dann vom System zu einer automatischen,
den Daten angepaßten Auswahl des entsprechenden statistischen Verfahrens verwendet. Als Beispiel soll die Funktion "Gruppenvergleiche"
des Systems WAMASTAT dienen. Diese führt eine Reihe von Tests zum
Vergleich zweier oder mehrerer Gruppen durch. Welches der statistischen Verfahren zum Vergleich von Gruppen auf Grund der jeweiligen
Fragestellung und Datenstruktur anzuwenden ist, wird vom System automatisch festgestellt (vgl. Abb. 14). Es wird also je nach Struktur

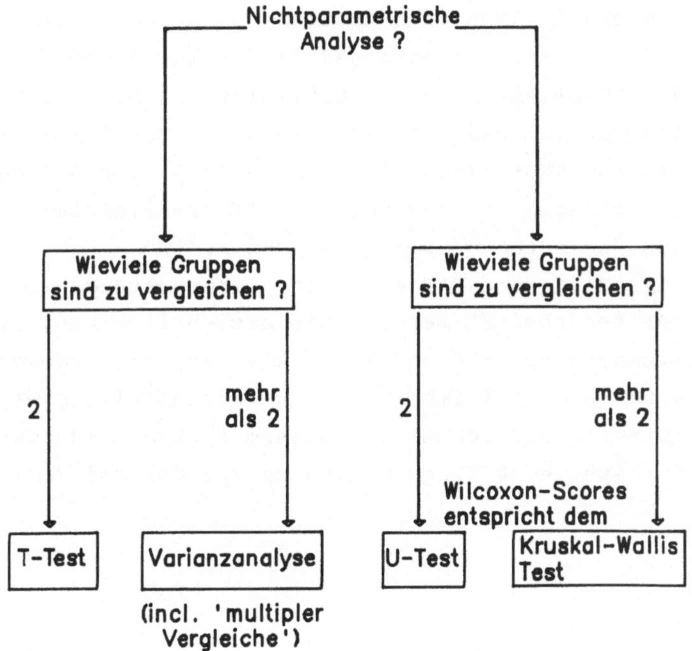

Abb. 14: Automatische Auswahl des adäquaten statistischen
Verfahrens im System WAMASTAT .

der zur analysierenden Daten entweder ein T-Test, U-Test, eine Varianzanalyse (inkl. korrigierter multipler Vergleiche zwischen jedem Paar von Gruppen) oder ein Kruskal-Wallis-Test durchgeführt. Dadurch erleichtert WAMASTAT die Auswertung medizinischer Daten nicht nur durch die EDV-mäßige Benutzerführung, sondern wird durch die gebotene statistische Benutzerführung zu einem statistischen Expertensystem.

4.3.4. Lösen spezieller Fragestellungen

Die meisten der üblichen Fragestellungen der medizinischen Statistik können mit Hilfe der derzeit realisierten WAMASTAT-Funktionen beantwortet werden. Fallweise treten aber spezielle statistische Problemstellungen auf. Da das System WAMASTAT die Daten intern in SAS-Dateien speichert, kann dann sofort - ohne jede Datenumspeicherung - auf das Statistiksystem SAS (z.B.: zur dreidimensionalen Darstellung des Zusammenhanges von Variablen - Abb. 15 und 16) zurückgegriffen werden. Weiters kann mit Hilfe der SAS-Prozedur BMDP das Statistiksystem BMDP eingesetzt werden (z.B. zur Berechnung von Diskriminanzgleichungen, welche bei der differentialdiagnostischen Zuordnung eines Patienten verwendet werden können - Abb. 17). Umgekehrt können mit Hilfe von SAS erstellte Datenbestände sofort vom System WAMASTAT verarbeitet werden. Wie ersichtlich kann also zwischen der Verwendung von SAS und WAMASTAT hin- und hergewechselt werden: Im System WAMASTAT implementierte Fragestellung wird man wegen der Benutzerfreundlichkeit in diesem System durchführen, während man für spezielle Fragestellungen auf SAS und BMDP zurückgreift.

4.4. Beispiel

Eine Datei enthält die Daten von Patienten mit speziellen Herzoperationen. Unter anderem sind bestimmte Laborwerte, die Körpertemperatur, das Operationsdatum und das Datum der Untersuchung gespeichert. Es soll der Verlauf der Körpertemperatur bezogen auf den Tag der Operation errechnet und graphisch ausgegeben werden. Es

DREIDIMENSIONALE DARSTELLUNG
DES ZUSAMMENHANGES DREIER VARIABLEN

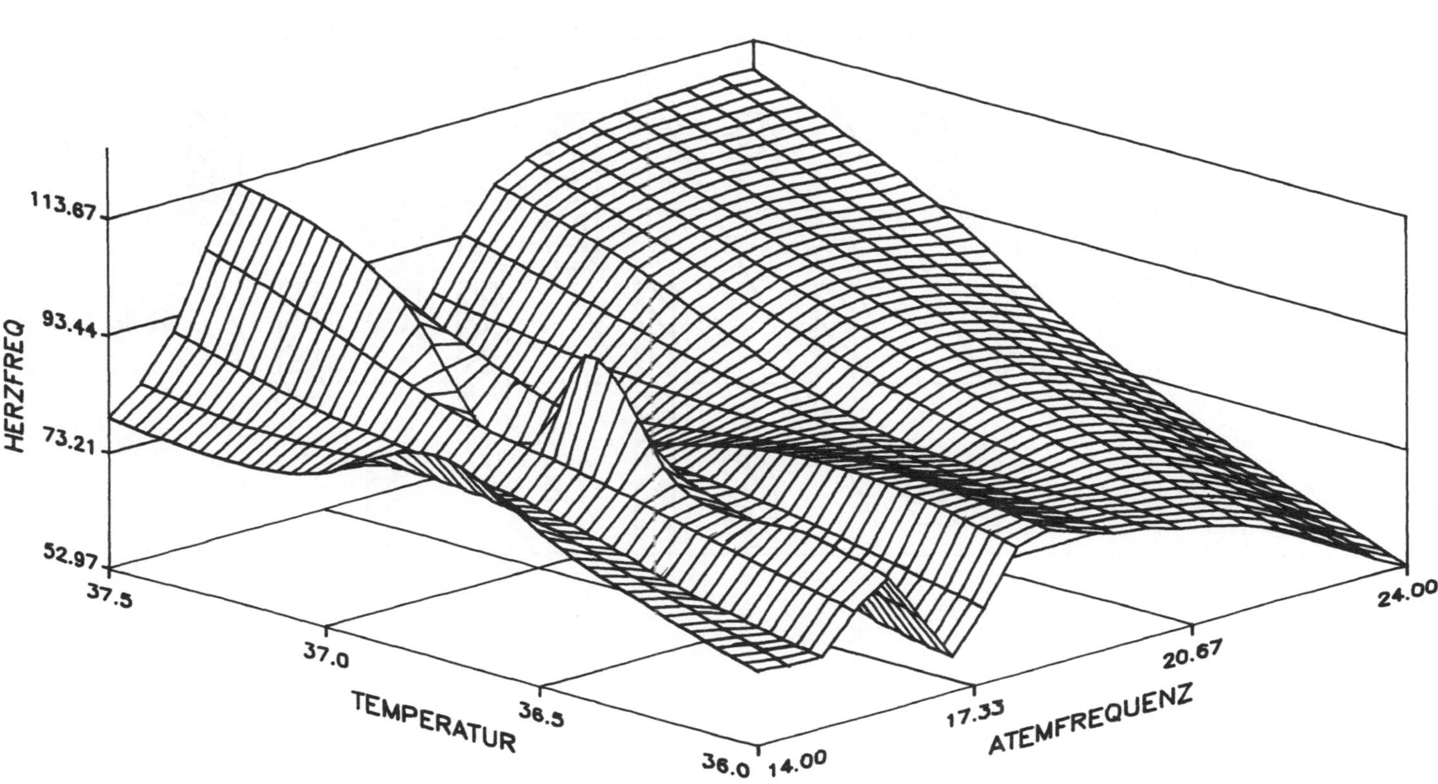

Abb. 15

ANZAHL DER PATIENTEN
UNTERTEILT NACH GEWICHT, ALTER UND GESCHLECHT

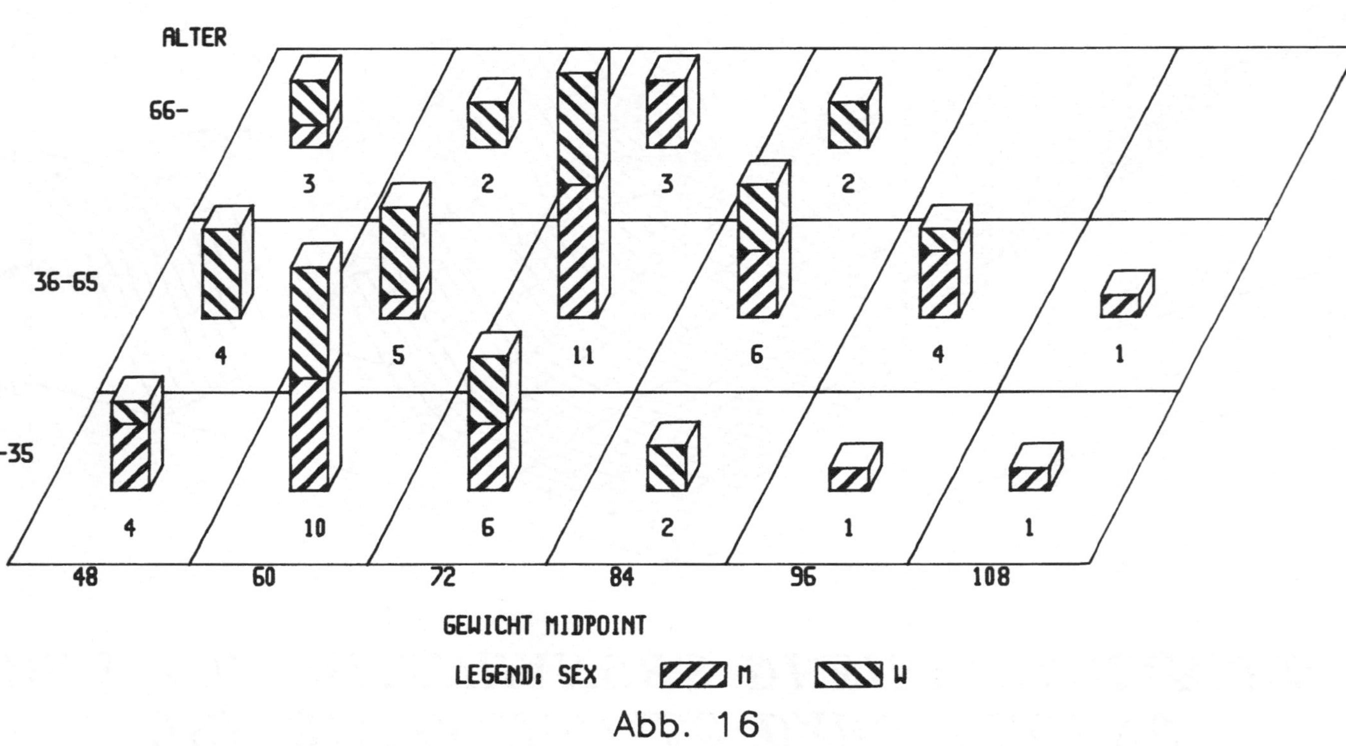

Abb. 16

```
PAGE    5

BMDP7M  -  STEPWISE DISCRIMINANT ANALYSIS.

CLASSIFICATION FUNCTIONS

          GROUP =    A                B
VARIABLE
   8 GOT             0.10531          0.03452
   9 GPT            -0.02096          0.04244
   5 CHOLESTE        0.05356          0.04295


CONSTANT            -8.73625         -7.48762
CLASSIFICATION MATRIX

GROUP        PERCENT    NUMBER OF CASES CLASSIFIED INTO GROUP -
             CORRECT
                       A          B
   A         95.6      324        15
   B         54.8       14        17

TOTAL        92.2      338        32
JACKKNIFED CLASSIFICATION

GROUP        PERCENT    NUMBER OF CASES CLASSIFIED INTO GROUP -
             CORRECT
                       A          B
   A         95.6      324        15
   B         51.6       15        16

TOTAL        91.9      339        31

*******************************************************************
```

Abb. 17 : Ergebnisse einer schrittweisen Diskriminanzanalyse

werden drei Graphiken erstellt, welche die Anzahl der Meßwerte pro
Aufenthaltstag, den Verlauf von Mittelwert und Standardabweichung,
und den Verlauf von Maximum, Median und Minimum darstellen.

Die notwendigen Eingaben sind:

-    Auswahl der Datei,
-    Auswahl der Funktion und
-    Auswahl der Variablen.

Die Auswahl kann mittels Lichtstift oder durch Eingabe einer Nummer
erfolgen. Ein Beispiel für einen Auswahlschirm zeigt Abbildung 18.
Abbildung 19 bis Abbildung 21 zeigen die Ergebnisse, die zuerst auf
dem Bildschirm ausgegeben werden. Wahlweise können sie auch sofort
ausgedruckt werden.

```
****************************************************************

                    * * *  WAMASTAT  * * *           DLR$VAR1
DORDA                                                27/02/85
                                                        12:38
Datei : HERZOP    - HERZOPERATIONEN

Funktion : VERLAUF einer Variablen


          ==>  Waehlen Sie bitte eine VARIABLE aus  : *    * <==

          Nr     Name       Variablenbeschreibung
          --------------------------------------------------------
 >>>>    011     BILIRUBI    BILIRUBIN_GESAMT
 >>>>    012     CHOLESTE    CHOLESTERIN
 >>>>    013     TRIGLYCE    TRIGLYCERIDE
 >>>>    014     ALK_PHOS    ALK_PHOSPATASE
 >>>>    015     GOT
 >>>>    016     GPT
 >>>>    017     LDH
 >>>>    018     CPK
 >>>>    019     AUFN_DAT    AUFNAHMEDATUM
 >>>>    020     OPER_DAT    OPERATIONSDATUM

                                             Seite 002 von 003
  2-Info     8-STORNO    3/9-FUNKTIONSAUSWAHL    10-VOR    11-RUECK

****************************************************************
```

Abb. 18 : Beispiel fuer einen Auswahlschirm im System WAMASTAT

Die Verwendung des Systems erfordert praktisch keine EDV-Kenntnisse.
Zu jedem Eingabeschirm existiert auch eine ausführliche und jederzeit
abrufbare Erläuterung der notwendigen und möglichen Eingaben, so daß
der Benutzer die Handhabung von WAMASTAT sofort in der Praxis er-
lernen kann.

An dieser Stelle sei noch auf einige Eigenschaften von WAMASTAT
hingewiesen, die einen großen Vorteil für den Anwender darstellen:
WAMASTAT erlaubt es, neben den auf sechzehn bzw. acht Zeichen
beschränkten Datei- und Variablenbezeichnungen auch längere Beschreibungen anzugeben. Die Variablen, die in einer Datei enthalten sind,
werden am Schirm angezeigt und können im Dialog ausgewählt werden.
Die Darstellung und Ausgabe von Ergebnissen auf verschiedenen Medien
(Drucker, Plotter,...) ist automatisiert, so daß kein Wissen über
das Betriebssystem erforderlich ist.

VERLAUF DER POSTOPERATIVEN TEMPERATUR

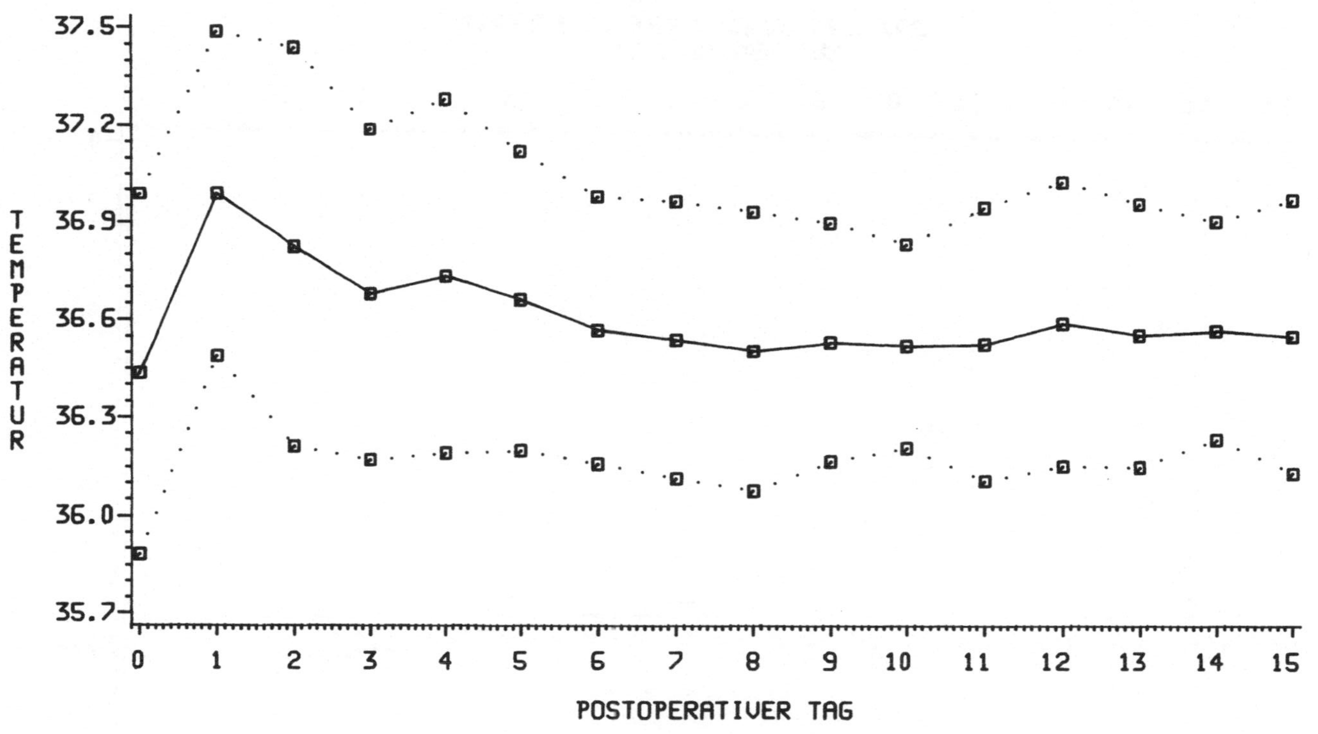

MITTELWERT und STANDARDABWEICHUNG

Abb. 19

VERLAUF DER POSTOPERATIVEN TEMPERATUR

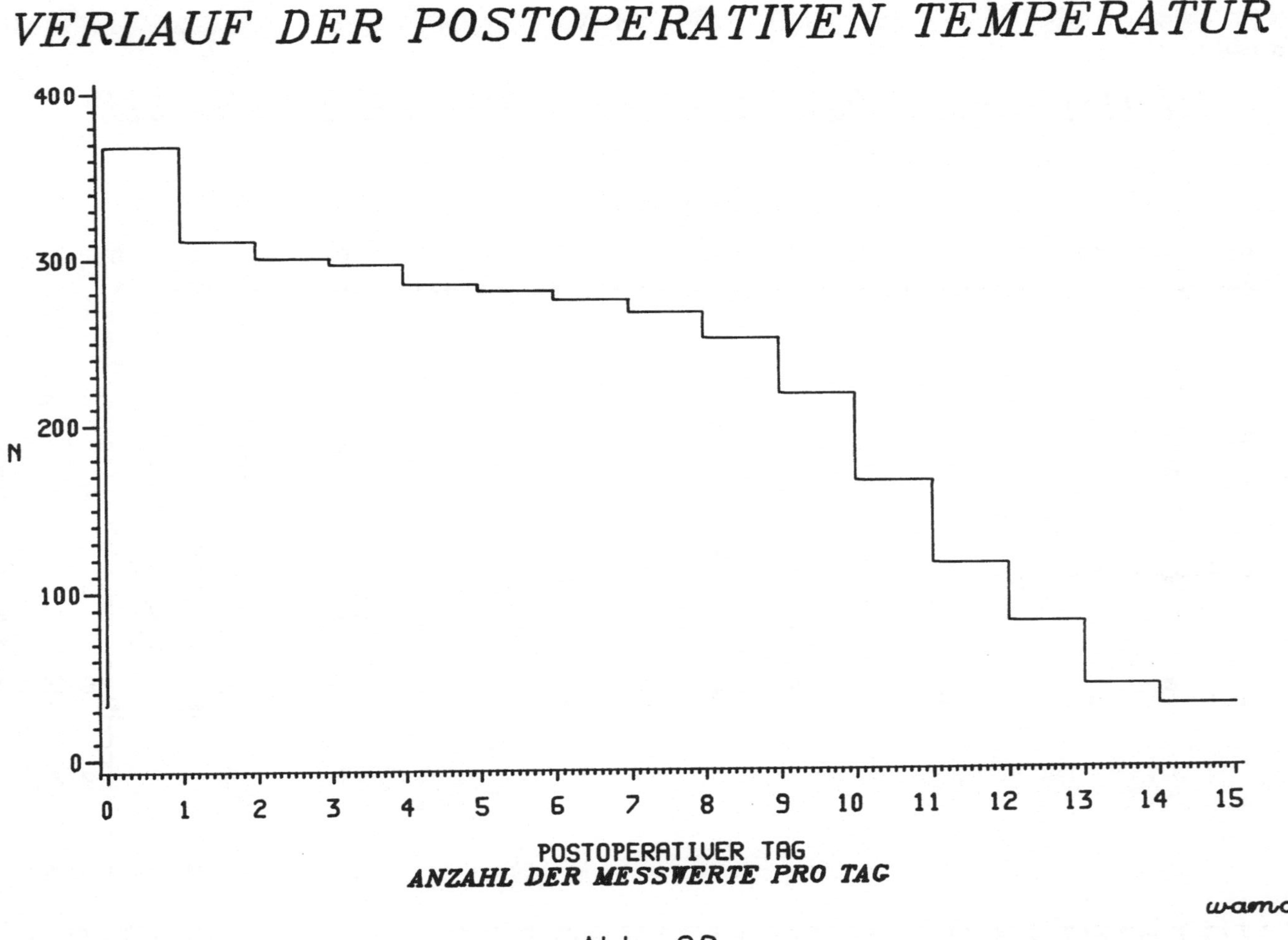

Abb. 20

VERLAUF DER POSTOPERATIVEN TEMPERATUR

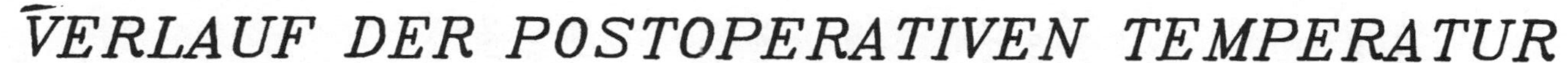

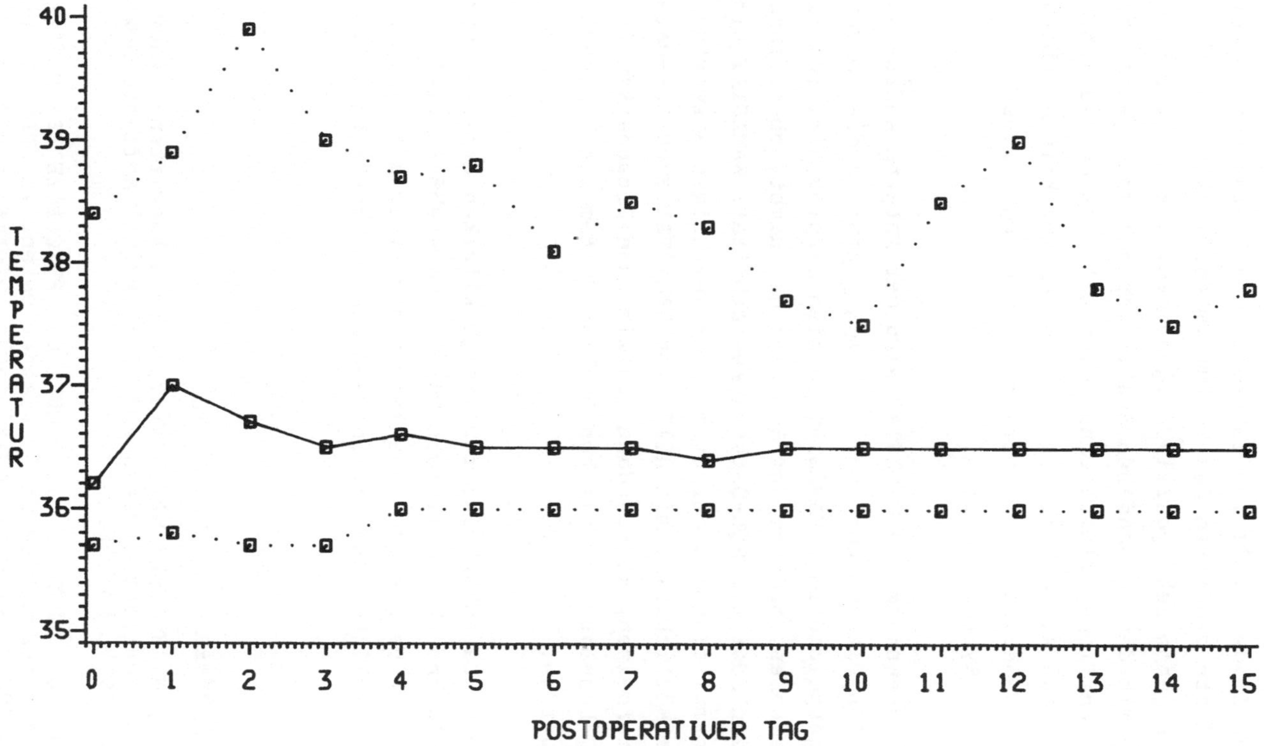

MAXIMUM – MEDIAN – MINIMUM

wamastat

Abb. 21

4.5. Bisherige Erfahrung und Ausblick

WAMASTAT wurde im Juni 1984 in die Produktion übernommen. Bereits mehr als 200 Ärzte benutzten das System im April 1985. Das System wurde auch von jenen sehr positiv aufgenommen, die bereits Erfahrungen im Umgang mit den vorhandenen Statistikprogrammen gehabt hatten, da es eine wesentliche Erleichterung darstellt. Am erfreulichsten ist es jedoch, daß Ärzte, die bislang von der EDV keinen Gebrauch machten, durch WAMASTAT dazu motiviert wurden und seither sehr intensiv mit dem System arbeiten.

Als nächste Ausbaustufe von WAMASTAT wird der interne Aufruf von relationalen SQL-Datenbanken in Produktion gehen: Da die (bisher in SAS-Dateien gespeicherten) WAMASTAT-Dateien bereits eine relationale Datenstruktur haben, bemerkt der Benutzer gar nicht, ob er intern mit SAS-Dateien oder mit SQL-Datenbanken arbeitet: WAMASTAT nimmt ihm ja die Formulierung in der Syntax des jeweiligen Auswertsystems ab. Durch die Möglichkeit, mit Hilfe von WAMASTAT auch SQL-Datenbanken zu verarbeiten, können dann medizinische Datenbanken in einem integrierten, benutzerfreundlichen On-line System wissenschaftlich ausgewertet werden.

Eine relationale Datenbank ist für einige Kliniken bereits (parallel zur Standard-Datenbank) realisiert worden und steht in vielseitiger Testung (z.B. für sehr große Datenmengen etc.), so daß ein polyvalentes, wissenschaftliches Informationszentrum im Entstehen ist.

5. Literaturhinweise

/1/ DORDA, W., W. KOGLER: WAMAS-Statistische Auswertung einer patientenorientierten Datenbank. Statistical Software Newsletter 2, 1977, 54- 58.

/2/ DORDA, W., B. LAMINGER, P. SACHS, Ch. REICHETZEDER: Softwaresysteme zur Auswertung medizinischer Daten. In GELL, G. und Ch. EICHTINGER (Hrsg.): Medizinische Informatik 834. R. Oldenbourg-Verlag. Wien-München, 1984, 78-82.

/3/ DORDA, W., W. WOLF, P. SACHS: Computerunterstützte Nachsorge und Krankheitsverlaufanalyse - eine Komponente des medizinischen Auswertungssystems WAMAS. In HORBACH, L. und C. DUHME (Hrsg.): Nachsorge und Krankheitsverlaufanalyse. Springer-Verlag. Berlin-Heidelberg-New York, 1981, 216-225.

/4/ GRABNER, H., A. MARKSTEINER, W. DORDA, W. WOLF, G. GRABNER:
WAMIS: A medical information system. Conception and clinical
usage. J.Clin.Comp. 10, 1982, 154-169.

/5/ LAWLESS, J.F.: Statistical Models and Methods for Lifetime
Data. J.Wiley and Sons. New York. 1982.

/6/ MARKSTEINER, A.: Realisierung des Datenschutzes im WAMIS. In
GRABNER, G. (Hrsg.): WAMIS - Wiener Allgemeines Medizinisches
Informations-System 10 Jahre klinischer Praxis und Forschung.
Springer-Verlag. Berlin-Heidelberg-New York-Tokyo, 1985,
190-198.

/7/ REICHETZEDER, Ch., B. LAMINGER, W. DORDA: Ein System zur Be-
nützerführung bei der Auswertung medizinischer Daten. In
GELL, G. und Ch. EICHTINGER (Hrsg.): Medizinische Informatik 84
Oldenbourg-Verlag. Wien-München, 1984, 83-87.

/8/ WOLF, W., W. DORDA, P. SACHS, E. GRABER: WAMAS-On-line evaluation of a medical Data Base under consideration of time-
relations. In BEGON, F. (Hrsg.): AWAMI-Annals of the World
Association for Medical Informatics, 1981, 231-235.

Anschrift der Verfasser:
Dipl.Ing. Wolfgang Dorda
Dipl.Ing. Brigitte Laminger
Christian Reichetzeder
Peter Sachs
Institut für Medizinische Computerwissenschaften
Garnisongasse 13
A-1090 Wien/Österreich

Institut für Medizinische Computerwissenschaften, Universität Wien
Vorstand: Prof. Dr. Georg Grabner

GRAPHISCHE DARSTELLUNG MEDIZINISCHER DATEN IN DEN SYSTEMEN W A M I S UND W A M A S

Brigitte Laminger

1. Bedeutung der Graphik

Neurologische Untersuchungen haben ergeben, daß 38% der menschlichen
Wahrnehmung visuell erfolgt. Unsere Augen nehmen Daten auf und
erkennen sie wieder, indem sie die Objekte in ihrer Größe, Form,
Farbe etc. unterscheiden.

Die graphische Ergebnisdarstellung erspart dem Betrachter, sich
durch die eigene geistige Verarbeitung und das eigene Vorstellungs-
vermögen aus einer Menge von Daten ein 'Bild' zu machen. Die technische Entwicklung der letzten Jahre auf dem Gebiet der EDV (graphik-
fähige Terminals und Drucker, Standard-Graphik-Software) ermöglicht
es, Graphiken mit Hilfe des Computers zu erstellen, am Bildschirm
anzuzeigen und drucken zu lassen. Dadurch können die Vorteile der
graphischen Darstellung auch vom Computer genützt werden.

Durch die Zusammenfassung einer großen Anzahl von Daten in ein
leichtverständliches Format, ermöglicht es die Graphik, Informationen
schneller zu analysieren, zu interpretieren und darauf zu reagieren,
wodurch der Entscheidungsprozeß beschleunigt wird. Durch die bildliche Darstellung werden Trends und Beziehungen zwischen Faktoren
rasch erkannt und Vergleiche, Relationen, Variationen und Verteilun-
gen verdeutlicht. Es ist daher nicht mehr notwendig, diese Sachverhalte aus Zahlentabellen zu abstrahieren.

Auch die Verbindung der Graphik mit statistischen Analysen erweist
sich oft als vorteilhaft. Die mathematische Aufbereitung der Daten
durch Glättungsfunktionen, Regressionen, Interpolationen und Trend-
linien und die graphische Darstellung dieser Ergebnisse erleichtern

die Analyse und die Interpretation auch komplizierter und komplexer Sachverhalte (siehe Artikel "Computereinsatz zur Analyse medizinischer Daten. Die Auswertungssysteme WAMAS und WAMASTAT",/1/).

2. Darstellungsformen

Bei der Erstellung der Graphik sollte der bildliche Aufbau sorgfältig überlegt werden und sich nur auf relevante Informationen beschränken. Der Betrachter darf nicht durch eine Fülle von Daten und durch eine allzu große Farbenpracht von der eigentlichen Aussage abgelenkt werden. Ist die Darstellung unklar, so besteht die Gefahr, daß die Aufnahmebereitschaft und das Interesse des Betrachters beeinträchtigt wird.

Für die graphische Ergebnisdarstellung können verschiedene Diagrammarten verwendet werden, wobei die einzelnen Darstellungsformen unterschiedliche Datenmerkmale hervorheben:

- Das Liniendiagramm eignet sich besonders für die Darstellung von Zeitverläufen einer bestimmten Meßgröße und wird daher in der medizinischen Forschung sehr häufig verwendet.

- Das Histogramm bzw. Balkendiagramm ist die einfachste und anschaulichste graphische Darstellungsform, die die Häufigkeitsverteilung einer Variablen veranschaulicht. Durch die Aneinanderreihung der verschiedenen Balken werden gewisse Eigenschaften wie die Symmetrie der Verteilung oder die Existenz von Ausreißern verdeutlicht.

- Das Kreisdiagramm vermittelt rasch einen Einblick über die Größenverhältnisse mehrerer Teilmengen zur Gesamtmenge.

- Das Venn- oder Mengendiagramm veranschaulicht das Größenverhältnis zweier Datenmengen durch die Darstellung verschieden großer Kreisscheiben. Der Überlappungsbereich stellt jene Elemente im richtigen Größenverhältnis dar, die sowohl in der einen als auch in der anderen Menge enthalten sind.

3. Graphik in den Systemen W A M I S   und   W A M A S

In den Systemen WAMIS und WAMAS sind diese Darstellungsformen mit
Hilfe des Programm-Produktes GDDM (Graphical Data Display Manager)
realisiert. Das Kernstück von GDDM ist der Display Manager, der
das Erstellen von Texten und Graphiken und die Ausgabe am graphischen Bildschirm und Drucker unterstützt. Basierend auf diesem
Display Manager werden vom GDDM eine Reihe von Unterprogrammpaketen
und Utilities, wie das sogenannte PGF (Presentation Graphik Feature)
und das Interactive Chart Utility (ICU), angeboten. Das ICU ist ein
eigenständiges, menügesteuertes Programmpaket. Nachdem der Benutzer
die Daten eingegeben und die Diagrammart gewählt hat, kann er sich
sofort die Graphik anzeigen lassen und so einen ersten Eindruck von
der bildlichen Darstellung seiner Daten bekommen. Durch weitere
interaktive Änderungen läßt sich das Bild leicht in die den Daten
optimal entsprechende Form bringen.

Im PGF ist eine spezielle Schnittstelle für bestimmte Diagrammarten
und einem in einer höheren Programmiersprache geschriebenen Anwen-
dungsprogramm vorgesehen. Dadurch können aktuelle Daten aus einer
Datenbank graphisch dargestellt werden.

Alle bisher in den Systemen WAMIS und WAMAS realisierten Graphikpro-
gramme sind in PL/I geschriebene Teile von CICS-Transaktionen
(Customer Information Control System), die die Daten aus der Datenbank nehmen, mittels PGF- Befehlen die Graphik erstellen und am
Bildschirm anzeigen. Die Programme sind so konzipiert, daß sie den
Aufbau der Graphik den jeweiligen Daten und Ausgabemedien anpassen
und dem Benutzer gewissen Änderungen ermöglichen. Bevor die Graphik
erstellt werden kann, müssen daher einige Faktoren geprüft werden,
die im folgenden näher erläutert werden.

Da auf sehr vielen verschiedenen Bildschirmtypen mit diesen beiden
Systemen gearbeitet wird, müssen die Transaktionen zuerst prüfen, ob
das benutzte Terminal überhaupt geeignet ist, eine Graphik anzuzeigen. Ist dies nicht der Fall, so müssen die Programme mit einer
entsprechenden Meldung reagieren. Aber auch bei den graphikfähigen
Bildschirmen gibt es verschiedene Modelle, die sich in der Anzahl
der darstellbaren Zeilen und Spalten unterscheiden. Je nach Modell

wird die Graphik entsprechend aufgebaut, so daß immer der für die
Graphik zur Verfügung stehende Platz optimal ausgenutzt wird.

Ähnliche Probleme treten beim Ausdruck der Graphik auf. Es besteht
die Möglichkeit, die Graphik auf selbstgewählten Druckern auszugeben,
wobei der angegebene Druckername auf Richtigkeit geprüft werden muß.
Der eigentliche Ausdruck wird durch das Drücken einer Programmfunktionstaste angestoßen und die Arbeit am Bildschirm kann sofort
fortgesetzt werden.

Nicht nur die verschiedenen Ausgabemedien sondern auch die Vielfalt
der darzustellenden Daten bringen einige Schwierigkeiten mit sich,
die von den Programmen bewältigt werden müssen. Bei den bisher
realisierten Graphiktransaktionen werden nämlich die Daten interaktiv
gewählt und können sich daher, je nach Anforderung, um Größenordnungen unterscheiden und vollkommen verschiedene Maßeinheiten besitzen.
Um die Graphik übersichtlich und aussagekräftig zu gestalten, muß
zum Beispiel die Achsenskalierung und -beschriftung bei einem
Liniendiagramm bei jeder Darstellung neu errechnet und den aktuellen
Daten angepaßt werden. Die erklärenden Texte können jedoch nicht
immer automatisch der speziellen Darstellung angepaßt werden. Daher
wird dem Benutzer die Möglichkeit geboten, die vom Programm vorgeschlagenen Überschriften zu überschreiben oder neue hinzuzufügen und
so interaktiv die Graphik zu komplettieren und der speziellen
Fragestellung anzupassen.

Bei dem Design der Graphik wurde auf die unterschiedlichen Ausgabe-
möglichkeiten auf Bildschirm und Drucker Rücksicht genommen. Während
am Bildschirm 7 Farben zur Gestaltung einer Graphik zur Verfügung
stehen und durch die Wahl leuchtender Farben Akzente gesetzt werden
können, ist der Ausdruck nur 4-färbig möglich. Dafür tritt das
gewählte Muster mehr in den Vordergrund. Dieser Umstand wurde bei
der Wahl der Farben und der Muster der Graphiken im System WAMIS und
WAMAS berücksichtigt, um auf beiden Ausgabemedien ein übersichtliches
und leicht verständliches Bild zu erhalten, ohne die Graphik speziell
für die Ausgabe am Bildschirm oder am Drucker verändern zu müssen.

4. Konkrete Realisationen

4.1. Verlauf von Laborwerten im System WAMIS

Im WAMIS können im Rahmen einer Komponente des Systems die gespeicherten Daten eines Patienten abgefragt werden (siehe Artikel
"Operationelle Komponenten der Datenerfassung im medizinischen Informationssystem WAMIS" /2/). Nach der Eingabe des Namens oder der
Arbeitsnummer und der Auswahl der Laborwerte werden diese am Bildschirm angezeigt, wobei die erhobenen Meßdaten pro Durchführungsdatum angezeigt werden. Um den Verlauf einer Krankheit analysieren
zu können, sind oft nicht die einzelnen Meßwerte, sondern deren
zeitliche Veränderungen von Interesse. Daher wurde das System durch
eine Graphiktransaktion erweitert, die es ermöglicht, den Verlauf
von Laborwerten in Form eines zeitabhängigen Liniendiagramms darzustellen.

Da die Gegenüberstellung zweier Verlaufskurven für den Mediziner oft
sehr aufschlußreich ist, können auch zwei verschiedene Laborergebnisse für ein Diagramm ausgewählt werden. Die beiden Kurven werden auf
eine gemeinsame Zeitachse bezogen dargestellt, wodurch zeitliche
Zusammenhänge leicht erkannt werden können (Abb.1). Um den Verlauf
von zwei Laborergebnissen, die sich um Größenordnungen unterscheiden
und in verschiedenen Maßeinheiten erhoben worden sind, vergleichen
zu können, werden zwei vertikale Achsen eingezeichnet, deren Skalierung und Beschriftung automatisch den Daten angepaßt werden. Welche
Kurve sich auf welche Achse bezieht, ist durch die gemeinsame Farbe
ersichtlich.

Die Graphik kann auch interaktiv verändert werden. Durch die Einschränkung des Zeitintervalls kann ein bestimmter Zeitraum 'heraus-
vergrößert' werden und so genauer analysiert werden. Auch die den
Laborwerten entsprechenden Normalbereiche können auf Wunsch eingezeichnet werden (Abb. 2).

VERLAUF VON LABORWERTEN

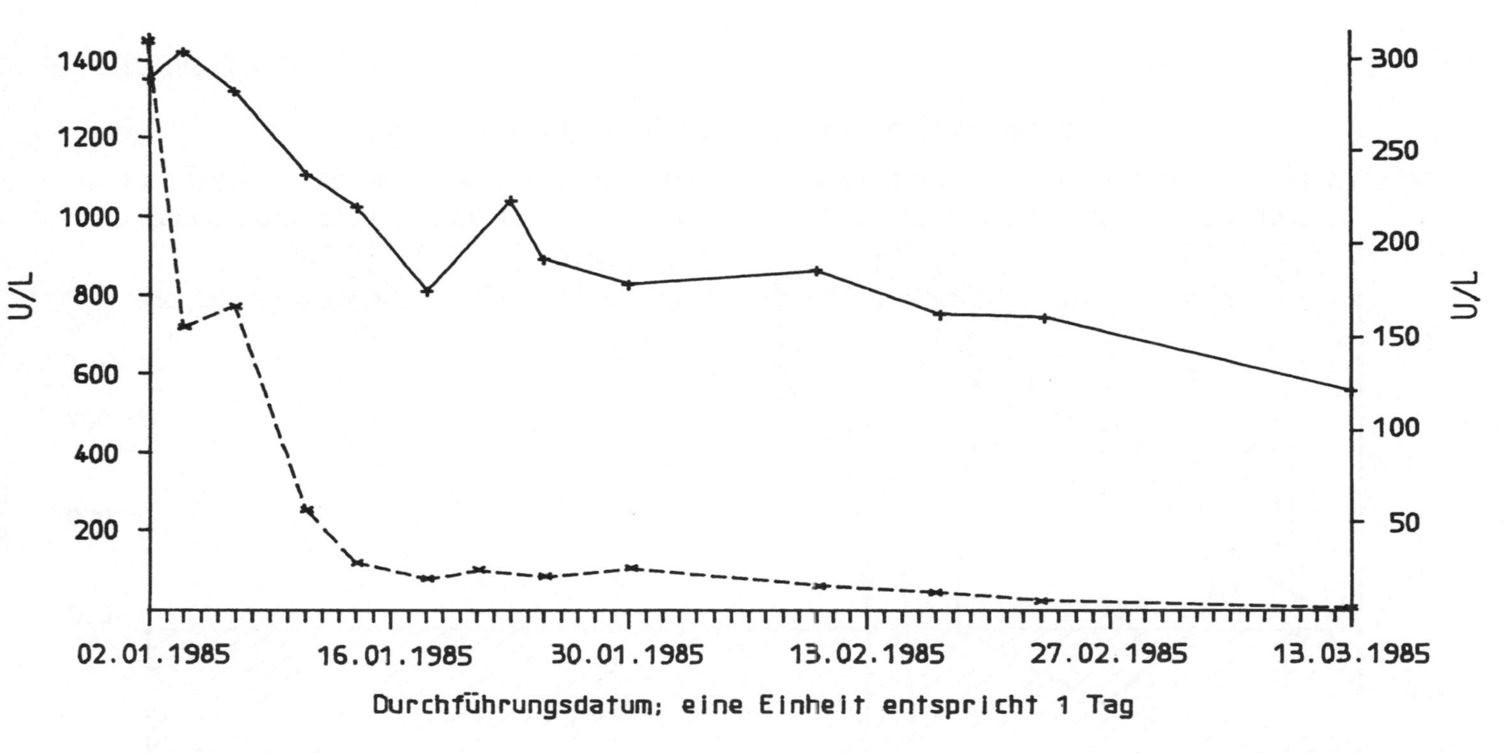

Abb. 1

Verlauf von Laborwerten

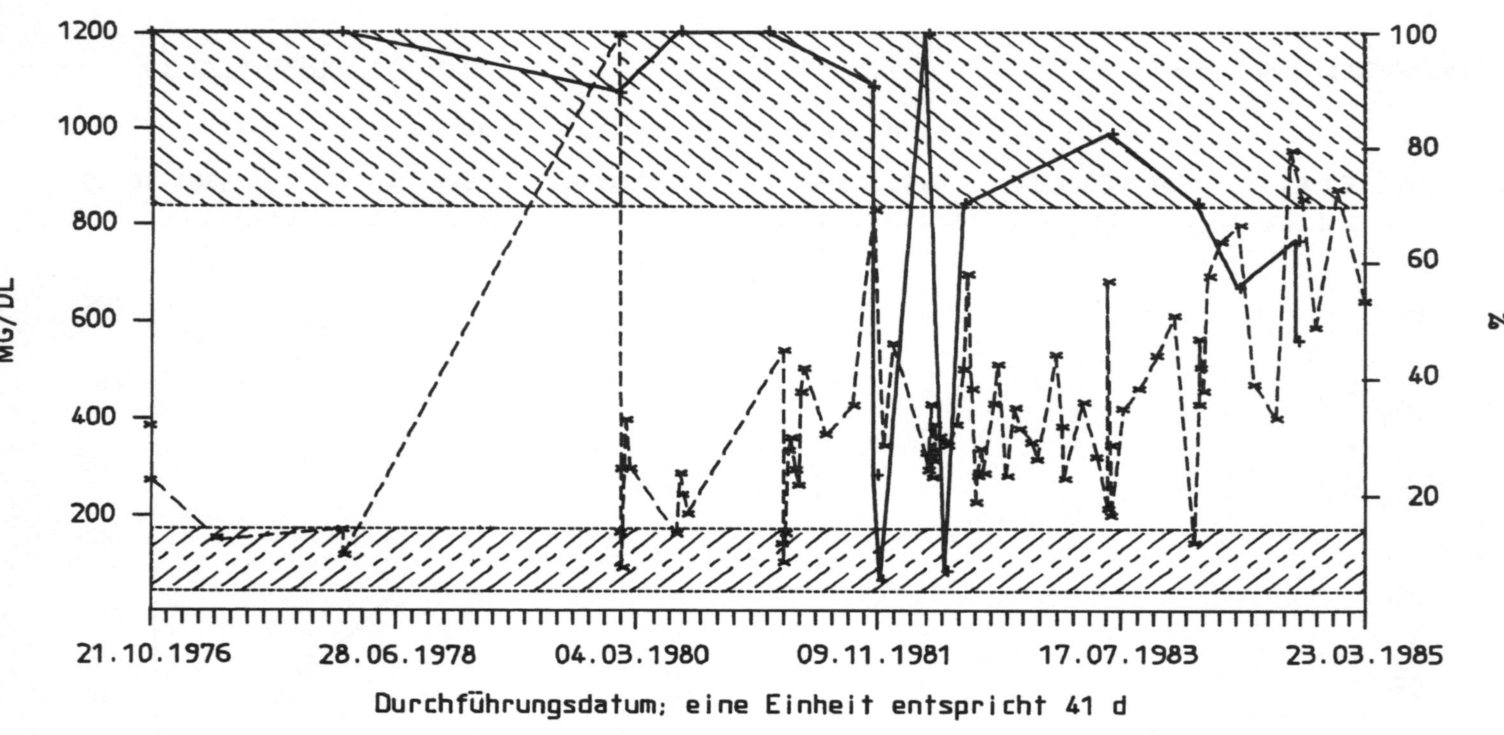

Abb. 2: Verlauf von Laborwerten mit entsprechenden Normalbereichen.

4.2. Alters- und Geschlechtsverteilung im System WAMAS

Da die Ergebnisse von im On-line-WAMAS formulierten Anfragen immer
in Form einer Häufigkeitstabelle unterteilt nach Alter und Geschlecht
vorliegen, war es naheliegend, das Ergebnis durch eine analoge Graphik zu veranschaulichen (siehe Artikel "Computereinsatz zur Analyse
medizinischer Daten. Die Auswertungssysteme WAMAS und WAMASTAT",
/1/). Als Darstellungsform wurde das Balkendiagramm gewählt, wobei
durch die Höhe des Balkens die Anzahl der Auswerteinheiten in der
entsprechenden Altersgruppe repräsentiert wird. Unterteilt nach dem
Geschlecht werden pro Altersgruppe 2 Balken nebeneinander gestellt,
um sofort einen etwaigen Unterschied in der Häufigkeitsverteilung
bezüglich des Geschlechts erkennen zu können (Abb. 3). Alternativ
dazu besteht die Möglichkeit, sich ein Histogramm für das Gesamtkollektiv erstellen zu lassen.

4.3. Venndiagramm im System WAMAS

Eine Anfrage an das Auswertsystem WAMAS wird in Form erweiterter
logischer Ausdrücke gestellt und besteht daher aus Operanden, Operatoren und Klammern. Einer der meist verwendeten Operatoren ist das
logische UND, dem in der Mengenlehre der Durchschnitt entspricht.
Das System WAMAS wurde daher durch einen Operator erweitert, der als
Ergebnis ein Venn- oder Mengendiagramm liefert, das üblicherweise
für die graphische Darstellung eines Durchschnitts verwendet wird
(Abb. 4). Da die durch ein logisches UND zu verknüpfenden Mengen
selbst durch einen komplizierten logischen Ausdruck entstanden sein
können, kann der Benutzer die Bezeichnung der beiden Mengen interaktiv der speziellen Anfrage anpassen.

Weiters gibt es die Möglichkeit, in das eingangs beschriebene ICU zu
verzweigen und mit dessen Unterstützung die Graphik weiter zu
verändern. Die Graphik kann leicht durch die Wahl anderer Farben und
Muster verändert und durch erklärende Texte ergänzt werden. Auch die
Darstellungsform läßt sich mühelos verändern. So kann das vom WAMAS
gelieferte Venndiagramm in ein Kreis- oder Balkendiagramm verwandelt
werden.

Alkoholische Leberschäden

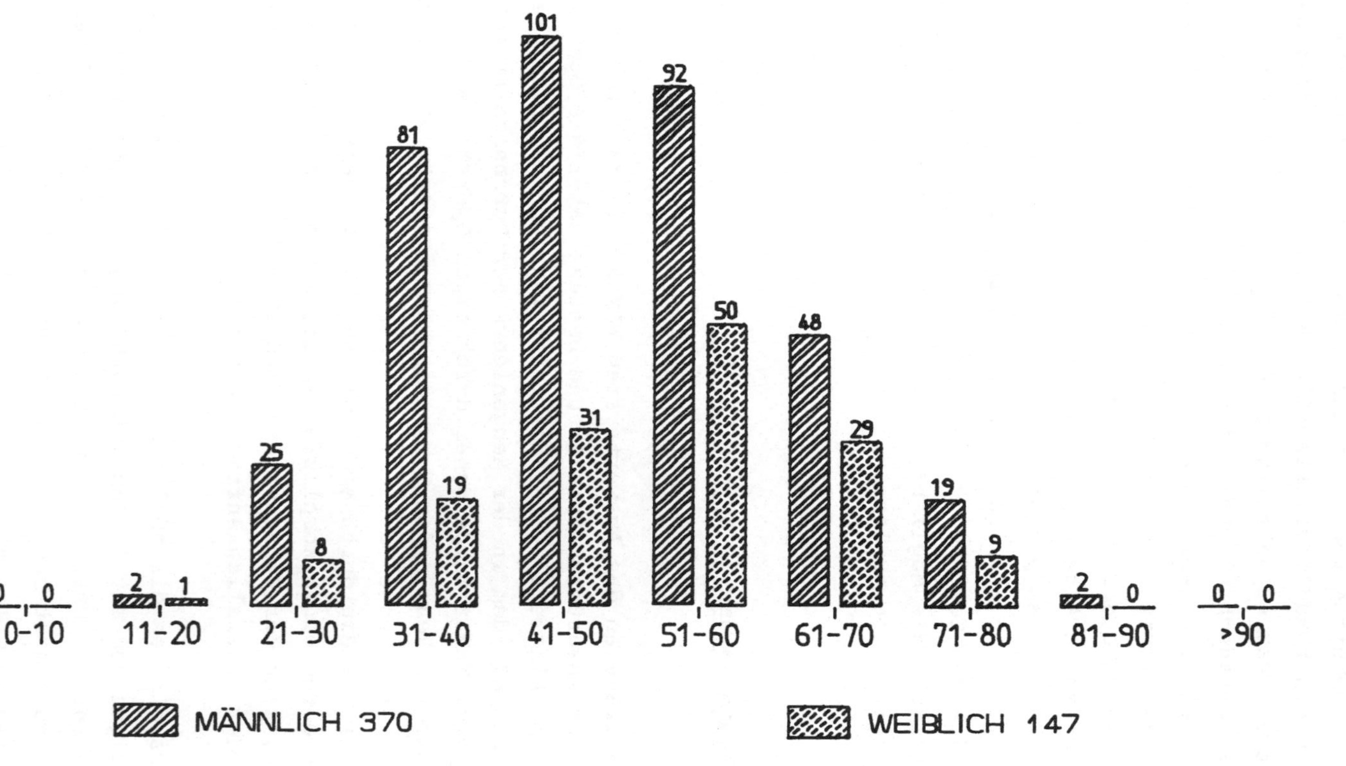

Abb. 3: Alters- und Geschlechtsverteilung der Patienten mit alkoholischem Leberschaden.

Patientenanzahlen

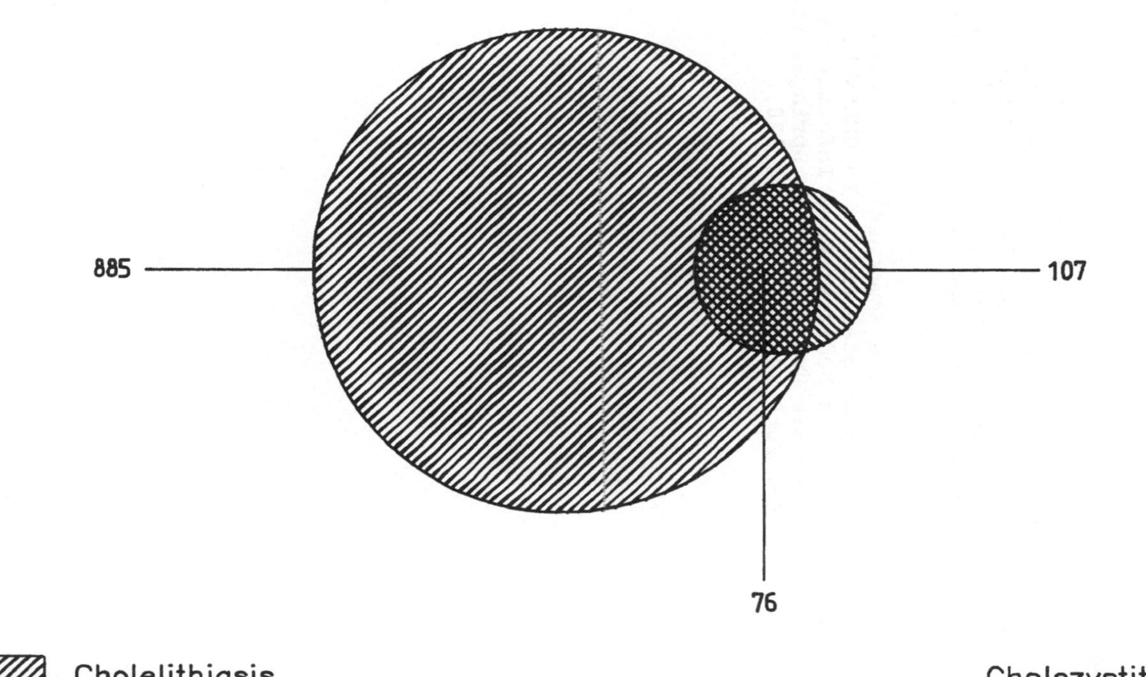

Abb. 4

Die graphische Darstellung medizinischer Ergebnisdaten wird in den
Systemen WAMIS und WAMAS laufend erweitert werden, denn

'ein Bild sagt mehr als 1.000 Worte'.

5. Literaturhinweise

/1/ DORDA, W., B. LAMINGER, C. REICHETZEDER, P. SACHS: Computerein-
satz zur Analyse medizinischer Daten. Die Auswertungssysteme
WAMAS und WAMASTAT. In GRABNER, G. (Hrsg.): WAMIS - Wiener
Allgemeines Medizinisches Informations-System 10 Jahre klini-
scher Praxis und Forschung. Springer-Verlag. Berlin-Heidelberg-
New York-Tokyo, 1985, 251-291.

/2/ MARKSTEINER, A.: Operationelle Komponenten der Datenerfassung im
medizinischen Informationssystem WAMIS. In GRABNER, G. (Hrsg.):
WAMIS - Wiener Allgemeines Medizinisches Informations-System
10 Jahre klinischer Praxis und Forschung. Springer-Verlag.
Berlin-Heidelberg-New York-Tokyo, 1985, 83-128.

Anschrift des Verfassers:
Dipl.Ing. Brigitte Laminger
Institut für Medizinische Computerwissenschaften
Garnisongasse 13
A-1090 Wien/Österreich

Institut für Medizinische Computerwissenschaften, Universität Wien
Vorstand: Prof. Dr. Georg Grabner

CADIAG-1 UND CADIAG-2: ANSÄTZE ZUR INTEGRIERTEN COMPUTERUNTERSTÜTZTEN MEDIZINISCHEN DIAGNOSTIK

Klaus-Peter Adlassnig

1. Einleitung

Bei den hier vorgestellten zwei Verfahren zur computerunterstützten
medizinischen Diagnostik handelt es sich um Expertensysteme, die
unter Verwendung computergerecht gespeicherten medizinischen Wissens
aus konkreten Informationen über einen bestimmten Patienten Unterstützung bei der allgemeinen und speziellen Diagnostik anbieten. Diese
Hilfe erfolgt in Form von konkreten Diagnosevorschlägen, deren Begründungen, von Vorschlägen für weitere Untersuchungen und indem
Symptome, die sich durch das hypothetische Krankheitsbild nicht er-
klären lassen, aufgelistet werden. Diese Expertensysteme erhalten
ihre Berechtigung somit dadurch, daß sie die praktische ärztliche
Erfahrung, Kreativität und Intuition durch im Idealfall vollständig
gespeicherte große Datenmengen und durch die Möglichkeit komplexer
logischer Schlußfolgerungen ergänzen.

Die Integration in das System WAMIS ist insofern gegeben, daß aus
dessen Datenbank on-line selektierte konkrete Patientendaten in die
Diagnostiksysteme übertragen werden können; nicht in der Datenbank
gespeicherte patientenbezogene Informationen können zusätzlich
on-line ergänzt werden.

Beim CADIAG-1 System ("Computer-Assisted DIAGnosis") /6, 7, 9, 19,
46/ handelt es sich um ein Expertensystem, das auf aussagenlogischer
Grundlage aufbaut, während beim CADIAG-2 /1, 4, 5, 10-13/ von der
fuzzy Logik ausgegangen wird. Beide Systeme wurden in einer langjährigen intensiven Kooperation zwischen Medizinern und Informati-
kern/Mathematikern entwickelt. Bei den neuen Programmversionen

wurden Erfahrungen anderer medizinischer Expertensysteme mitberück-
sichtigt /22, 24, 32, 35-39, 44, 45, 47, 50-54, 56/.

Der Leitgedanke bei der Konzeption der neuen Verfahren war die Ein-
haltung einer realistischen, klinik- und praxisnahen Linie, die auch
für Teilbereiche der Medizin implementierbar sein sollte. Zum Zeitpunkt des ersten Entwurfes (1968;/46/) dominierten in der Literatur
Verfahren, die auf den Wahrscheinlichkeiten des Vorkommens von
Symptomen und von Krankheiten, z.B. BAYESsches Theorem, aufgebaut
waren. Diese Ansätze schienen 1967 aus vielen klinischen Gründen
nicht realisierbar, weshalb auf einen älteren Entwurf von LEDLEY und
LUSTED (1959;/33/) zurückgegriffen wurde. Das Konzept von ZADEH
(1965;/57/) hat es später ermöglicht, jene Unschärfe in der Beschreibung medizinischer Phänomene zu definieren und in den Diagnoseprozeß
einfließen zu lassen (1980;/1/), auf deren Berücksichtigung im
ersten Verfahren aus praktischen Gründen verzichtet wurde.

2. Der erste Ansatz eines computerunterstützten Diagnostiksystems

Die Einführung der Aussagenlogik in die medizinische Diagnostik
durch LEDLEY und LUSTED im Jahre 1959 /33/ schuf die Grundlage für
das erste Diagnosesystem des Instituts für Medizinische Computerwissenschaften /19, 46/, das auf der Mengenlehre und auf BOOLEscher
Logik basierte. Dieses Batch-System wurde zunächst für Anwendungen
im Bereich der internen Medizin geschaffen. Es berücksichtigte zwei
Aspekte der Beziehungen zwischen Symptomen und Krankheiten:

-    das Vorkommen eines Symptoms bei einer Krankheit und
-    die Beweiskraft eines Symptoms für das Vorliegen einer Krank-
     heit.

Diese zwei Aspekte wurden miteinander kombiniert und führten zu den
folgenden sechs, leicht verständlichen und daher auch einfach
dokumentierbaren Beziehungen zwischen Symptomen und Krankheiten:

- obligat vorhanden und beweisend (OB),
- fakultativ auftretend und beweisend (FB),
- obligat vorhanden und nicht beweisend (ON),
- fakultativ auftretend und nicht beweisend (FN),
- ausschließend, wenn vorhanden (A) und schließlich
- unbekannte Beziehung (-).

Diese Beziehungen wurden nicht nur zwischen Symptomen und Krankheiten, sondern auch zwischen Kombinationen von Symptomen einerseits und Krankheiten andererseits sowie zwischen Krankheiten selbst dokumentiert. Die Symptomenkombinationen wurden gebildet, indem die BOOLEschen Operatoren Konjunktion, Disjunktion und Negation die Symptome entsprechend verknüpften. Zusätzlich wurden gewisse Voraussetzungen (z.B. weibliches Geschlecht für bestimmte Krankheiten) erfaßt, die für das Vorliegen dieser Krankheiten notwendig sind (z.B. Ovarialkarzinom) und die dadurch also den Kreis der möglichen Krankheiten einengen.

Die Diagnosestrategie ging von folgenden Postulaten aus:

- Es gibt "beweisende" Symptome, die in der gesamten Menge der gespeicherten Krankheiten bei keinem anderen Leiden vorkommen und "beweisende" Symptomkombinationen, die in dieser Menge nicht durch das gleichzeitige Auftreten mehrerer Erkrankungen zufällig zustande kommen können.

- Daneben gibt es Symptomkombinationen, deren Einzelelemente a priori nicht für eine Krankheit beweisend sind, die in der gesamten Menge aller dokumentierten Krankheiten jedoch nur ein einziges Mal vorkommen. Sie können allerdings bei gleichzeitigem Vorliegen mehrerer Krankheiten bei einem Patienten zufällig ebenfalls zustande kommen. Solche Kombinationen geben dann den "Hinweis" für die Möglichkeit des Bestehens einer einzigen Krankheit im konkreten Fall; dies kann jedoch ohne weitere Überlegungen und Untersuchungen nicht bewiesen werden.

- Tritt ein nicht beweisendes Symptom in der Gesamtmenge aller registrierten Krankheiten nur ein einziges Mal auf, so ist es für eine bestimmte Krankheit dieses Kollektivs ebenfalls ein "Hinweis" für die Möglichkeit des Bestehens einer einzigen Krankheit.

Mit diesem ersten System wurden in Form einer Matrix Teile der
Hepatologie (82 Krankheiten mit 323 Symptomen) und der Rheumatologie
(27 Krankheiten mit 182 Symptomen) dokumentiert. Dabei stellte es
sich heraus, daß bei rund 75% der Beziehungen zwischen Symptomen und
Krankheiten keine eindeutige Verknüpfung - welcher Art auch immer
(OB, FN,...) - bekannt oder in der Literatur auffindbar war. Dies
bestätigt die Vorsicht gegenüber Verfahren, die definierte Wahrscheinlichkeiten des Vorkommens von Symptomen und Krankheiten in der
gesunden und kranken Bevölkerung essentiell benötigen.

Von dem restlichen Viertel der definierbaren Beziehungen (Auftreten
und Beweiskraft zwischen Symptom und Krankheit) mußten rund 90% in
die Kategorie der "fakultativ auftretend und nicht beweisend" eingeordnet werden.

Aus den Relationen FN berechnete ein Vorprogramm die Vieldeutigkeit
jedes einzelnen Symptoms in der Gesamtmenge aller dokumentierten
Krankheiten. Weiters wurden aus Symptomen mit FN und ON, die mindestens zweimal vorkamen, Symptomkombinationen ermittelt, die im
Gesamtkollektiv der Krankheiten nur ein einziges Mal vertreten
waren. Diese sogenannten einmaligen Symptomkombinationen wurden
dadurch ermittelt, daß Symptome (maximal fünf) mit geringem Viel-
deutigkeisgrad kombiniert und auf Einmaligkeit überprüft wurden.

Nach diesen Vorarbeiten konnte der Diagnoselauf im konkreten Fall
beginnen:

Bei gegebenen Patientensymptomen wurden aus vorhandenen Symptomen
mit OB und FB Diagnosen ermittelt, die als "bewiesen" galten.
Diagnosen wurden ausgeschlossen, wenn vorliegende Symptome mit A
eine bestimmte Krankheit aus der Definition heraus nicht zuließen.
Krankheiten, bei denen mit Sicherheit ein Symptom nicht vorlag, das
obligat bei dieser Diagnose gefordert werden mußte (OB,ON), wurden
ebenfalls als "nicht vorhanden" eliminiert.

Neben diesen relativ sicher ermittelten Diagnosen wurden sehr viele
(mehr als die Hälfte) der Einzelfälle durch die im Vorprogramm erstellten Kombinationen von "fakultativ auftretenden und nicht bewei-
senden" Symptomen diagnostisch definiert. Weiters wurden durch im
Gesamtkollektiv einmalig vorkommenden Einzelsymptome und durch
syndrombeweisende BOOLEsche Symptomkombinationen Krankheiten für

weiterführende genauere Untersuchungen ermittelt.

Daneben wurden noch unbewiesene, aber beweisbare Diagnosen sowie
durch Computerhilfe unbeweisbare Diagnosen aufgestellt.

Das Verfahren selbst ist iterativ, d.h. nach Ergänzung der als diagnostisch brauchbaren bis dahin noch nicht untersuchten Symptome kann
der Lauf wiederholt werden.

Eine weitere Ergänzung dieses ersten Systems bestand darin, daß das
Konzept eines Batch-Verfahrens zur Zuordnung eines konkreten Krank-
heitsbildes zu einer überschaubaren Diagnose-Gruppe (z.B. Hämatologie,
Hepatologie, Nephrologie, usw.) entwickelt und implementiert wurde
/18/. Die ersten Ergebnisse haben eine richtige Zuordnung in 75% der
Fälle ergeben.

Die Versuche, die nach diesen Verfahren durchgeführt wurden, verliefen
auch nach heutigen Maßstäben zufriedenstellend (zwischen 75% und 85%
richtiger Zuweisungen). Der vom Computer eingeschlagene Weg war
logisch, für den Arzt gedanklich rekonstruierbar und damit klinisch
brauchbar. Selbstverständlich wurden die diagnostischen Leistungen
eines Ärzteteams nicht erreicht oder übertroffen. Dieser erste Schritt
war jedoch so vielversprechend, daß nach einer längeren Pause (aus
personellen Gründen) diese Thematik am Institut fortgesetzt wurde.

3. <u>CADIAG-1</u>

3.1. <u>Einführung</u>

Das System CADIAG-1 baut auf Erfahrungen, die mit der ersten Version
gewonnen werden konnten, auf. Es wurden neue, erweiterte Programmversionen geschaffen. Das System CADIAG-1/STUDY /23, 31, 55/ ist ein
Batch-Programm, das hauptsächlich für retrospektive Diagnoseläufe
eingesetzt wird. CADIAG-1/CONSULT /28/ dient der on-line Konsultation
durch den Arzt.

Die allgemeine Struktur von CADIAG-1 ist in Abbildung 1 dargestellt.

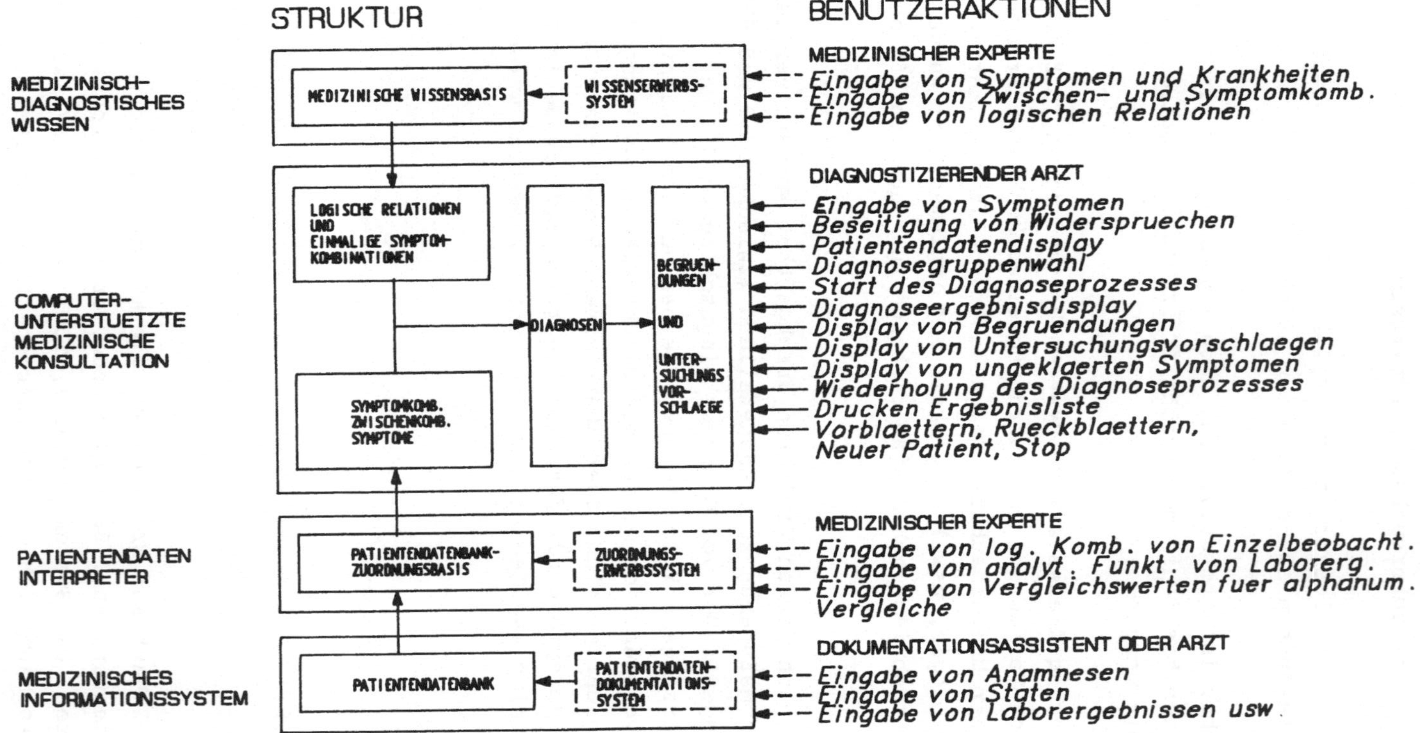

Abbildung 1: Allgemeine Struktur von CADIAG-1 mit direktem Anschluß an das medizinische Informationssystem WAMIS. (Gestrichelte Linien markieren Komponenten, die vor der Einzel-konsultation bereitstehen müssen.)

Während der Konsultation hat CADIAG-1 Zugriff auf eine medizinische
Wissensbasis, die über das Wissenserwerbssystem ZUMA (siehe Artikel
"ZUMA - die Wissenserwerbskomponente einer medizinischen Wissensda-
tenbank" /41/) aufgebaut wurde.

Nach dem Starten des Diagnoseprozesses bietet das System CADIAG-1
dem konsultierenden Arzt verschiedene Auswahlschirme an. Der Arzt
kann nun den Diagnoseprozeß durch entsprechende Eingaben steuern
(Eingabe von Symptomen, Diagnosegruppenwahl, Start des Diagnoseprozesses, Ergebnisdisplay, usw.).

Um Patientensymptome einfach eingeben zu können, wurde ein Algorithmus zur Verarbeitung natürlichsprachiger Begriffe geschaffen. Dabei
werden synonyme Bezeichnungen, orthographische Varianten und unterschiedliche Flexionen der eingegebenen Begriffe berücksichtigt (/4/
und Artikel "Verarbeitung natürlichsprachiger medizinischer Begriffe"
/8/).

Wurden schon Patientendaten in der Patientendatenbank des WAMIS
/26, 34/ gespeichert, so ist die Übertragung dieser Daten ins
CADIAG-1 möglich. Ein Interface-Programm übernimmt die Zuordnung der
gespeicherten Einzelinformationen über den Patienten aus Anamnese,
Status, usw. sowie die Zuordnung der numerischen Laborergebnisse zu
den Symptomen im CADIAG-1.

3.2. Repräsentation des medizinischen Wissens

CADIAG-1 unterscheidet zwischen vier medizinischen Entitäten (siehe
/9/:

-     Symptome (S_i)
-     Krankheiten, Diagnosen (D_j)
-     Zwischenkombinationen (ZWK_k)
-     Symptomkombinationen (SYK_l).

Ein Textthesaurussystem enthält die entsprechenden Begriffe der medizinischen Entitäten. Für jede medizinische Entität gibt es einen präferierten Begriff (Vorzugsbenennung) sowie beliebig viele Synonyme

und Abkürzungen. Jedem präferierten Begriff ist eine Klassifikations-
nummer zugeordnet.

Symptome können die Werte "vorhanden", "nicht vorhanden" oder "noch
nicht untersucht" annehmen.

Krankheiten bzw. Diagnosen sind "vorhanden" (bewiesene Diagnosen),
"nicht vorhanden" (ausgeschlossene Diagnosen), "möglich" (Diagnosehypothesen und offene Diagnosen) sowie "noch nicht berücksichtigt".

Zwischenkombinationen dienen der Darstellung komplexer pathophysio-
logischer Zustände des Patienten. Sie bestehen aus Symptomen und/oder
Krankheiten, die als logische Operanden fungieren und durch die Operatoren Konjunktion, Disjunktion und Negation verknüpft sind. Symptomkombinationen sind nun logische Kombinationen von Symptomen, Krankheiten und/oder Zwischenkombinationen. Die Definition der Operatoren
erfolgt mit Hilfe der dreiwertigen KLEENEschen Logik /9/, die die
Verknüpfung von zwei Operanden auch dann zuläßt, wenn einer der beiden Operanden unbekannt, d.h. noch nicht belegt ist.

Im CADIAG-1 werden folgende Relationen (Beziehungen) zwischen den
medizinischen Entitäten berücksichtigt:

- S_iD_j-Relationen
- SYK_lD_j-Relationen
- S_iS_j-Relationen
- D_iD_j-Relationen.

Bei den S_iD_j-Relationen kann OB, FB, ON, FN oder A eingetragen
werden. Ist die Relation "unbekannt", erfolgt keine Eintragung in
das entsprechende Feld. Als SYK_lD_j-, S_iS_j- und D_iD_j-Relationen sind
nur OB, FB, ON und A zugelassen, nicht jedoch FN.

Verschiedene Versuche, diese medizinischen Relationen formallogisch
zu deuten, wurden in /9, 15, 19/ unternommen. Eine sehr klare
Interpretation liegt vor, wenn man die Relationen als Inferenzre-
geln, also als WENN-DANN-Regeln abbildet. Bei den S_iD_j-, S_iS_j- und
D_iD_j-Relationen besteht die Prämisse nur aus einem logischen Operanden. Bei den Kombinationen (SYK_lD_j) liegt die Prämisse als komplexer
logischer Ausdruck vor. Die entsprechenden WENN-DANN-Regeln für

$S_i D_J$ - Relationen lauten z.B. wie folgt:

OB: WENN S_i DANN D_j
       oder
       WENN NICHT S_i DANN NICHT D_j.
FB: WENN S_i DANN D_j.
ON: WENN NICHT S_i DANN NICHT D_j.
FN: WENN S_i DANN D_j MÖGLICH.
A :   WENN S_i DANN NICHT D_j.

Zur Konsistenzprüfung der medizinischen Wissensbasis des CADIAG-1
werden die Relationen sehr erfolgreich als prädikatenlogische Ausdrücke aufgefaßt /15/.

An dieser Stelle sei noch erwähnt, daß zur Berechnung von einmaligen
Symptomkombinationen nicht nur fünf - wie im ersten Ansatz - sondern
zehn Symptome in CADIAG-1 herangezogen werden. Dadurch können
maximal $1.023 = 2^{10}-1$ einmalige Symptomkombinationen pro Diagnose
berechnet werden.

Tabelle 1 zeigt einen Ausschnitt der dokumentierten Symptome des
Morbus BECHTEREW.

In der Tabelle 2 ist eine einmalige Symptomkombination für diese
Krankheit angeführt.

Tabelle 1 : Ausschnitt der dokumentierten Symptome für den
Morbus BECHTEREW im CADIAG-1.

Morbus BECHTEREW

SYMPTOME	RELATIONEN	VD-GRADE
.	.	.
.	.	.
WS, Ges., Bewegungseinschränkung	FN	28
WS, Ges., Fingerbodenabstand > 5 cm	FN	30
WS, Ges., insp.-exsp. Diff. < 4 cm	FN	6
WS, Ges., insp.-exsp. Diff. < 8 cm	FN	6
WS, HWS, Bewegungseinschränkung	FN	36
WS, HWS, Klopfschmerz	FN	35
WS, HWS, Hyperlordose	FN	20
WS, HWS, Streckhaltung	FN	18
WS, BWS, Bewegungseinschränkung	FN	31
WS, BWS, Klopfschmerz	FN	34
WS, BWS, Hyperkyphose	FN	18
WS, BWS, Streckhaltung	FN	16
WS, LWS, Bewegungseinschränkung	FN	37
WS, LWS, SCHOBERsche Distanz < 4 cm	FN	13
WS, LWS, Klopfschmerz	FN	40
WS, LWS, Hyperlordose	FN	20
WS, LWS, Streckhaltung	FN	23
WS, Sakroiliacalgel., Druckschmerz	FN	10
WS, Sakroiliacalgel., MENNELLscher Handgriff, pos.	FN	8
WS, Muskul., Druckschmerz	FN	31
WS, Muskul., Hartspann	FN	30
WS, Muskul., Knoten	FN	24
.	.	.
.	.	.
Rtg., WS. HWS, Bewegungseinschränkung	FN	24
Rtg., WS, BWS, Bewegungseinschränkung	FN	22
Rtg., WS, Längsbandverkalkung	FN	8
Rtg., WS, Ankylose, kleine Wirbelgelenke	FN	7
Rtg., WS, Ankylose, Costotransversalgelenke	FN	6
Rtg., WS, Ankylose, Symphyse	FN	2
.	.	.
.	.	.
Rtg., WS, Spondylitis	FN	6
Rtg., WS, Sacroiliacalarthritis	FN	8
Rtg., WS, Bambusstabphänomen	FN	5

Tabelle 2: Einmalige Symptomenkombination für den Morbus BECHTEREW.

SYMPTOME	KOMBINATION
Rtg., WS, Bambusstabphänomen	*
WS, Ges., insp.-exsp. Differenz < 8 cm	*

3.3. <u>Diagnostischer Prozeß</u>

Der Ablauf des Diagnoseprozesses im CADIAG-1 ist in Abbildung 2 dargestellt.

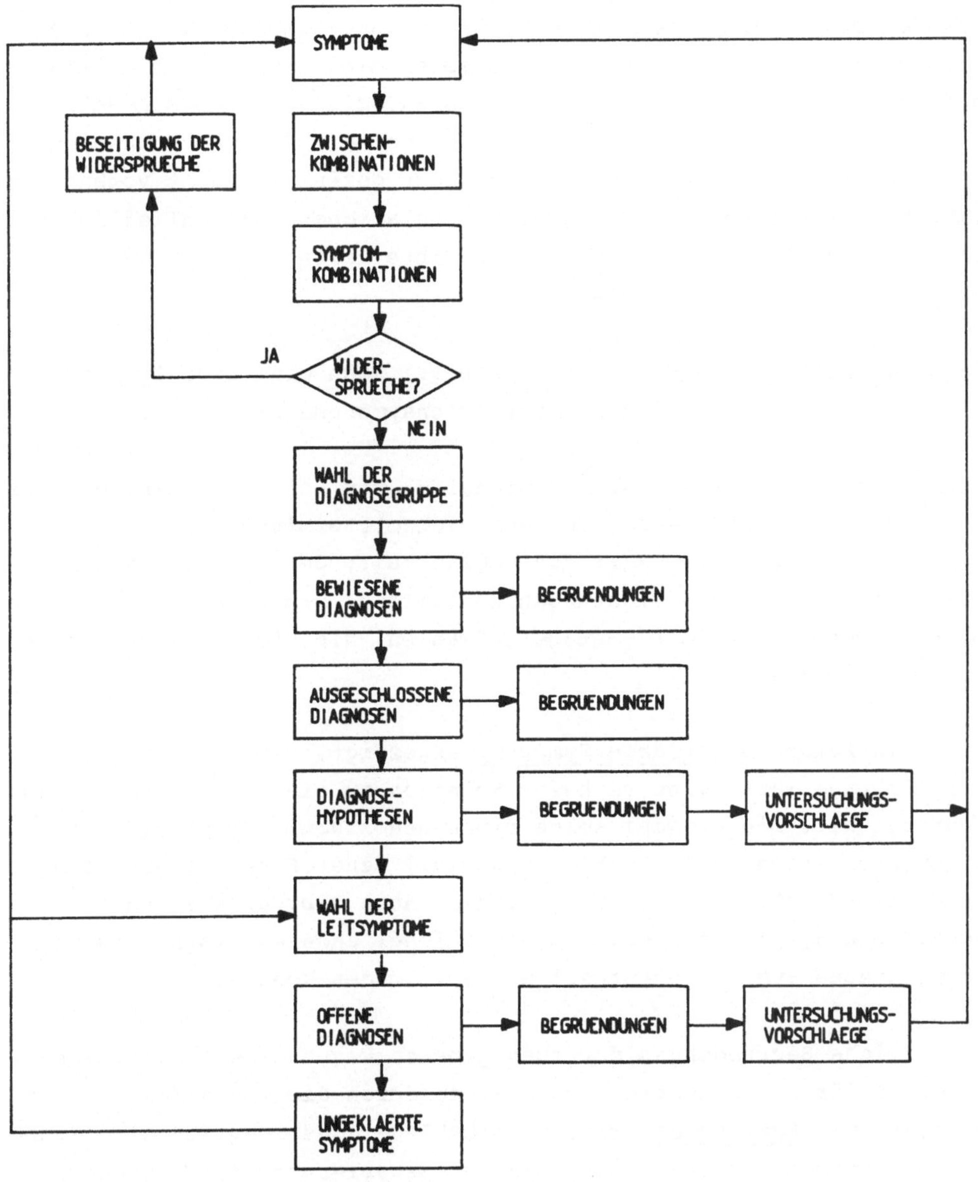

Abbildung 2: Diagnostischer Prozeß im CADIAG-1.

Es werden folgende Berechnungen durchgeführt:

Bewiesene Diagnosen werden aus vorhandenen Symptomen mit OB- oder
FB-Relationen, aus vorhandenen Symptomkombinationen mit OB- oder
FB-Relationen sowie aus schon bewiesenen Diagnosen, die ihrerseits
OB- oder FB-Relationen zu Diagnosen aufweisen, ermittelt.

Ausgeschlossene Diagnosen berechnen sich aus vorhandenen Symptomen
mit A-Relationen, aus vorhandenen Symptomkombinationen mit A-Relationen sowie aus schon bewiesenen Diagnosen, die ihrerseits A-Relationen zu Diagnosen aufweisen, weiters aus definitiv nicht vorhandenen
Symptomen mit OB- oder ON-Relationen, aus definitiv nicht vorhandenen
Symptomkombinationen mit OB- oder ON- Relationen und schließlich aus
schon ausgeschlossenen Diagnosen, die ihrerseits OB- oder ON-
Relationen zu Diagnosen aufweisen.

Diagnosehypothesen werden dann angezeigt, wenn einmalige Symptomkombinationen durch die vorhandenen Patientensymptome erfüllt sind.

Offene Diagnosen werden auf der Grundlage von Leitsymptomen, die der
Arzt als solche beim Patienten kennzeichnet, ermittelt. Das Leit-
symptomkonzept gibt dem Arzt die Möglichkeit, den diagnostischen
Prozeß in verschiedene Richtungen zu treiben. Dabei ist es angeraten,
solche Symptome als Leitsymptome zu wählen, die eine geringe Vieldeutigkeit aufweisen.

Weiterhin werden ungeklärte Symptome angezeigt. Ein Symptom gilt
dann als ungeklärt, wenn es keine Relation zu einer der generierten
Diagnosen hat. Die Auswahl solch eines ungeklärten Symptoms als
Leitsymptom ermöglicht die Ermittlung all jener Erkrankungen, die
mit diesem Symptom in Beziehung stehen. Auch gibt es bei jedem
ungeklärten Symptom den Hinweis, in welcher anderen diagnostischen
Gruppe dieses Symptom eventuell geklärt werden könnte.

Umfangreiche Begründungen der ausgegebenen Ergebnisse stellen eine
Grundlage für die Akzeptanz der Systeme durch die medizinische Fach-
welt dar. Die Begründung erfolgt im CADIAG-1 dadurch, daß alle Symptome und Symptomkombinationen, die zur Generierung einer Diagnose
herangezogen wurden, mit ihrem entsprechenden Wert und ihrer Relation
zu dieser Diagnose angegeben werden.

Vorschläge zu <u>weiterführenden Untersuchungen</u>, die der definitiven Bestätigung oder Verwerfung der Hypothesen und offenen Diagnosen dienen,
werden ebenfalls bestimmt. Dabei werden im besonderen notwendige und
hinreichende Kriterien für diese Diagnosen berücksichtigt. Diesem Teil
des CADIAG-1 kommt auch ein hoher didaktischer Wert zu.

3.4. Ergebnisse

Bisher wurden Krankheiten aus zwei differentialdiagnostischen
Gruppen im CADIAG-1 getestet: Rheumatologie und Pankreaserkrankungen.

426 Fälle aus einem rheumatologischen Krankenhaus mit je über 800
Symptomen (davon etwa 100 Symptome vorhanden und 700 definitiv nicht
vorhanden) wurden getestet. Tabelle 3 zeigt die detaillierten
Ergebnisse.

47 Fälle mit einer Pankreaserkrankung wurden ebenfalls getestet. Für
jeden Fall standen etwa 200 Symptome (davon ungefähr 30 vorhandene
Symptome und 170 nicht vorhandene) zur Verfügung (Tabelle 4).

Die Ergebnisse in den Tabellen 3 und 4 wurden berechnet, indem das
Vorkommen der jeweiligen klinischen Diagnose in der entsprechenden
Diagnosekategorie des CADIAG-1 Diagnoselaufes betrachtet wurde. Bei
der Güteberechnung der Diagnosehypothesen und offenen Diagnosen
wurden nur die wahr-positiven Fälle gezählt. An dieser Stelle ist es
ja geradezu sinnvoll, möglichst viele Diagnosehypothesen zu generieren, die aber natürlich begründet sein müssen. Der Arzt bekommt
damit die Möglichkeit, breite diagnostische Bereiche auszuloten. Die
verschiedenen diagnostischen Richtungen sollen zur Inspiration des
Arztes und vollständigen Abklärung der Beschwerden des Patienten
beitragen.

Die Begründungen für die Generierung der einzelnen Diagnosen war
immer richtig und sinnvoll, auch die unterbreiteten Untersuchungsvorschläge und die angezeigten ungeklärten pathologischen Symptome
führten den Arzt in fruchtbare Gebiete der weiteren diagnostischen
Abklärung.

Tabelle 3 : Ergebnisse des CADIAG-1 bei 426 rheumatologischen Fällen.

klinische Diagnose	Anzahl der Fälle	bewiesen	Diagnose-hypothesen	offene Diagnosen	bewiesen oder Hypothese oder offen		ausge-schlossen	nicht generiert
Chronische Polyarthritis	282	229	32	19	280	(99.3%)	0	2
Gicht	54	12	13	9	34	(63.0%)	0	20
Morbus BECHTEREW	34	30	1	2	33	(97.0%)	0	1
Psoriasisarthritis	26	0	10	9	19	(73.1%)	5	2
SJÖGREN-Syndrom	13	7	2	3	12	(92.3%)	0	1
LED	7	1	1	5	7	(100.0%)	0	0
REITER-Syndrom	5	0	0	0	0	(0%)	3	2
Generalisierte Sklerodermie	5	0	1	2	3	(60.0%)	1	1
Gesamt	426 (100.0%)	279 (65.5%)	60 (14.1%)	49 (11.5%)	388 (91.1%)		9 (2.1%)	29 (6.8%)

klinische Diagnosen verglichen mit CADIAG-1 Diagnosen

Tabelle 4 : Ergebnisse des CADIAG-1 bei 47 Pankreaserkrankungen.

klinische Diagnose	klinische Diagnosen verglichen mit CADIAG-1 Diagnosen						
	Anzahl der Fälle	bewiesen	Diagnose-hypothesen	offene Diagnosen	bewiesen oder Hypothese oder offen	ausge-schlossen	nicht generiert
Pankreaskarzinom	22	3	18	1	22 (100.0%)	0	0
Chronische Pankreatitis	10	0	9	1	10 (100.0%)	0	0
Akute Pankreatitis	5	0	4	1	5 (100.0%)	0	0
Pankreaspseudozyste und chronische Pankreatitis	4	0	4 (beide)	0	4 (100.0%)	0	0
Pankreaspseudozyste und akute Pankreatitis	2	0	2 (beide)	0	2 (100.0%)	0	0
ZOLLINGER-ELLISON-SYNDROM	3	0	3	0	3 (100.0%)	0	0
Insulinom	1	0	1	0	1 (100.0%)	0	0
Gesamt	47 (100.0%)	3 (64.0%)	41 (87.2%)	3 (6.4%)	47 (100.0%)	0 (0%)	0 (0%)

Die Ursachen für die nicht erkannten Diagnosen lagen im wesentlichen
- wenn man von einigen, noch zu korrigierenden Unkorrektheiten in
der medizinischen Wissenbasis absieht - darin, daß wesentliche
Informationen über den Patienten dem System nicht bekannt waren.

4. CADIAG-2

4.1. Einführung

Aussagen, die medizinische Relationen zwischen Symptomen und Krankheiten beschreiben, enthalten oft Begriffe wie "häufig", "fast immer",
"typischerweise", "selten", "stark", "40 - 70%", usw. (siehe /14, 27,
29, 61/). Im CADIAG-1 sind all diese Bezeichnungen als FN-Relationen
dargestellt. Oft ist aber eine Abstufung innerhalb der FN-Relationen
angebracht. So gibt es sicher einen Unterschied zwischen den Aussagen
"Hohe Temperatur tritt oft bei akuter Pankreatitis auf." und "Sehr
hohe Amylaseaktivitäten sind fast beweisend für eine akute Pankreatitis.". Beide Relationen, also "oft" und "fast beweisend", werden
aber im CADIAG-1 als FN-Relation gespeichert.

Ein zweites Problem beim CADIAG-1 ist die mangelhafte Fähigkeit des
Systems, grenzwertige Befundergebnisse entsprechend abzubilden.
CADIAG-1 unterscheidet hier nur zwischen "vorhanden" und "nicht
vorhanden" (neben "noch nicht untersucht"). Solche Aussagen wie
"schwach vorhanden" oder "grenzwertig pathologisch" können nur
schwer im CADIAG-1 formalisiert werden.

Aus diesen Überlegungen heraus wurde ein geeignetes Werkzeug zur
Formalisierung starker und schwacher Beziehungen zwischen medizinischen Entitäten gesucht. Die Theorie der fuzzy Mengen (1965 von
ZADEH /57, 23, 30/ entwickelt) und daraus besonders zwei Teilbereiche - der fuzzylinguistische Ansatz /59, 60/ und die fuzzy Logik
/20, 58/ - erwiesen sich als besonders brauchbar, unscharfe Gegebenheiten und unscharfe Inferenzen abzubilden. Überblicksartikel über
die Anwendung von Methoden der fuzzy Mengen in der Medizin findet
man in /3, 4/. Abbildung 3 zeigt die allgemeine Struktur von
CADIAG-2.

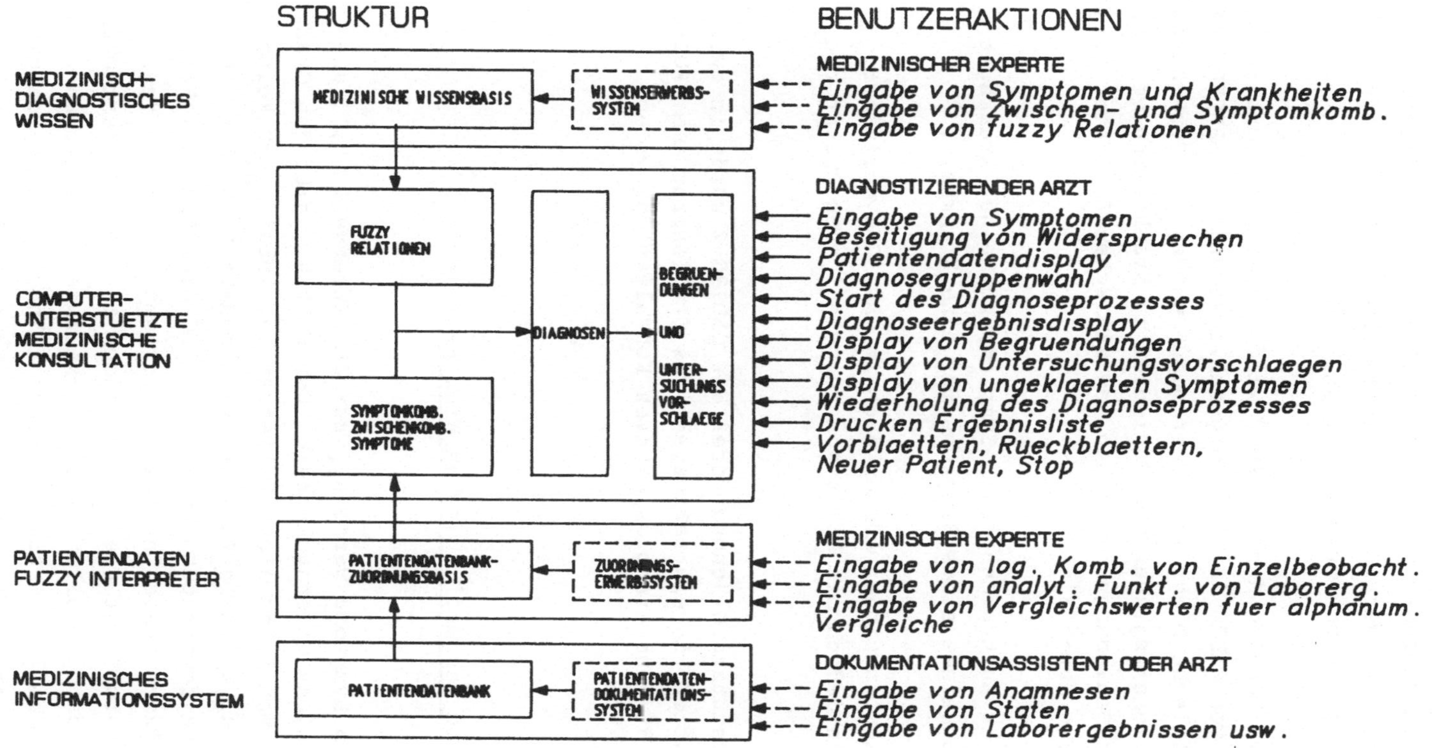

Abbildung 3: Allgemeine Struktur von CADIAG-2 mit direktem Anschluß an das medizinische Informationssystem WAMIS.
(Gestrichelte Linien markieren Komponenten, die vor der Einzel-konsultation bereitstehen müssen.)

Eine Vorversion vom CADIAG-2 ist (verspätet) in /2/ publiziert. Aufbauend auf dieser Vorversion realisierte TUSCH /48, 49/ ein Programm zur Diagnostik von Cranialtumoren.

In der endgültigen Fassung des CADIAG-2 wird die kompositionelle Inferenzregel, die von ZADEH in /58/ vorgeschlagen und von SANCHEZ /42, 43/ in die medizinische Diagnostik übernommen wurde, zur Berechnung von fuzzy Zugehörigkeitsgraden von Patienten zu Krankheiten verwendet. Die medizinischen Beziehungen zwischen medizinischen Entitäten werden hierbei beschrieben durch die

- Häufigkeit des Auftretens eines Symptoms bei einer Krankheit
- Stärke des Beweises eines Symptoms für eine Krankheit.

Komplexe Symptomkombinationen können auch im CADIAG-2 definiert werden. Sie werden jedoch mit Hilfe von fuzzylogischen Operatoren bewertet.

Der computerunterstützte Diagnoseprozeß des CADIAG-2 wurde in zwei Programme eingebettet, in ein retrospektives Studienprogramm CADIAG-2/STUDY /31, 40, 55/ und ein prospektives Konsultationssystem CADIAG-2/CONSULT /21/.

4.2. Repräsentation des medizinischen Wissens

Im CADIAG-2 können Symptome Werte μ_{Si} aus dem Intervall $[0,1]$ annehmen oder noch nicht untersucht sein. Der Wert μ_{Si} gibt den Grad der Zugehörigkeit von S_i zu einem Patienten an, wobei $\mu_{Si}=0$ <u>keine</u> Zugehörigkeit und $\mu_{Si}=1$ <u>volle</u> Zugehörigkeit bedeutet. So hat z.B. der gemessene Körpertemperaturwert von $37,6^\circ$ C eine Zugehörigkeit von $\mu_{Si}=0$ in die fuzzy Menge "normale Körpertemperatur", in "subfebrile Körpertemperatur" ist sie $\mu_{Si}=1$, jedoch in "hohe Körpertemperatur" nur $\mu_{Si}=0,2$, da die volle Verträglichkeit des numerischen Wertes $37,6^\circ$C mit dem linguistischen Konzept "hoch" semantisch nicht gegeben ist. Fuzzy Mengen wie "hohe Körpertemperatur" sind somit gewisse Bereiche der Körpertemperaturwerte, die keine scharfen Grenzen haben, sondern fließende, überlappende Übergänge von einem Bereich zum anderen ermöglichen.

Der Meßwert von $36,7^{\circ}$C bei einem Patienten im konkreten Diagnoselauf
bewirkt nun, daß alle Krankheiten, die eine subfebrile Körpertemperatur in ihrer Definition aufweisen, Berücksichtigung finden, aber
auch jene, die gewöhnlich von hoher Körpertemperatur begleitet
werden. Bei den letzteren jedoch wird die abgeschwächte Form der
Körpertemperatur entsprechend in Betracht gezogen.

Auch die Verträglichkeit der Patientendaten mit den definierten
pathophysiologischen Zuständen (Zwischenkombinationen) oder Symptomkombinationen, die oft nicht zur Gänze ausgeprägt sind, läßt sich mit
diesem Konzept leicht ausdrücken und numerisch quantifizieren.

Bewiesene Diagnosen erhalten im CADIAG-2 einen vollen Zugehörigkeitsgrad (also $\mu_{Dj}=1$) zu dem Patienten, Diagnosehypothesen oder
Verdachtsdiagnosen einen entsprechend verminderten. Ein $\mu_{Dj}=0$
drückt die Unverträglichkeit der Diagnose mit den Patientendaten
aus.

Auch die Operatoren Konjunktion, Disjunktion und Negation, die zur
Verknüpfung der Operanden in den Kombinationen dienen, erhalten
einen fuzzylogischen Sinn. Sie gestatten so z.B. die Verknüpfung
von zwei grenzwertigen Befunden. Bei scharfen, "BOOLEschen" Bereichen wäre es bei Grenzbefunden dem Zufall überlassen, in welchen
Bereich die Werte gerade fallen und wie somit das logische Ergebnis
(Vorhandensein oder Nichtvorhandensein eines pathologischen Zustan-
des) wäre.

4.3. Fuzzy-Diagnose-Vorschläge

Wie beim CADIAG-1 werden die folgenden Relationen berücksichtigt:

- $S_i D_J$-Relationen
- $SYK_1 D_J$-Relationen
- $S_i S_j$-Relationen
- $D_i D_j$-Relationen

Jede Relation ist durch zwei Aspekte charakteristiert:

- <u>Häufigkeit des Auftretens</u> (A)
- <u>Beweiskraft</u> (B).

Man kann die Relationen und die sie charakterisirenden Aspekte in Form von WENN-DANN-Inferenzregeln formal beschreiben. Die allgemeine Form dieser Regeln ergibt sich dann wie folgt:

WENN (Prämisse) DANN (Konklusion) MIT (A, B).

Das Relationentupel (A, B) kann sowohl linguistische als auch nume-rische fuzzy Variable λ_A und/oder μ_A und λ_B und/oder μ_B enthalten. Die linguistischen Begriffe ermöglichen eine natürlichsprachige Dokumentation des Auftretens und der Beweiskraft. Diese Art der Be-schreibung kommt der klinischen Praxis sehr entgegen, da die ent-sprechenden Beziehungen meist verbal charakterisiert werden ("oft", "selten", "stark", usw.). Eine numerische Dokumentation ist dann angebracht, wenn medizinische Studien gesicherte quantitative Ergeb-nisse zeigten. Diese können dann sofort eingegeben werden. Für die interne Verarbeitung wurden jedoch auch für die linguistischen Variablen sinnvolle numerische Repräsentanten (siehe Tabelle 5) ge-wählt, um den fuzzy Diagnoseprozeß möglichst effizient zu halten.

Die WENN-DANN-Regeln in CADIAG-2 berücksichtigen somit die Unschärfe von zwei Aspekten der diagnostischen Praxis - dem Auftreten von Symp-tomen und ihrer Beweiskraft - und, wie schon weiter oben ausgeführt, die eventuelle Unschärfe der medizinischen Begriffe selbst, wie "hoch", "pathologisch", usw.

<u>Tabelle 5</u>: Linguistische fuzzy Variable und ihre numerischen Reprä-sentanten für die Häufigkeit des Auftretens und die Beweiskraft.

Häufigkeit des Auftretens		Beiweiskraft	
WERT λ_A	REPRÄSENTANT μ_A	WERT λ_B	REPRÄSENTANT μ_B
immer	1.00	immer	1.00
fast immer	0.99	fast immer	0.99
sehr oft	0.90	sehr stark	0.90
oft	0.75	stark	0.75
mittel	0.50	mittel	0.50
selten	0.25	schwach	0.25
sehr selten	0.10	sehr schwach	0.10
fast nie	0.01	fast nie	0.01
nie	0.00	nie	0.00

Tabelle 6 zeigt analog zu Tabelle 2 einen Ausschnitt der dokumentierten Symptome des Morbus BECHTEREW für das CADIAG-2 System.

Tabelle 6 : Ausschnitt der dokumentierten Symptome und ihrer
Relationen zum Morbus BECHTEREW im CADIAG-2.

Morbus BECHTEREW

SYMPTOME	HÄUFIGKEIT DES AUFTRETENS	BEWEISKRAFT
.	.	.
.	.	.
.	.	.
WS, Ges., Bewegungseinschränkung	0.50	0.20
WS, Ges., Fingerbodenabstand > 5 cm	0.90	0.20
WS, Ges., insp.-exsp. Diff. < 4 cm	0.20	0.80
WS, Ges., insp.-exsp. Diff. < 8 cm	0.50	0.60
WS, HWS, Bewegungseinschränkung	0.60	0.20
WS, HWS, Klopfschmerz	0.50	0.20
WS, HWS, Hyperlordose	0.20	0.10
WS, HWS, Streckhaltung	0.30	0.20
WS, BWS, Bewegungseinschränkung	0.30	0.60
WS, BWS, Klopfschmerz	0.30	0.30
WS, BWS, Hyperkyphose	0.30	0.30
WS, BWS, Streckhaltung	0.20	0.20
WS, LWS, Bewegungseinschränkung	0.80	0.20
WS, LWS, SCHOBERsche Distanz < 4 cm	0.40	0.40
WS, LWS, Klopfschmerz	0.40	0.10
WS, LWS, Hyperlordose	0.20	0.10
WS, LWS, Streckhaltung	0.30	0.10
WS, Sakroiliacalgel., Druckschmerz	0.30	0.60
WS, Sakroiliacalgel., MENNELLscher Handgr.pos.	0.30	0.80
WS, Muskul., Druckschmerz	0.40	0.20
WS, Muskul., Hartspann	0.40	0.20
WS, Muskul., Knoten	0.40	0.20
.	.	.
.	.	.
.	.	.
Rtg., WS. HWS, Bewegungseinschränkung	0.60	0.20
Rtg., WS, BWS, Bewegungseinschränkung	0.30	0.50
Rtg., WS, Längsbandverkalkung	0.30	0.60
Rtg., WS, Ankylose, kleine Wirbelgelenke	0.70	0.85
Rtg., WS, Ankylose, Costotransversalgelenke	0.20	0.70
Rtg., WS, Ankylose, Symphyse	0.10	0.50
.	.	.
.	.	.
.	.	.
Rtg., WS, Spondylitis	0.80	0.80
Rtg., WS, Sacroiliacalarthritis	0.95	0.80
Rtg., WS, Bambusstabphänomen	0.20	0.90

4.4. <u>Diagnostischer Prozeß</u>

Abbildung 4 zeigt den Ablauf des Diagnoseprozesses im CADIAG-2.

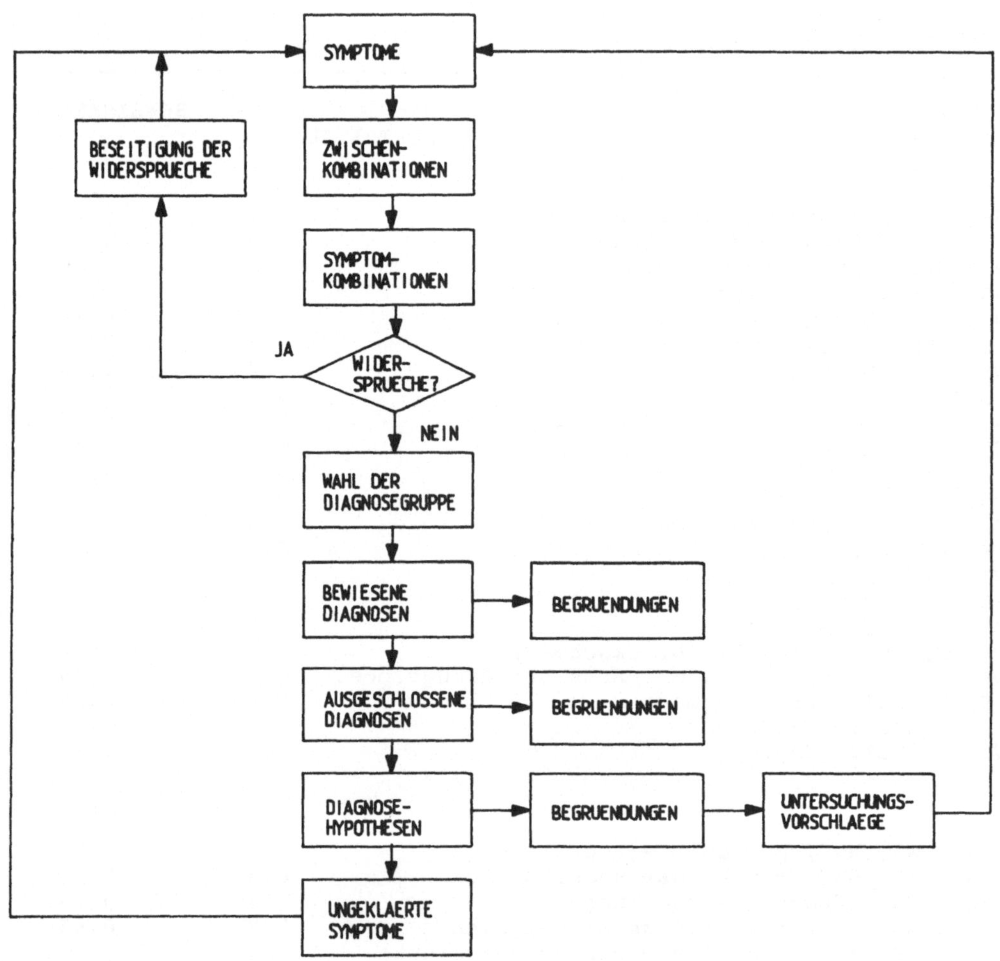

Abbildung 4: Diagnostischer Prozeß im CADIAG-2.

Folgende Berechnungen werden durchgeführt:

<u>Bewiesene Diagnosen</u> werden ermittelt aus definitiv vorhandenen
Symptomen mit "immer-beweisenden" Relationen, aus definitiv vorhandenen Symptomkombinationen mit "immer-beweisenden" Relationen sowie
aus schon bewiesenen Diagnosen, die ihrerseits "immer-beweisende"
Relationen zu Diagnosen aufweisen.

<u>Ausgeschlossene Diagnosen</u> werden berechnet aus definitiv vorhandenen
Symptomen mit "nie-auftretenden" Relationen, aus definitiv vorhandenen Symptomkombinationen mit "nie-auftretenden" Relationen sowie aus
schon bewiesenen Diagnosen, die ihrerseits "nie-auftretende" Relationen zu Diagnosen zeigen, weiters aus definitiv nicht vorhandenen
Symptomen mit "immer-auftretenden" Relationen, aus definitiv nicht
vorhandenen Symptomkombinationen mit "immer-auftretenden" Relationen
und schließlich aus schon ausgeschlossenen Diagnosen, die ihrerseits
"immer-auftretende" Relationen aufweisen.

<u>Diagnosehypothesen</u> D_j werden dann angezeigt, wenn fuzzy Werte μ_{Dj}
mit $\varepsilon \leq \mu_{Dj} \leq 0.99$ generiert werden. Eine untere Schwelle $\varepsilon \neq 0.00$ (z.B.
0.10 oder 0.30) wird zum Herausfiltern zu schwach begründeter Hypo-
thesen verwendet. Die fuzzy Werte μ_{Dj} berechnen sich dabei aus /11/:
- den fuzzy Werten der Patientensymptome und ihrer Beweiskraft
  für Diagnose D_j,
- den fuzzy Werten der Symptomkombinationen des Patienten und
  ihrer Beweiskraft für Diagnose D_j,
- den fuzzy Werten von schon bewiesenen Diagnosen und Diagnosehypothesen und ihrer Beweiskraft für den jeweiligen Oberbegriff.

Eine <u>Rangordnung innerhalb der Diagnosehypothesen</u> wird dadurch erreicht, daß eine heuristische Punktezahl berechnet wird /11/, die
umso größer ist,
- je größer die Anzahl der Symptome ist, die Relationen zu der
  jeweiligen Diagnose aufweisen,
- je größer die fuzzy Werte der entsprechenden Symptome sind,
- je größer die fuzzy Werte für die Häufigkeit des Auftretens und
  die Beweiskraft der jeweiligen Symptome sind.

Ungeklärte Symptome, Begründungen und Untersuchungsvorschläge werden
in analoger Art zum CADIAG-1 ermittelt.

4.5. Ergebnisse

Die gleichen Fälle rheumatischer und Pankreaserkrankungen, wie sie
im Abschnitt 3.4. beschrieben sind, wurden im CADIAG-2 getestet
(Tabellen 7 und 8). Ausführliche Beschreibungen des Einsatzes von
CADIAG-2 für Pankreaserkrankungen findet man auch in /11-13/. Auch
beim CADIAG-2 sind die Tabellenergebnisse in der Art berechnet, wie
im Abschnitt 3.4. für CADIAG-1 beschrieben. Hier sind aber zur Vermeidung zu vieler, zu schwach begründeter Diagnosen eine Reihe von
Diagnosehypothesen durch eine entsprechende Steuerung mit Hilfe des
Schwellwertes ε unterdrückt worden. Für die Berechnung der Ergebnisse in der Rheumatologie wurde ein $\varepsilon=0.30$ vorgegeben und für die
der Pankreaserkrankungen ein $\varepsilon=0.10$.

Die Ungenauigkeiten und Mängel beim CADIAG-2 sind im wesentlichen
die gleichen wie beim CADIAG-1. Es gibt aber eine Reihe von Vorteilen
gegenüber dem CADIAG-1:

- Die mögliche Darstellung weicher Übergänge vom Normalen zum
  Pathologischen; diese Form der Repräsentation kommt der biologi-
  schen Mannigfaltigkeit näher und ist für automatische, ohne
  ärztlichen Eingriff arbeitende Systeme vorteilhafter.

- Eine detaillierte Beschreibung der Häufigkeit des Auftretens
  und der Beweiskraft bringt oft gerade die wesentlichen Unterschiede zwischen den einzelnen Krankheiten zutage.

- Der umfangreiche Einsatz von Symptomenkombinationen, die ihrerseits auch eine schwache bis starke Beweiskraft haben können,
  ist ein wesentlicher Vorteil im Diagnoseprozeß.

Ein Nachteil ist, daß exakte Werte für die Häufigkeit des Auftretens
und die Beweiskraft oft nicht zur Verfügung stehen und sicherlich
auch oft nicht zur Verfügung stehen werden. Das liegt zum einen
daran, daß verschiedene medizinische Studien zu unterschiedlichen
Ergebnissen gelangen oder noch gar keine quantitative Untersuchung
über den interessierenden Sachverhalt vorliegt. Zum anderen ist es
so, daß die Werte entsprechend der Jahreszeit, aber auch der Tages-
zeit schwanken; sie sind überdies vom Ort und von vielen anderen
äußeren Umständen abhängig.

Tabelle 7 : Ergebnisse des CADIAG-2 bei 426 rheumatologischen Fällen.

klinische Diagnose	Anzahl der Fälle	klinische Diagnosen verglichen mit CADIAG-2 Diagnosen				
		bewiesen	Diagnose-hypothesen	bewiesen oder Hypothese	ausge-schlossen	nicht generiert
Chronische Polyarthritis	282	224	58	282 (100.0%)	0	0
Gicht	54	12	28	40 (74.1%)	0	14
Morbus BECHTEREW	34	30	4	34 (100.0%)	0	0
Psoriasisarthritis	26	0	21	21 (80.8%)	5	0
SJÖGREN-Syndrom	13	7	6	13 (100.0%)	0	0
LED	7	1	6	7 (100.0%)	0	0
REITER-Syndrom	5	0	0	0 (0%)	3	2
Generalisierte Sklerodermie	5	0	2	2 (40.0%)	1	2
Gesamt	426 (100.0%)	274 (64.3%)	125 (29.3%)	399 (93.7%)	9 (2.1%)	18 (4.2%)

Tabelle 8 : Ergebnisse des CADIAG-2 bei 47 Pankreaserkrankungen.

klinische Diagnose	Anzahl der Fälle	klinische Diagnosen verglichen mit CADIAG-2 Diagnosen				
		bewiesen	Diagnose-hypothesen	bewiesen oder Hypothese	ausge-schlossen	nicht generiert
Pankreaskarzinom	22	3	17	20 (90.0%)	0	2
Chronische Pankreatitis	10	0	9	9 (90.0%)	0	1
Akute Pankreatitis	5	0	4	4 (80.0%)	0	1
Pankreaspseudozyste und chronische Pankreatitis	4	0	4 (beide)	4 (100.0%)	0	0
Pankreaspseudozyste und akute Pankreatitis	2	0	2 (beide)	2 (100.0%)	0	0
ZOLLINGER-ELLISON-SYNDROM	3	0	3	3 (100.0%)	0	0
Insulinom	1	0	1	1 (100.0%)	0	0
Gesamt	47 (100.0%)	3 (6.4%)	40 (85.1%)	43 (91.5%)	0 (0%)	4 (8.5%)

5. Diskussion

Die medizinische Diagnostik im allgemeinen und das spezielle medizinische Wissen über einen bestimmten Patienten ist durch

- Unvollständigkeit,
- Ungenauigkeit und teilweise auch
- Widersprüchlichkeit

gekennzeichnet.

Jene formalen Modelle, die diese unvermeidbaren Aspekte des medizinischen Wissens berücksichtigen oder zumindest respektieren, werden vermutlich die hilfreichsten für den medizinischen Diagnostiker sein.

Beim Diagnosesystem CADIAG-1 muß die Unsicherheit im medizinischen Basiswissen, aus dem heraus die Berechnungen durchgeführt werden, auf die lediglich zwei Möglichkeiten eines fakultativen oder obligatorischen Konnexes zwischen den Symptomen und Krankheiten zurückgeführt werden. Das hat den Vorteil, daß das medizinische Wissen viel eindeutiger definiert werden kann, was besonders bei seltenen Krankheiten, bei Fluktuation der Morbidität und beim Wandel der Krankheitsbilder von großem Vorteil ist. CADIAG-2 verlangt ein viel detaillierteres medizinisches Wissen, das zudem auf die zu prüfende Population abgestimmt sein muß. Die Eigenschaft der "fuzziness" erlaubt jedoch als Ausgleich unschärfere Aussagen bei der Basisdokumentation.

Grenzwertige Befunde im konkreten Einzelfall müssen beim System CADIAG-1 vom Arzt klassifiziert werden: in "noch normal" oder "schon pathologisch". Dies bringt ein - oft nicht unerwünschtes - Element der ärztlichen Kunst in dieses Verfahren. So kann auch in Zeiten der sich ändernden Morbidität (z.B. bei Epidemien, usw.) durch den Dialog zwischen Arzt und Maschine eine Bewertung der Wichtigkeit einzelner Symptome im konkreten Fall eingeführt werden.

Bei CADIAG-2 wird diese biologische Variabilität durch die fuzzy Logik ausgeglichen. Es ist dadurch der Weg eröffnet, direkt aus den in medizinischen Datenbanken gespeicherten konkreten Informationen

über die Tagessituation eines Patienten - ohne Einschaltung eines
Arztes - einigermaßen verbindliche Diagnosevorschläge zu erhalten.

Im Grunde können beide Verfahren, wenn sie eine gewisse Entwicklungs-
stufe erreicht haben, für die klinische Medizin im konkreten Fall in
der Weise Hilfe bringen,

- daß sie eine grobe Vorentscheidung auf Grund vorhandener oder
  fehlender Symptome bezüglich der zu erwartenden Diagnosen in
  treffen können,

- daß sie auch auf seltene Krankheiten, falls diese in der medizinischen Wissensbasis eingespeichert sind, hinweisen können und
  dadurch neue Überlegungen ermöglichen,

- daß diese Verfahren alle vorhandenen und dem Computer eingegebenen Symptome überprüfen, ob sie auch durch die vorgeschlagenen
  Diagnosen erklärt werden oder ob man Krankheiten aus einem anderen Formenkreis heranziehen müßte, so daß die vollständige Erfassung der aktuellen Krankheitssituation durch ein weiteres
  Kontrollverfahren zusätzlich abgesichert wird,

- daß diagnostische Richtlinien für ein optimales weiteres Vorgehen vorgeschlagen werden können, wobei die einzelnen Untersuchungen nach Durchführbarkeit, nach ihren Kosten und nach
  ihrer potentiellen Gefahr und Belästigung für den Patienten
  gereiht werden können.

Die beiden genannten Verfahren, CADIAG-1 und CADIAG-2, haben auch -
verglichen mit anderen Verfahren - kaum Schwierigkeit mit der Multi-
morbidität eines konkreten Patienten.

CADIAG-1 und CADIAG-2 ist gemeinsam, daß sie den mitarbeitenden Arzt
zur eingehenden Analyse des medizinischen Wissens und zu schärferen
Definitionen unklarer Darstellung bekannter Zusammenhänge zwingen.
Dadurch wird nicht nur ein positiver individuell-didaktischer Effekt
erzielt, sondern es wird auch allmählich und langsam eine weitere
Art naturwissenschaftlicher Denkweise in die Medizin eingeführt,
was sicherlich immer gerechtfertigt bleiben wird, auch wenn das
Unmeßbare des Menschen in der diagnostischen Beurteilung eines
Individuums letztendlich entscheidend bleibt.

6. Implementierung

Die Systeme CADIAG-1/STUDY und CADIAG-2/STUDY sind in PL/1 verfaßt
und laufen im Batch. CADIAG-1/CONSULT und CADIAG-2/CONSULT wurden
als on-line-Programme (PL/1) unter CICS/VS realisiert. Die medizinischen Wissensbasen für beide Systeme bestehen aus einer Reihe von
VSAM-KSDS-Dateien. Der Wissenserwerb kann sowohl mit Batch- als auch
mit on-line Programmen erfolgen. Ein Interface-Programm, welches
Patientendaten aus dem WAMIS in CADIAG-Symptome umsetzt, steht ebenfalls als Batch- und als on-line Programm zur Verfügung.

Beim Vorliegen geringer Datenmengen (z.B. 50 Symptome) und kleiner
differentialdiagnostischer Gruppen (z.B. Pankreaserkrankungen) liegt
die Verarbeitungszeit für das Interface-Programm als auch für den
Diagnoseprozeß bei je etwa 3-10 Sekunden. Bei umfangreichen Daten
(z.B. Rheumatologie: 200 Diagnosen, 800 symptome) erhöht sich die
Laufzeit auf etwa 15-60 Sekunden). Die konkrete Dauer hängt von der
jeweiligen Gesamtbelastung des Systems ab.

Derzeit erfolgt eine Neuimplementierung des CADIAG-2 auf einem IBM PC/
XT in der Compilersprache "C".

7. Literaturhinweise

/1/   ADLASSNIG, K.-P.: A Fuzzy Logical Model of Computer-Assisted
      Medical Diagnosis. Meth.Inform.Med. 19, 1980, 141-148.

/2/   ADLASSNIG, K.-P.: Ein Einfaches Modell zur medizinischen Diag-
      nostik mit Fuzzy Teilmengen. EDV in Medizin und Biologie 13,
      1982, 12-16.

/3/   ADLASSNIG, K.-P.: A Survey on Medical Diagnosis and Fuzzy Sub-
      sets. In: GUPTA, M.M., E. SANCHEZ (Hrsg.): Approximate Reaso-
      ning in Decision Analysis, North-Holland Publishing Company.
      Amsterdam-New York-Oxford, 1982, 203-217.

/4/   ADLASSNIG, K.-P.: Ein Computerunterstütztes Medizinisches Diag-
      nosesystem unter Verwendung von Fuzzy Teilmengen. Dissertation.
      Technische Universität Wien, Wien 1983.

/5/ ADLASSNIG, K.-P.: Fuzzy Set Theory in Medicine. CP-84-22.
International Institute of Applied Systems Analysis, Laxenburg,
Austria, 1984.

/6/ ADLASSNIG, K.-P., G. GRABNER: Approaches to Computer-Assisted
Diagnosis in Gastroenterology. EDV in Medizin und Biologie 11,
1980, 74-80.

/7/ ADLASSNIG, K.-P., G. GRABNER: The Viennese Computer-Assisted
Diagnostic System. Its Principles and Values. Automedica 3,
1980, 141-150.

/8/ ADLASSNIG, K.-P., H. GRABNER: Verarbeitung natürlichsprachiger
medizinischer Begriffe. In GRABNER, G. (Hrsg.): WAMIS - Wiener
Allgemeines Medizinisches Informations-System 10 Jahre klinischer Praxis und Forschung. Springer-Verlag. Berlin-Heidelberg-
New York-Tokyo, 1985, 162-189.

/9/ ADLASSNIG, K.-P., G. KOLARZ, F. LIPOMERSKY, I. GRÖGER,
G. GRABNER: CADIAG-1: A Computer-Assisted Diagnostic System
on the Basis of Symbolic Logic and its Application in Internal
Medicine. In: O'MOORE, R.R., B. BARBER, P.L. REICHERTZ,
F. ROGER (Hrsg.): Medical Informatics Europe 82. Springer Ver-
lag, Berlin-Heidelberg-New York, 1982, 495-505.

/10/ ADLASSNIG, K.-P., G. KOLARZ: CADIAG-2: Computer-Assisted Medical Diagnosis Using Fuzzy Subsets. In: GUPTA, M.M., E. SANCHEZ
(Hrsg.): Approximate Reasoning in Decision Analysis, North-
Holland Publishing Company, Amsterdam-New York-Oxford, 1982,
219-247.

/11/ ADLASSNIG, K.-P., G. KOLARZ, W. SCHEITHAUER: Present State
of the Medical Expert System CADIAG-2. Meth. Inform. Med. 25,
1985, 13-20.

/12/ ADLASSNIG, K.-P., W. SCHEITHAUER, G. GRABNER: CADIAG-2/PANCREAS:
An Artificial Intelligence System Based on Fuzzy Set Theory to
Diagnose Pancreatic Diseases. In: VAN EIMEREN, W., R. ENGEL-
BRECHT, Ch.D. FLAGLE (Hrsg.): System Science in Health Care.
Springer-Verlag. Berlin-Heidelberg-New York-Tokyo, 1984,
396-399.

/13/ ADLASSNIG, K.-P., W. SCHEITHAUER, G. GRABNER: Computerunterstützte medizinische Diagnostik und ihr Einsatz bei Pankreaserkrankungen. Acta med. Austriaca 11, 1984, 125-134.

/14/ AMMANN, R.: Ikterus. In: SIEGENTHALER, W. (Hrsg.): Differentialdiagnose innerer Krankheiten. Georg Thieme Verlag,
Stuttgart, 1975.

/15/ BARACHINI, F.: Konsistenzprüfung von Wissensbasen Medizinischer
Expertensysteme. Dissertation. Technische Universität Wien,
Wien 1984.

/16/ BARR, A., E.A. FEIGENBAUM (Hrsg.): The Handbook of Artificial
Intelligence, Volume 1. Pitman Books Limited, London 1981.

/17/ BARR, A., E.A. FEIGENBAUM (Hrsg.): The Handbook of Artificial
Intelligence, Volume 2, Pitman Books Limited, London 1982.

/18/ BAUER, P., A. GANGL, G. GRABNER: Ein Computer-Verfahren zur
Zuordnung eines Krankheitsbildes zu einer Diagnosegruppe. Wien.
Z.inn.Med. 51, 1970, 497-509.

/19/ BAUER, P., A. GANGL, G. GRABNER, O. JAHN: Ein Computer-Verfahren zur Unterstützung des Arztes bei der Erstellung von
Differential-Diagnosen. Impuls 10, 1968, 705-712.

/20/ BELLMAN, R.E., L.A. ZADEH: Local and Fuzzy Logics. Memorandum
NO. ERL-M584, Electronics Research Laboratory, College of
Engineering, University of California, Berkeley 94720, 1976.

/21/ BOGAD, W.: Entwicklung von CADIAG-2 als on-line Konsultationssystem. Diplomarbeit. Technische Universität Wien, Wien 1985.

/22/ COHEN, P.R., E.A. FEIGENBAUM (Hrsg.): The Handbook of Artificial Intelligence, Volume 3. Pitman Books Limited, London, 1982.

/23/ DUBOIS, D., H. PRADE: Fuzzy Sets and Systems, Theory and Applications. Academic Press. New York-London, 1980.

/24/ DUDA, R.O., E.H. SHORTLIFFE: Expert Systems Research. Science
220, 1983, 261-268.

/25/ GASSER, P.: Entwicklung des Retrospektiven Medizinisch-Diag-
nostischen Studiensystems CADIAG-1 und seine Anwendung in der
Internen Medizin. Diplomarbeit. Technische Universität Wien,
Wien, 1983.

/26/ GRABNER, H.: Verarbeitung formatierter medizinischer Daten. In
GRABNER, G. (Hrsg.): WAMIS - Wiener Allgemeines Medizinisches
Informations-System 10 Jahre klinischer Praxis und Forschung.
Springer-Verlag. Berlin-Heidelberg-New York-Tokyo, 1985,
129-161.

/27/ GREENBERGER, N.J., P.P. TOSKES, K.J. ISSELBACHER: Diseases of
Pancreas. In: ISSELBACHER, K.J., R.R. ADAMS, E: BRANNWALD,
R.G. PETERSDORF, J.D. WILSON (Hrsg.): Principles of Internal
Medicine. McGraw-Hill Kogakusha Ltd., Tokyo, 1980.

/28/ HATVAN, A: Entwicklung von CADIAG-1 als on-line Konsulations-
system. Diplomarbeit. Technische Universität Wien, Wien 1985.

/29/ KASPER, H., H. SOMMER: Klinik der akuten Pankreatitis. In:
SCHWIEGK, H. (Hrsg.): Handbuch der Inneren Medizin, 3. Band,
Verdauungsorgane, Teil 6. Springer-Verlag. Berlin-Heidelberg-
New York, 1976.

/30/ KAUFMANN, A.: Introduction to the Theroy of Fuzzy Subsets.
Volume I. Fundamental Theoretical Elements. Academic Press,
New York-San Francisco-London, 1975.

/31/ KITTEL, H.: Symptomkombinationen und ihre Relationen zu Krankheiten in den computerunterstützten medizinischen Diagnosesystemen CADIAG-1 und CADIAG-2. Diplomarbeit. Technische Universität Wien, Wien, 1983.

/32/ KULIKOWSKI, C.A.: Artificial Intelligence Methods and Systems
for Medical Consultation. IEEE Transactions on Pattern Analysis
and Machine Intelligence PAMI-2, 1980, 464-476.

/33/ LEDLEY, R.S., L.B. LUSTED: Reasoning Foundations of Medical
Diagnosis. Science 130, 1959, 9-21.

/34/ MARKSTEINER, A.: Systeme zur Unterstützung der Arbeitsabläufe
in klinischen Laboratorien. In GRABNER, G. (Hrsg.): WAMIS -
Allgemeines Medizinisches Informations-System 10 Jahre klinischer Praxis und Forschung. Springer-Verlag. Berlin-Heidelberg-
New York-Tokyo, 1985, 199-250.

/35/ MELLE, W. VAN: MYCIN: A Knowledge-Based Consultation Program
for Infectious Diagnosis. Int.J. Man-Machine Studies 10, 1978,
313-322.

/36/ MILLER, R.A., H.E. POPLE, J.D. MYERS: INTERNIST-I, an Experi-
mental Computer-Based Diagnostic Consultant for General Internal Medicine. N.Engl.J.Med. 307, 1982, 468-476.

/37/ NILSSON, N.J.: Principles of Artificial Intelligence. Tioga
Publishing Co., Palo Alto, 1980.

/38/ POPLE, H.E., J.D. MYERS, R.A. MILLER: DIALOG: A Model of Diag-
nostic Logic for Internal Medicine. Proceedings of the 4th
International Joint Conference on Artificial Intelligence,
Tbilisi, 1975, 848-855.

/39/ POPLE, H.E.: The Formation of Composite Hypotheses in Diagnostic Problem Solving - An Exercise in Synthetic Reasoning.
Proceedings of the 5th International Joint Conference on Artificial Intelligence, Cambridge, 1977, 1030-1037.

/40/ PÖTTSCHACHER, A.: Entwicklung des computerunterstützten medi-
zinischen Diagnosesystems CADIAG-2 und seine Anwendung in der
Internen Medizin. Diplomarbeit. Technische Universität Wien,
Wien, 1983.

/41/ SACHS, P.: ZUMA - die Wissenserwerbskomponente einer medizinischen Wissensdatenbank. In GRABNER, G. (Hrsg.): WAMIS - Wiener
Medizinisches Informations-System 10 Jahre klinischer Praxis
und Forschung. Springer-Verlag. Berlin-Heidelberg-New York-
Tokyo, 1985, 337-347.

/42/ SANCHEZ, E.: Composition of Fuzzy Relations. In: GUPTA, M.M.,
R.H. RAGADE, R.R. YAGER (Hrsg.): Advances in Fuzzy Set Theory
and Applications, North-Holland Publishing Company, Amsterdam-
New York-Oxford, 1979, 421-433.

/43/ SANCHEZ, E.: Medical Diagnosis and Composite Fuzzy Relations.
In: GUPTA, M.M., R.K. RAGADE, R.R. YAGER (Hrsg.): Advances in
Fuzzy Set Theory and Applications, North-Holland Publishing
Company, Amsterdam-New York-Oxford, 1979, 437-444.

/44/ SHORTLIFFE, E.H.: Computer-Based Medical Consultation, MYCIN.
Elsevier, New York-Oxford-Amsterdam, 1976.

/45/ SHORTLIFFE, E.H., B.G. BUCHANAN, E.A. FEIGENBAUM: Knowledge
Engineering for Medical Decision Making: A Review of Computer-
Based Clinical Decision Aids. Proceedings of the IEEE 67, 1979,
1207-1224.

/46/ SPINDELBERGER, W., G. GRABNER: Ein Computerverfahren zur diagnostischen Hilfestellung. In: FELLINGER, K. (Hrsg.): Computer
in der Medizin - Probleme, Erfahrungen, Projekte. Verlag Brüder
Hollinek, Wien, 1968, 189-221.

/47/ SZOLOVITS, P., S.G. PAUKER: Categorical and Probabilistic
Reasoning in Medical Diagnosis. Artificial Intelligence 11,
1978, 115-144.

/48/ TUSCH, G.: Fuzzy Mengen und Anwendungen. Diplomarbeit. Universität Hannover, Hannover, 1980.

/49/ TUSCH, G.: Ein Fuzzy Algorithmus zur Diagnostischen Klassifizierung in der cranialen Computertomographie (CCT). In BRAUER,
W. (Hrsg.): GI-11. Jahrestagung, Springer-Verlag. Berlin-Heidelberg-New York, 1981, 598-605.

/50/ WAHLSTER, W.: KI-Verfahren zur Unterstützung der ärztlichen
Urteilsbildung. In: BRAUER, W. (Hrsg.): GI-11. Jahrestagung.
Springer-Verlag. Berlin-Heidelberg-New York, 1981, 568-579.

/51/ WEISS, S.M., K.B. KERN, C.A. KULIKOWSKI, M.F. USCHOLD: A Guide
to the Use of the EXPERT Consultation System. Technical Report
CBM-TR-94, Rutgers University, New Brunswick, New Jersey, 1981.

/52/ WEISS, S.M., C.A. KULIKOWSKI: EXPERT: A System for Developing
Consultation Models. Proceedings of the 6th International Joint
Conference on Artificial Intelligence, Tokyo, 1979, 942-947.

/53/ WEISS, S.M., C.A. KULIKOWSKI, S. AMAREL, A. SAFIR: A Model-
Based Method for Computer-Aided Medical Decision-Making. Artificial Intelligence 11, 1978, 145-172.

/54/ WEISS, S.M., C.A. KULIKOWSKI, A. SAFIR: Glaucoma Consultation by
Computer. Comput.Biol.Med. 8, 1978, 25-40.

/55/ WÖLFEL, W.: Logische und Fuzzy Relationen in den Computerunterstützten Diagnosesystemen CADIAG-1 und CADIAG-2. Diplomarbeit.
Technische Universität Wien, Wien, 1983.

/56/ YU, V.L., L.M. FAGAN, S.M. WRAITH, U.J. CLANCEY, A.C. SCOTT,
J. HANNIGAN, R.L. BLUM, B.G. BUCHANAN, S.N. COHEN: Antimicro-
bial Selection by a Computer - A Blinded Evaluation by Infectious Disease Experts. J.Am.med.Ass. 242, 1979, 1279-1282.

/57/ ZADEH, L.A.: Fuzzy Sets. Information and Control 8, 1965,
338-353.

/58/ ZADEH, L.A.: Outline of a New Approach to the Analysis of Complex Systems and Decision Processes. IEEE Transactions on
Systems, Man, and Cybernetics, Vol.SMC-3, No.1, 1973, 28-44.

/59/ ZADEH, L.A.: A Fuzzy-Algorithmic Approach to the Definition of
Complex or Imprecise Concepts. In: BOSSEL, H., S. KLACZKO,
N. MÜLLER (Hrsg.): System Theory in the Social Sciences. Birk-
häuser Verlag, Basel-Stuttgart, 1976, 202-282.

/60/ ZADEH, L.A.: Linguistic Variables, Approximate Reasoning and
Dispositions. Med.Inform. 8, 1983, 173-186.

/61/ ZÖLLNER, N.: Gicht. In: GROSS, R., P. SCHÖLMERICH (Hrsg.):
    Lehrbuch der Inneren Medizin. F.K. Schattauer-Verlag, Stuttgart-
    New York, 1977.

Anschrift des Verfassers:
Dipl.Ing. Dr. Klaus-Peter Adlassnig
Institut für Medizinische Computerwissenschaften
Garnisongasse 13
A-1090 Wien/Österreich

Institut für Medizinische Computerwissenschaften, Universität Wien
Vorstand Prof. Dr. Georg Grabner

Z U M A - DIE WISSENSERWERBSKOMPONENTE EINER MEDIZINISCHEN WISSENSDATENBANK

Peter Sachs

1. Einleitung

Einer der Einsatzschwerpunkte von Expertensystemen wurde in den letzten 10 Jahren die klinische Medizin. Voraussetzung für ein medizinisches Expertensystem ist es aber, daß medizinisches Wissen zur Verfügung gestellt und dadurch für einen weiteren Kreis nutzbar gemacht wird. Das System ZUMA (Zuordnungs-Matrix) wurde entwickelt, um dem Mediziner bei der Übermittlung seines Wissens und seiner Erfahrung an eine medizinische Wissensdatenbank größtmögliche Hilfestellung zu bieten.

Wesentliche Module des Systems WAMIS sind die diagnoseunterstützenden Expertensysteme CADIAG-1 und CADIAG-2. Informationstheoretisch bestehen Expertensysteme aus den Hauptkomponenten Wissensbasis und Inferenzmechanismus (Problemlösungsheuristik). Durch das Zusammenwirken beider Komponenten wird ein Experte simuliert. Die Inferenzkomponente stützt sich auf alle Informationen, die in der Wissensbasis zur Verfügung stehen und versucht darüber hinaus daraus zusätzliches Wissen abzuleiten. Die Wissensbasis soll so aufgebaut sein, daß Wissen leicht hinzugefügt, entfernt und geändert werden kann. Diese Aufgabe fällt der Wissenserwerbskomponente zu. Als Beispiel für den Wissenserwerb wird im folgenden die Erstellung und Wartung der Wissensbasis der Systeme CADIAG-1 und CADIAG-2 beschrieben.

2. Instrumentarium der Wissenserwerbskomponente

Beim Übertragen von geistigen Inhalten und sprachlichen Formulierungen in eine computeradäquate Form stellt sich unter anderem das Problem der Vermeidung von Redundanzen. Bei der Dokumentation medizinischen Wissens wird dieses Problem durch die strikte Trennung von medizinischen Begriffen (z.B. Diagnose: "Virushepatitis A", Symptom: "Fieber", usw...) und medizinischen Aussagen (z.B. "Symptom beweist Diagnose obligat") gelöst.

2.1. Dokumentation medizinischer Begriffe

Die medizinischen Begriffe (Diagnosen, Syndrome, Symptome, etc.) werden in Codesystemen zusammengefaßt (siehe Artikel "Verarbeitung natürlichsprachlicher medizinischer Begriffe", /3/).

Von verschiedenen, im klinischen Betrieb eingesetzten Transaktionen bestehen Verbindungen zu diesen Codesystemen, wobei schon einmal verwendete medizinische Begriffe automatisch einem Code korrekt zugeordnet werden.

Für jede Vorzugsbenennung eines Begriffes wird ein eindeutiger alphanumerischer Code vergeben. Synonymbegriffe drücken den Sachverhalt, den die Vorzugsbenennung beschreibt, mit anderen Worten aus. Der Ordnungsbegriff (Schlüsselbegriff) eines Codesystems setzt sich aus einem Code (Schlüssel#) für das Codesystem (z.B. "01" für ICD-Diagnosen, "20" für Symptome usw.), und aus einem Code für die Vorzugsbenennung (z.B. "0701" für "akute Virushepatitis A") zusammen.

Auf die Diagnose "akute Virushepatitis A" wird mit dem Schlüssel "01/0701" zugegriffen. Als Ergebnis des Zugriffes steht eine Liste der dem Schlüsselbegriff entsprechenden Texte zur Verfügung. An erster Stelle scheint die Vorzugsbenennung auf, dahinter folgen durchnumeriert die Synonyma. Die Texte und ihre Reihenfolge sind frei änderbar. Aufgelassene Synonymtexte können gelöscht werden. Die

Zuordnung Code-Vorzugsbenennung kann jedoch on-line nicht getrennt werden. Sie muß erhalten bleiben, da sie die Grundlage für die Dokumentation von medizinischen Aussagen ist.

2.2. Dokumentation medizinischer Aussagen

2.2.1. Einteilung in Wissensgebiete

Da das gesamte medizinische Wissen seinem Umfang nach nahezu unüberschaubar ist, ist es zweckmäßig, bei der computergerechten Erfassung immer nur einzelne Wissensgebiete zu bearbeiten. Die Spezialisierung der Medizin erlaubt diese Vorgangsweise. Jeder medizinische Fachmann dokumentiert dabei die aus seiner Tätigkeit gesammelten Erfahrungen.

Beispiel 1: Wissensgebiete.

    a) Lebererkrankungen
    b) Rheumatologische Erkrankungen
    c) Radiodiagnostisches Lernsystem
    d) Psychologische Leistungserfassung
       usw.

Erklärung zu:

a), b): Diese Wissensgebiete umfassen sämtliche Leber-, bzw. rheumatologischen Erkrankungen und ihre Symptome.

c): Studenten versuchen, anhand eines Röntgenbildes Symptome zu erkennen und zu einer Diagnose zu gelangen. Dieses Wissensgebiet enthält alle radiodiagnostisch feststellbaren Merkmale, die auf ein vorhandenes Krankheitsbild schließen lassen.

d): Durch Verbindung von physikalischen Meßwerten und psychologischen Daten wird das Leistungsvermögen einer Testperson untersucht. Hier sind die Zuordnungsgrenzen des Leistungsverhaltens festgelegt (z.B.: ein eingelangter Meßwert A läßt einen Leistungsabfall erkennen).

2.2.2. <u>Aufbau einer Zuordnungsmatrix</u>

Die komplexen medizinischen Beziehungen (z.B. in CADIAG-1 und -2
zwischen Symptomen und Diagnosen) werden durch eine Zuordnungsmatrix
dargestellt. In der Folge soll nur auf die Symptom-Diagnose-Beziehung
eingegangen werden, da der Formalismus für alle anderen Beziehungen
(Symptom-Symptom, Diagnose-Therapie usw.) gleich ist. Die Zeilen der
Matrix werden von den Symptomen gebildet, die Spalten von den Diagnosen. An den Schnittstellen finden sich die Bewertungen der Beziehungen. Die Matrix hat von beiden Richtungen Zugang, so daß entweder
alle auftretenden und ausschließenden Symptome zu einer vorliegenden
Diagnose samt ihren Arten des Auftretens und ihren Beweisaussagen
genannt werden können, oder daß zu einem festgestellten Symptom alle
in Frage kommenden Diagnosen (oder auch alle ausgeschlossenen) mit
Begründungen aufscheinen.

Beispiel 2: Aufbau der Zuordnungsmatrix (n x m)
            (Symptom - Diagnosen - Beziehung)

	X1	X2	X3	....	Xn-1	Xn
Y1	ß3	ß1	-		ß5	-
Y2	ß2	ß3	-		-	-
Y3	-	ß2	ß2		-	ß1
.	-	-	-		-	-
.	-	-	-		-	-
.	-	-	-		-	-
Ym-1	-	ß3	ß1		ß1	-
Ym	ß4	-	-		-	ß3

X1 - Xn .... Diagnosen
Y1 - Ym .... Symptome
ß1 - ß5 .... Beziehungen OB, ON, A, FB, FN (siehe Beispiel 5)
- .... unbekannte oder unspezifische Beziehung

In jeder Diagnosespalte Xi der Zuordnungsmatrix darf jede Symptom-
Diagnosebeziehung nur einmal aufscheinen:
(Xi ßk Yj) schließt alle Beziehungen (Xi ßl Yj) (k ≠ l) aus.
i = 1 bis n; j = 1 bis m; k, l = 1 bis 5

Die Beziehungen werden in drei Klassen eingeteilt:

- (BR) beweisbare Beziehungen (Tautologien)
- (AR) widerlegbare Beziehungen (Antitautologien)
- (IR) unterscheidbare Beziehungen (interdeterminierte Beziehungen)

Für die Erstellung der Matrix ist es notwendig, die Zuordnungs-
richtung festzulegen. Als Beispiel soll die Richtung DGSY besprochen
werden, d.h. für eine vorliegende Diagnose sollen alle auftretenden
und ausschließenden Symptome angeführt und bewertet werden. Die
Diagnose wird als Argument betrachtet, dem alle Symptome zugeordnet
werden. Das Argument wird durch Eingabe des eindeutigen Diagnosecodes
oder, wenn dieser nicht bekannt ist, durch Eingabe des Diagnosetextes
beschrieben. Wenn dieser Text durch die Texterkennungsalgorithmen
nicht eindeutig vercodet werden kann, werden alle in Betracht kommenden Diagnosen zur Auswahl angeboten. (Ausgewählt und bearbeitet
kann immer nur eine Diagnose werden).

Beispiel 3: Nichteindeutiger Diagnosetext

Eingabe: Lebercirrhose

Antwort: Code   Text

           5712   Lebercirrhose, alkoholische
           57151   Lebercirrhose, posthepatitische
           57152   Lebercirrhose, kryptogene
           57153   Lebercirrhose, stauungsbedingte
           57161   Lebercirrhose, biliäre, primäre
           57162   Lebercirrhose, biliäre, sekundäre

Nachdem die zu bearbeitende Diagnose festgelegt wurde, werden alle
bisher dokumentierten Symptome am Bildschirm gezeigt. Diese können
verändert, gelöscht und erweitert werden. Es wird nicht unterschieden, ob eine Diagnose das erste Mal mit Symptomen versehen wird,
oder ob es sich um eine Erweiterung einer bereits bearbeiteten
Diagnose handelt.

Die Definition der einzelnen Symptome erfolgt über den Code oder den
Symptomtext. Wenn der Symptomtext nicht eindeutig ist, können aus
den angebotenen mehrere Symptome ausgewählt werden. Um die Dokumenta-
tionsarbeit zu erleichtern, besteht die Möglichkeit, die Symptome
gruppenweise einzugeben.

Beispiel 4: Gruppenweise Eingabe von Zuordnungen

Eingabe: C70AB?

Antwort: Code   Text

           C70AB1   Blut, Stuhl
           C70AB2   Haemoccultest, negativ
           C70AB3   Haemoccultest, positiv

Anstelle des Zeichens "?", das als Platzhalter fungiert, wird die Menge aller vorkommenden Zeichen (im Beispiel die Ziffern 1 bis 3) angenommen. Aus der Liste der Codes (mit korrespondierender Symptomtexten) können mehrere ausgewählt werden. Wird anstelle des "?" ein "!" gesetzt, wird der Auswahlzwischenschritt vermieden und alle entsprechenden Codes (C70AB1, C70AB2 und C70AB3) werden als bereits ausgewählt betrachtet. Das Zeichen "*" bewirkt, daß alle vorkommenden Symptome zusammengestellt werden und als ausgewählt gelten. Der Benutzer kann die nicht relevanten Symptome löschen.

Als Schutz vor Doppelvergabe eines Symptoms, wird bei jedem neuhinzukommenden untersucht, ob es nicht schon dokumentiert ist. Wenn alle Symptome zur vorliegenden Diagnose eingegeben wurden, erfolgt die Bewertung. Die Aussage, in welcher Weise eine Diagnose von Symptomen beschrieben wird, bzw. welche Symptome eine bestimmte Diagnose ausschließen, basiert auf der Nomenklatur der Expertensysteme CADIAG-1 (BOOLEsche Logik) und CADIAG-2 (Fuzzy Logik). Die Notwendigkeit des Auftretens eines Symptoms bei einer Krankheit und die Beweiskraft seines Auftretens für die Krankheit läßt sich durch folgende Beziehungen zwischen Symptomen und Diagnosen beschreiben:

Beispiel 5: Beziehungen der BOOLEschen Aussagelogik (CADIAG 1)

```
OB  .... obligat und beweisend ............ ß1
ON  .... obligat und nicht beweisend ...... ß2
A   .... ausschließend ................... ß3
FB  .... fakultativ und beweisend ........ ß4
FN  .... fakultativ und nicht beweisend ... ß5
```

Auftreten und Beweiskraft werden für CADIAG-1 und -2 zusätzlich noch nach der Theorie der fuzzy Logik dokumentiert, wobei durch die Vergabe von Zahlen zwischen 0 und 100 auch die Erfahrung und Intuition des medizinischen Experten einfließen.

Beispiel 6: Zusammenhang zwischen BOOLEscher und fuzzy Logik
(Auftretenshäufigkeit und Beweiskraft)

BOOLEscher Begriff	Auftreten	Beweiskraft
OB	100	100
FB	-	100
ON	100	-
FN	1 - 99	1 - 99
A	0	0

3. Technische Realisierung

Die Codesysteme, in denen die medizinischen Begriffe der CADIAG-
Systeme gespeichert sind, sind Teile einer VSAM-KSDS-Datei (Virtual
Storage Access Method - Key Sequenced Data Set).

Der Schlüsselbegriff setzt sich aus Codesystem (2-stellig) und Code
(8-stellig) zusammen. Die Datensätze sind variabel lang (maximale
Satzlänge 2000) und beinhalten neben den Vorzugsbenennungen auch
alle dazugehörigen Synonymtexte (Textdatensatz). Diese Datei steht
für den Zugriff über einen Text auch in ihrer invertierten Form zur
Verfügung (d.h. Schlüsselbegriff ist der Text (Wortstamm) und
Satzinhalt sind die referenzierten Codesysteme und Codes).

Die medizinischen Aussagen werden ebenfalls in einer VSAM-KSDS-Datei
gespeichert (Beziehungsdatensatz). Der Schlüsselbegriff setzt sich
aus der Art des medizinischen Begriffes, über den die Aussage gemacht
wird, und einer internen Nummer zusammen (SY09812, DG00013, usw.).
Die Datensätze sind ebenfalls variabel lang (maximale Satzlänge
7000) und beinhalten alle Details der Zuordnung und Bewertung.
Außerdem enthalten sie auch noch den Schlüsselbegriff des dazugehörigen Textdatensatzes und die Information in welche Wissensgebiete
sie einzuordnen sind.

Die Verarbeitungsprogramme laufen unter dem TP-System CICS (Customer
Information Control System) und sind in PL/1 und Assembler geschrie-
ben. Die Eingabe der medizinischen Daten erfolgt über formatierte
Eingabeschirme.

4. Prüfung der Wissensbasis

Um ein hohes Qualitätsniveau der Wissensbasis zu erreichen, muß
diese regelmäßig überprüft werden, damit nicht widersprüchliche
Aussagen fehlerhafte Schlußfolgerungen verursachen. Die Wissensbasis
muß folgenden Prüfkriterien gerecht werden:

a) Abgeschlossenheit der Wissensgebiete

b) Vollständigkeit der Text-Beziehungs-Verbindung

c) Homogenität der Verwaltung der internen Nummern

d) Konsistenz der Klassenzugehörigkeit (BR,AR,IR)

Erklärung zu:

a) Bei jeder Beziehung ist vermerkt, welchen Wissensgebieten sie angehört. Eine Beziehung muß in mindestens ein Wissensgebiet fallen; Mehrfachzuordnungen sind möglich (z.B. wird das Symptom "Fieber" in vielen Wissensgebieten, die Krankheiten beschreiben, aufscheinen). Für jedes Wissensgebiet gibt es ein Inhaltsverzeichnis aller medizinischen Begriffe, die dieses betreffen. Wenn es im Beziehungsdatensatz einen Verweis auf ein bestimmtes Wissensgebiet gibt, muß dieser auch im Inhaltsverzeichnis vorhanden sein.

b) Jeder Beziehungsdatensatz muß auf einen korrespondierenden Textdatensatz verweisen (Codesystem, Code). Im Textdatensatz ist die interne Nummer des Beziehungsdatensatzes gespeichert.

Beispiel 7: Zusammenhang Textdatensatz – Beziehungsdatensätze

           Textdatensätze

Schlüssel   int.Nr. / Text

07/AB01   SY23400 / GOT, erhöht
07/GG270   SY25523 / GPT, erhöht
08/0701   DG00123 / akute Virushepatitis A
usw.

           Beziehungsdatensätze

Schlüssel   Textverweis / int. Nummern der Zuordnungsmatrix

DG00123   08/0701   / SY23400 / SY25523 / DG02300 / usw.
DG02300   08/188   / DG00090 / DG00091 / DG00123 / usw.
SY23400   07/AB01   / DG00100 / DG00123 / SY47300 / usw.
SY25523   07/GG270   / DG00123 / DG80010 / usw.
usw.

c) Für jede medizinische Entität (Symptome, Diagnosen usw.) werden eigene geschlossene interne Nummernkreise vergeben. In einem Verwaltungsdatensatz sind die jeweils höchsten vergebenen Nummern vermerkt. Wird eine Beziehung aufgelöst, nimmt ein Reorganisationsdatensatz die frei gewordene Nummer auf, wodurch sie wieder zur Verfügung steht.

d) Darstellung der Klassenzugehörigkeit von gefolgerten Beziehungen
(ß1) zwischen Entitäten (E) aufgrund von vorhandenen Prämissen
(ßi,ßj).

| Prämisse | | | | | Klassenzugehörigkeit | | |
Ei	ßi	Ej	ßj	Ek	Ei (BR)	ß1 (AR)	Ek (IR)
	FN		FN				OB,ON,A,FB,FN
	FN		FB			OB,ON,A	FB,FN
	FN		ON			OB,FB	ON,A,FN
	FN		OB		FN	OB,ON,A,FB	
	FN		A			OB,FB	ON,A,FN
	FB		FN			OB,ON	A,FB,FN
	FB		FB		FB	OB,ON,A,FN	
	FB		ON				OB,ON,A,FB,FN
	FB		OB		FB	OB,ON,A,ON	
	FB		A		A	OB,ON,FB,FN	
	ON		FN			OB,A,FB	ON,FN
	ON		FB			A	OB,ON,FB,FN
	ON		ON		ON	OB,A,FB,FN	
	ON		OB		ON	OB,A,FB,FN	
	ON		A			OB,FB	ON,A,FN
	OB		FN		FN	OB,ON,A,FB	
	OB		FB		FB	OB,ON,A,FN	
	OB		ON		ON	OB,A,FB,FN	
	OB		OB		OB	ON,A,FB,FN	
	OB		A		A	OB,ON,FB,FN	
	A		FN			OB,ON	A,FB,FN
	A		FB			OB,ON	A,FN,FB
	A		ON		A	OB,ON,FB,FN	
	A		OB		A	ON,ON,FB,FN	
	A		A				OB,ON,A,FB,FN

*) zweite Zeile im ersten Block (FN, FB).

Als Beispiel Interpretation der Zeile 2:
Wenn zwischen Entität E1 und Entität E2 die Beziehung FN eingetragen
ist und zwischen Entität E2 und Entität E3 die Beziehung FB, so sind
zwischen E1 und E3 die Beziehung FB und FN möglich. Die Beziehung
OB, ON und A sind ausgeschlossen. BR = (), AR = (OB, ON, A) und IR =
(FB, FN).

5. <u>Abschließendes Beispiel aus der Praxis</u>

Aus dem Wissengebiet Rheumatologische Erkrankungen wurde die Diagnose
'Chronische Polyarthritis, Felty-Syndrom' ausgewählt um den Aufbau
einer Diagnosespalte der Zuordnungsmatrix und das Zusammenspiel von
BOOLEscher Logik mit der fuzzy Logik zu zeigen.

Rheumatologische Erkrankungen (R)

D I A G N O S E	C O D E S		
CP. Felty-Syndrom	71410		

S Y M P T O M E		Boole	Auftr.	Bew.
Milz, vergrößert	BAOB	ON	100	–
Blutbild, Leukozyten, normal	C1001	A	0	0
Blutbild, Leukozyten, vermehrt	C1002	A	0	0
Blutbild, Leukozyten, st. vermehrt	C1003	A	0	0
Lymphknoten, vereinzelt, schwach	BADAD	FN	20	5
Lymphknoten, generell, schwach	BADAM	FN	5	5
Lymphknoten, < 1 cm	BADCA	FN	10	1
Lymphknoten, 1-2 cm	BADCB	FN	1	2
Lymphknoten, > 2 cm	BADCC	FN	1	2
Milz, vergrößert, am Ribo palpabel	BAOBB	FN	28	30
Milz, vergrößert, < 3 cm u. Ribo palp.	BAOBC	FN	50	30
Milz, vergrößert, 3-6 cm u. Ribo palp.	BAOBD	FN	20	20
Milz, vergrößert, > 6 cm u. Ribo palp.	BAOBE	FN	1	5
Blutbild, Erythrozyten, vermindert	C10C4	FN	60	10
Blutbild, Erythrozyten, st. vermindert	C10C5	FN	15	10
Blutbild, Leukozyten, vermindert	C1004	FN	63	20
Blutbild, Leukozyten, st. vermindert	C1005	FN	30	20
Diff.Blutb., quant., Lympho., vermehrt	C10QM2	FN	60	20
Diff.Blutb., quant., Lympho., st. vermehrt	C10QM3	FN	30	20
Diff.Blutb., quant., Mono., vermehrt	C10QP2	FN	55	10
Diff.Blutb., quant., Mono., st. vermehrt	C10QP3	FN	25	10

Die Beschreibung der Diagnose durch ihre Symptome und ihren Bewertungen erfolgte durch einen medizinischen Fachmann und steht in
dieser Form dem Inferenzmechanismus der Expertensysteme CADIAG-1
und -2 zur Verfügung.

6. Literaturhinweise

/1/ ADLASSNIG, K.-P., G. KOLARZ, F. LIPOMERSKY, I. GRÖGER,
    G. GRABNER: CADIAG-1: A Computer-Assisted Diagnostic System
    on the Basis of Symbolic Logic and its Application in Internal
    Medicine. In O'MOORE, R.R., B. BARBER, P.L. REICHERTZ, F. ROGER
    (Eds.): Medical Informatics Europe 82. Springer-Verlag Berlin-
    Heidelberg-New York, 1982, 495-505.

/2/ ADLASSNIG, K.-P.: Ein Computerunterstütztes Medizinisches Diag-
    nosesystem unter Verwendung von fuzzy Teilmengen. Dissertation.
    Technische Universität Wien 1983.

/3/ ADLASSNIG, K.-P., H. GRABNER: Verarbeitung natürlichsprachiger
    medizinischer Begriffe. In GRABNER, G. (Hrsg.): WAMIS - Wiener
    Allgemeines Medizinisches Informations-System 10 Jahre klini-
    scher Praxis und Forschung. Springer-Verlag. Berlin-Heidelberg-
    New York-Tokyo, 1985, 162-189.

/4/ BARACHINI, F.: Konsistenzprüfung von Wissensbasen Medizinischer
    Expertensysteme. Dissertation. Technische Universität Wien, Wien
    1984.

/5/ RETI, J. u.A.: Artificial Intelligence. Eine Einführung. Leit-
    fäden der angewandten Informatik. B.G. Teubner-Verlag, Stutt-
    gart. 1984.

Anschrift des Verfassers:
Peter Sachs
Institut für Medizinische Computerwissenschaften
Garnisongasse 13
A-1090 Wien/Österreich

Institut für Medizinische Computerwissenschaften, Universität Wien
Vorstand: Prof. Dr. Georg Grabner

AUSKUNFTSSYSTEM ÜBER NEBEN- UND WECHSELWIRKUNGEN
VON ARZNEIMITTELN

Peter Sachs

1. Einleitung

In Hinblick auf eine sichere Therapie ist es notwendig, über mögliche
Neben- und Wechselwirkungen von verabreichten Arzneimitteln Bescheid
zu wissen und diese zu berücksichtigen. Da es in der Praxis für den
Arzt schwer möglich ist, in der umfangreichen Fachliteratur jedesmal
nach Detailinformationen über Verträglichkeiten und Dosierungen zu
suchen, wurde am Institut für Medizinische Computerwissenschaften
ein Informationsinstrument entwickelt, welches die Auswahl der Medikamente und Überprüfung der Verträglichkeiten erleichtern soll.

Langjährige Erfahrungen im klinischen Betrieb haben gezeigt, daß
Mediziner allzu starre Formalismen als Einschränkung ihrer Individu-
alität empfinden. Aus diesem Grund liegt der Schwerpunkt bei der
Realisierung des Informationssystems auf der informatisch-technischen
Abwicklung und Handhabung. Hingegen ist der medizinisch-pharmako-
logische Aspekt zwar Voraussetzung für das Gesamtkonzept, bleibt aber
inhaltlich der Gestaltung des Anwenders freigestellt.

Eine Analyse der Anforderungen an ein medizinisch-pharmakologisches
Auskunftssystem zeigt folgende Probleme:

-   Die Erfassung und Wartung von Informationen muß problemlos und
    rasch durchführbar sein, da sich auf Grund immer neuerer Erkennt-
    nisse ständig wechselnde Aussagen ergeben.

-   Die Behandlung von Anfragen muß unbürokratisch und einfach zu be-
    werkstelligen sein, da der informatisch-technische Ausbildungs-
    grad der Benutzer unterschiedlich ist.

- Die Ergebnisse einer Anfrage müssen übersichtlich und leicht
  interpretierbar sein, damit fehlerhafte Schlußfolgerungen weitgehend vermieden werden.

2. Konzept der Informationsebenen

Für die Therapie einer Krankheit stehen oft mehrere gleichrangige
Medikamente zur Verfügung. Die Spezialität eines Medikamentes wird
von der Art und Menge der eingesetzten Wirkstoffe bestimmt. Welches
Medikament schließlich ausgewählt wird, hängt unter anderem davon
ab, welche Nebenwirkungen auftreten oder wie es mit anderen, gleichzeitig verabreichten Substanzen interagiert.

Aus diesen Zusammenhängen heraus lassen sich drei hierarchische
Informationsebenen (Ebene der Diagnosen, der Medikamente und der
Substanzen), bestehend aus Informationselementen (Diagnosen, Medikamente und Substanzen) und einer Reihe von Informationsprozessoren,
die den Anfragevorgang steuern, einführen. Die Elemente der Ebenen
dienen dazu, das Objekt, über das eine Auskunft erhalten werden soll,
genau und unverwechselbar zu definieren. Die Anfrage selbst wird
mittels einer einfachen symbolischen Abfragesprache formuliert.
Hinter jedem Symbol steht ein Informationsprozessor. Diese Prozes-
soren können zwischen Elementen verschiedener Ebenen (wenn z.B. gefragt wird, für welche Diagnosen vorliegendes Medikament indiziert
ist) oder aber zwischen solchen, die derselben Ebene angehören (wenn
die Frage z.B. auf die Wechselwirkungen eines vorliegenden Medikamentes mit anderen abzielt) wirksam werden.

Die Hierarchie der Ebenen ergibt sich durch ihre historische Wachs-
tumsgeschichte (zuerst entstand die Medikamentenebene, dann die
Substanzebene und zuletzt entwickelte sich auch das Interesse für
den Zusammenhang von Medikamenten und Diagnosen) und ihre Abhängigkeiten untereinander.

Beispiel 1: Hierarchie der Informationsebenen

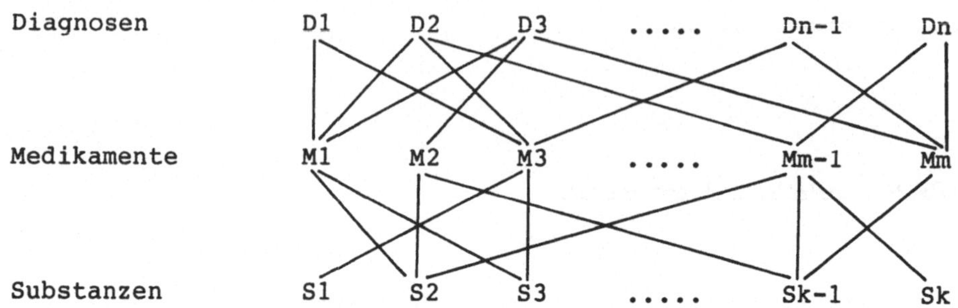

Die wesentlichste Entscheidung vor der Therapie einer Krankheit
ist die Festlegung auf eine oder mehrere Diagnosen. Die Dokumentation der Diagnosen soll einerseits in freier Form erfolgen,
andererseits aber auch feststehende Normen erfüllen, so daß Datener-
fassungs- und Auswertprozeduren systematisiert und standardisiert
werden können. Dieses Problem wird dadurch gelöst, daß einem Klartext
ein eindeutiger Code zugeordnet wird. Zur Codierung von Diagnosen
können verschiedene Nomenklaturen eingesetzt werden. In der SNOMED
(Systematisierte Nomenklatur der Medizin, /3/) findet sich z.B. eine
organisierte Liste von Krankheitsklassen, komplexen Krankheitseinheiten und Syndromen, welche als Basis verwendet werden kann. Sehr
gut eignet sich dafür auch das WHO-ICD-9-Schlüsselsystem, /2/. Eine
dritte aber nicht letzte Möglichkeit wäre es schließlich, ein
Codesystem, welches aus der eigenen diagnostischen Praxis des
Anwenders gewachsen ist, dazu heranzuziehen.

Der nächste Schritt in der Therapie führt zur Auswahl eines oder
mehrerer Medikamente. In der Ebene der Medikamente sind alle Informationen über Medikamente (Austria Codex Nummer (ACX#), genauere
Bezeichnung des Medikamentes, Gebrauchsanweisung, Applikationsform
usw.) festgehalten.

Zur Klärung der Verträglichkeiten oder Nebenwirkungen eines Medikamentes werden Informationen aus der Substanzebene benötigt. Hier ist
alles Wissenswerte über die Bausteine der Medikamente vermerkt
(Substanzbezeichnung, Dimension usw.).

2.1. Struktur der Informationsebenen

Die Erfassung und Erweiterung der Informationen in den Ebenen soll
leicht durchführbar sein und obliegt inhaltlich dem Anwender. Die
Informationselemente bestehen aus Schlüssel#, Code, Typus und Text.
Das Codesystem gibt an, aus welcher Nomenklatur das Element stammt,
der Code sichert die eindeutige Identifikation, der Typus sagt aus,
ob es sich um eine Vorzugsbenennung, ein Synonym oder ein Teilsynonym
handelt und der Text ist die genaue Bezeichnung des Objektes.

Der Speicherung des Textes dient einerseits der lesbaren Darstellung
der Ergebnisse einer Anfrage und bietet andererseits Unterstützung
bei der Formulierung der Anfrage, da durch die Eingabe eines Klartextes (kann Vorzugsbenennung, Voll- oder Teilsynonym sein) das
Nachschlagen eines Codes umgangen wird.

Beispiel 2: Informationselemente aus der Diagnosenebene

Codesystem	Code	Typus	Text
01	5770	V	akute Pankreatitis
01	5770	T001	rezidivierende akute Pankreatitis
01	5771	V	chronische Pankreatitis
01	5771	S001	rezidivierende Pankreatitis
01	5771	S002	rezidivierende chronische Pankreatitis
05	D64640	V	heredit. fam. Pankreatitis
40	M800	V	chronische Pankreatopathie
40	M800	S001	calcifizierende Pankreatitis

```
01 ..... WHO-ICD-9
05 ..... SNOMED / 'Krankheiten'
40 ..... 'Privat' - Code
```

2.2. Zugriff zu Informationselementen

Der Zugriff zu einem Element kann über einen eindeutigen Suchbegriff
durch Nennung eines vorkommenden Textes oder Codes erfolgen (wenn der
Suchbegriff ein Synonymtext ist, wird zur Identifikationskontrolle
auch die Vorzugsbenennung angezeigt), oder über einen 'generic key',

d.h. nur signifikante Zahlen- oder Buchstabenkombinationen des Codes
oder Textes des gesuchten Elementes werden angegeben.

Beispiel 3: Zugriff mittels 'generic key':

Suchbegriff   Ergebnis

    577   5770   akute Pankreatitis
                     5771   chronische Pankreatitis

    chron   5771   chronische Pankreatitis
                     M800   chronische Pankretopathie

Aus der Menge der Elemente, die dem 'generic key' entsprechen, kann
eine gezielte Auswahl eines Elementes getroffen werden.

3. Informationsprozessoren

In der Praxis sind folgende Anfragen denkbar:

a) Welche Medikamente sind für vorliegende Diagnose indiziert?
b) Für welche Diagnosen kommt als Therapie ein bestimmtes Medikament
   in Frage?
c) Welche Nebenwirkungen können bei vorliegendem Medikament auftreten?
d) In welche Wechselwirkungen tritt vorliegendes Medikament mit
   anderen Medikamenten?
e) Aus welchen Substanzen setzt sich vorliegendes Medikament
   zusammen?
f) In welchen Medikamenten findet vorliegende Substanz noch
   Verwendung? usw.

Aus den angeführten Beispielen erkennt man, daß eine Anfrage immer
in zwei Schritten erfolgt. Der erste Schritt legt die Ebene fest,
von der die Anfrage ausgeht (im Beispiel a die Diagnoseebene), und
der zweite jene Ebene, auf die sie wirken soll (im Beispiel a die
Medikamentenebene). Die Art und Weise der Wirkung ist im Informationsprozessor festgehalten.

3.1. Auflöseprozessor

Der Auflöseprozessor beantwortet die Frage, welche Informationselemente aus benachbarten Ebenen einem vorliegenden Element zugeordnet sind oder liefert Informationen über das Element selbst. Er
wird mit dem Symbol '<' aktiviert.

Beispiel 4: Wirkung des Auflöseprozessors

Prozessor   Ergebnis

  D < D   Alle Informationen über vorliegende Diagnose
                     (Vorzugsbenennung, Synonyme, etc.).
  D < M   Alle indizierten Medikamente zur vorliegenden
                     Diagnose.
  M < D   Alle Diagnosen, die zu vorliegendem Medikament
                     indiziert bzw. kontraindiziert sind.
  M < M   Alle Informationen über vorliegendes Medikament
                     (Einheit, Applikationsform, Dosis, etc.).
  M < S   Alle Substanzen, aus denen vorliegendes
                     Medikament besteht.
  S < M   Alle Medikamente, in denen vorliegende Substanz
                     vorkommt.
  S < S   Alle Informationen über vorliegende Substanz
                     (Einsatzmengen, Dimension, etc.).

Die Auflösungen D < S und S < D sind nicht sinnvoll.

3.2. Wirkungsprozessor

Der Wirkungsprozessor beantwortet die Frage, welche Wirkungen
Informationselemente ausüben, bzw. welchen Wirkungen sie ihrerseits
ausgeliefert sind. Er wird mit dem Symbol '*' aktiviert.

Beispiel 5: Wirkung des Wirkungsprozessors

Prozessor   Ergebnis

  M *   Alle Nebenwirkungen des vorliegenden Medikamentes.
  M * M   Alle Wechselwirkungen des vorliegenden Medika-
                     mentes mit anderen Medikamenten.
  S *   Alle Nebenwirkungen des vorliegenden Wirkstoffes.
  S * S   Alle Wechselwirkungen der vorliegenden Substanz
                     mit anderen Substanzen.

4. Informationserfassung

Das zentrale Dokumentationsobjekt ist das Medikament. Der Schlüsselbegriff ist die ACX#.

Beispiel 6: Informationserfassung

Medikament

```
                ACX#:  6488
         Bezeichnung:  Seduan-Tabletten
  Gebrauchsanweisung:  1-3 mal täglich 1 Tablette
         Applikation:  oral
```

```
     Indikationen(i):  Schlüssel#/Code(i) oder Klartext(i)
```

```
  Kontraindikationen(j):  Schlüssel#/Code(j) oder Klartext(j)
```

```
        Substanzen(k):  Code(k) oder Klartext(k)
                        Menge(k)
                        Dimension(k)
                        Bezeichnungshinweis(k)
                        Substanzgruppe(k)
   Nebenwirkungen(k,l):  Schlüssel#/Code(k,l) oder
                        Klartext(k,l)
                        Fuzzy(k,l)
                        Typus(k,l)
 Wechselwirkungen(k,m):  Substanz   (k,m)
                        Wirkungsart(k,m)
```

Es werden alle Informationen über das Medikament (ACX#, Bezeichnung,
Gebrauchsanweisung, etc.) und alle Diagnosen, für die es indiziert
(Index i) bzw. kontraindiziert (Index j) ist, erfaßt. Die Erfassung
kann über Schlüssel#/Code oder über einen Klartext erfolgen. Bei
Mehrdeutigkeit des Textes muß eine Auswahl aus den angebotenen Möglichkeiten erfolgen. Erst wenn die Substanz eindeutig identifiziert
ist, können weitere Informationen eingegeben werden (Menge, Dimension, etc.).

Zu jeder Substanz (Index k) werden auch auftretende Nebenwirkungen
(Index l) dokumentiert. Die Beschreibung der Nebenwirkung erfolgt
ebenfalls mittels Schlüssel#/Codes oder Klartextes. Eine Quantifi-
zierung der Nebenwirkung kann durch Eingabe eines Fuzzy-Wertes
erfolgen.

Wie jede Substanz mit anderen Substanzen interagiert (Index m) wird durch die entsprechenden Substanznummern und Wirkungsarten beschrieben.

Die Zuteilung der Informationen in die Ebenen erfolgt automatisch. Alle Änderungen und Neuerfassungen haben sofortige Wirkung, d.h. daß sie bei anschließenden Anfragen schon berücksichtigt werden.

5. Anfrage und Ergebnis

Eine Anfrage hat folgenden formalen Aufbau:

Ebene: D, M oder S   Schlüssel#/Code, Klartext oder 'generic key'
Prozessor < oder/und *
Ebene: D, M oder S

Beispiel 7:

Anfrage verbal:

'Aus welchen Wirkstoffen bestehen Seduan-Tabletten und welche Nebenwirkungen können auftreten?'

Anfrage symbolisch:

M Seduan
*,<
S

Ergebnis:

Substanzen:

Code	Bezeichnung	Menge	Dimension
S0168	Bromisoval	200	mg
S0271	Carbromal	200	mg
S1181	Thiaminhydrochlorid	5	mg

Nebenwirkungen:

Schlüssel#	Code	Bezeichnung
03	M37300	Purpura
06	F01610	Müdigkeit
06	F90960	Reizbarkeit
07	E68656	Überempfindlichkeit gegen Carbromal

Das Ergebnis einer Anfrage über Wechselwirkungen hat folgendes
Aussehen (die Elemente A und B werden mit Schlüssel#/Code und
Bezeichnung angegeben).

Wechselwirkungen: Erklärung:

```
******** A
 (+) ----> B ...... A kann die Wirkung von B verstärken.
 (-) ----> B ...... A kann die Wirkung von B abschwächen.
 <--TOX--> B ...... A kann mit B toxisch reagieren.
 <---- (+) B ...... A kann von B verstärkt werden.
 <---- (-) B ...... A kann von B abgeschwächt werden.
```

6. Technische Realisierung

Das Dokumentations- und Auskunftssystem stützt sich auf die Relationen MEDIKVERZEICHNIS, INDIKATION, INHALT, SUBSTANZBEZEICHNUNG, SUB-
STANZGRUPPE, WIRKUNG, und WECHSELWIRKUNG, deren Aufbau dem Artikel
"Die Datenbank des Medizinischen Informationssystems WAMIS" zu entnehmen ist /1/.

7. Literaturhinweise

/1/   GRABNER, H.: Die Datenbank des medizinischen Informations-
      systems WAMIS. In GRABNER, G. (Hrsg.): WAMIS - Wiener Allge-
      meines Medizinisches Informations-System 10 Jahre klinischer
      Praxis und Forschung. Springer-Verlag. Berlin-Heidelberg-
      New York-Tokyo, 1985, 36-82.

/2/   ICD/9: Handbuch der Internationalen Klassifikation der Krank-
      heiten, Verletzungen und Todesursachen (IDC) 1979, 9. Revision,
      Band I, Systematisches Verzeichnis, Deutscher Consulting
      Verlag, 1979.

/3/   WINGERT, F.: SNOMED - Systematisierte Nomenklatur der Medizin.
      Springer-Verlag. Berlin-Heidelberg-New York-Tokyo 1984.

/4/   ZAESLEIN, C.: Wechselwirkungen von Arzneimitteln.
      F. Hoffmann-La Roche & Co. AG, Basel, Schweiz. 1979.

Anschrift des Verfassers
Peter Sachs
Institut für Medizinische Computerwissenschaften
Garnisongasse 13
A-1090 Wien/Österreich

Institut für Medizinische Computerwissenschaften, Universität Wien
Vorstand: Prof. Dr. Georg Grabner

<u>LITERATURDOKUMENTATION / LITERATURSUCHE</u>

Peter Sachs

1. <u>Einleitung</u>

In wissenschaftlichen und medizinischen Bereichen Tätige werden mit
Literatur geradezu überschwemmt. Viele versuchen mit herkömmlichen
Karteikartensystemen diese gigantische Informationsanhäufung selbst
zu strukturieren und zu verwalten, andere partizipieren an internationalen Literatursystemen. Die Nachteile beider Vorgangsweisen sind
leicht einzusehen: Das Karteikartensystem erfordert einen hohen
Aufwand an persönlicher Genauigkeit und somit an Zeit; die Grenzen
praktikabler Datenmengen sind rasch erreicht. Internationale Datenbanken für Literatur mögen zwar quantitativ zufriedenstellend sein,
dem Anfrager stellt sich aber gerade aus diesem Grund das Problem
der Synchronisation mit seiner eigenen Bibliothek, d.h. er muß sich
die angegebene Literatur meist erst beschaffen.

Am Institut für Medizinische Computerwissenschaften wurde ein System
entwickelt, welches on-line einerseits die Erfassung und Verwaltung
(LIDO) und andererseits die Wiederfindung (LISU) von Literaturdoku-
menten ermöglicht. Dieses System kann privat (auf eine Person
beschränkt) oder allgemein zugänglich (innerhalb des Klinikbereiches)
verwendet werden. Das Ziel, das damit verfolgt wird, ist es, dem
forschenden Kliniker durch Computerunterstützung die Verwaltung
seiner Arbeiten, Sonderdrucke, Diapositive, Folien, Werbematerial,
etc. zu erleichtern.

2. <u>Erfassung und Verwaltung (LIDO)</u>

Bei der Verwendung eines Literaturdokumentationssystems beschränkt
sich die Aufgabenstellung für den Benutzer auf die Organisation der

eigenen Bibliothek. Die Ablage soll gut strukturiert sein, damit nur kurze Aufsuchzeiten anfallen.

2.1. Vorbereitungen zur Organisation des Archivs

Als Vorbereitung zur Organisation des eigenen Archivs sind folgende Arbeiten durchzuführen:

- Abgrenzung von Sachgebieten, d.h. Bildung von Archivierungsein-
  heiten
- Zuordnen der Dokumentationsobjekte zu den Archivierungseinheiten
- Vergabe eines eindeutigen Identifikationskennzeichens (Signatur)

Beispiel 1:


```
Sachgebiet:                                                Signatur
a) Publikationen über Pilzerkrankungen..................PIL 84 001
b) Alle Artikel aus 'THE LANCET'.......................LAN 8327 ABC
c) Diapositive für Vorträge............................DI-007-05
```

Erklärung zu:

a) Alle Publikationen über Pilzerkrankungen haben gemeinsam, daß ihre Signaturen mit 'PIL' beginnen. Außerdem wird eine zeitliche Strukturierung durch Einbeziehung des Erscheinungsjahres ('84') vorgenommen. Innerhalb des Jahres wird fortlaufend numeriert ('001', usw.).

b) Die Numerierung von 'THE LANCET' wird übernommen ('8327'). Die einzelnen Artikel des Sammelbandes werden separat gekennzeichnet ('ABC').

c) Das vorliegende Diapositiv findet sich in der 7. Schachtel und zwar als fünftes.

2.2. Erfassen, Indexieren, Speichern

Nachdem alle zu dokumentierenden Sachverhalte aus dem Dokumentations-objekt entnommen, zur Dokumentationseinheit zusammengefaßt und mit der Signatur versehen wurden, wird dieses in der entsprechenden Archivierungseinheit (Wandschrank, Magazin, Schachtel,...) abgelegt.

Die Dokumentationseinheiten werden im Dokumentenspeicher, eine durch
EDV unterstützte Datei, gespeichert (siehe Abschnitt 4).

Im einzelnen können erfaßt werden, d.h. eine Dokumentationseinheit
besteht aus:

- Signatur
- Erscheinungsjahr
- Autor(en)
- Titel

- Schlagworte ("keywords")
- Quelle
- Exzerpt
- Text

Das Kennzeichnen des Inhaltes einer Dokumentationseinheit erfolgt
mittels Schlagworten (Deskriptoren). Dokumentationseinheiten können
frei indexiert (Deskriptoren werden direkt aus der Dokumentationseinheit entnommen) oder gebunden indexiert (vorgegebene Liste von
Deskriptoren) erschlossen werden. Freies Indexieren kann durch
Auswertung der bereits erfaßten Deskriptoren in die gebundene Form
übergeführt werden. Anstatt der Schlagworte werden auch deren
Notationen (z.B. 'US01' für 'Ultraschall') verwendet.

Der Deskriptorenspeicher beinhaltet neben allen Schlagworten auch
die Autoren und die Signatur, welchen für die Literaturrecherche die
Funktion von Deskriptoren zukommt. Zu jedem Schlagwort, Autor und
Signatur sind alle Signaturen gespeichert, die diese referenzieren.
Für die Literaturrecherche wird somit ein Autor oder die Signatur
ebenfalls als Deskriptor betrachtet. Wenn in der Folge von Deskriptoren die Rede ist, sind damit also auch Autoren und Signatur
gemeint.

Beispiel 2:

Dokumentenspeicher (nach Signaturen geordnet)

Signatur	Autor(en)	JJ	Titel	Schlagworte	Quelle	Exzerpt
DI-007-05	Autor 01	..	.....	Schlagwort 01	......	....
LAN 8327 ABC	Autor 02	..	.....	Schlagwort 01	......	....
	Autor 03	..	.....	Schlagwort 02	......	....
	....	..	.....	Schlagwort 03	......	....
PIL 84 001	Autor 01	..	.....	Schlagwort 01	......	....
	Autor 04	..	.....	Schlagwort 02	......	....
	Autor 05	..	.....	....	......	....

Deskriptorenspeicher (nach Deskriptoren geordnet)

Deskriptor   Signatur(en)

Autor 01   DI-007-05 / PIL 84 001
Autor 02   LAN 8327 ABC
Autor 03   LAN 8327 ABC
Autor 04   PIL 84 001
Autor 05   PIL 84 001
DI-007-05   DI-007-05
LAN 8327 ABC   LAN 8327 ABC
PIL 84 001   PIL 84 001
Schlagwort 01   DI-007-05 / LAN 8327 ABC / PIL 84 001
Schlagwort 02   LAN 8327 ABC / PIL 84 001
Schlagwort 03   LAN 8327 ABC

2.3. Eingabe

Die Eingabe einer Dokumentationseinheit erfolgt über zwei formatierte
Eingabeschirme (Dokumentenschirm, Textschirm).


```
*****************************************************************************


                * * *   W A M I S   * * *                      LIDO01
MRZ                                                        30.01.1985
                                                                10.30
--------BEZEICHNUNG: * DEMO 85             * ----------JAHR: * 85 *

-AUTOREN(ZUNAME,V.): * GRABNER,G.          * SACHS,P.                *
*                    *                     *                        *
*                    *                     *                        *
*                    *                     *                        *
---------------TITEL: * DAS LITERATURERFASSUNGS- UND VERWALTUNGS-
SYSTEM LIDO UND SEIN EINSATZ IM KLINISCHEN BEREICH.
                                                                    *
--------SCHLAGWORTE: * LIDO                * LITERATUR              *
* SYSTEM             * KLINISCH            * DOKUMENTATION          *
*                    *                     *                        *
*                    *                     *                        *
--------------QUELLE: * DAS WIENER ALLGEMEINE MEDIZINISCHE INFORMA-
TIONSSYSTEM WAMIS. AUSGABE 1985.
                                                                    *
-------------EXZERPT: * BERICHT ÜBER DIE ERFAHRUNGEN DES LITERATUR-
DOKUMENTATIONSSYSTEMS LIDO IM KLINISCHEN BEREICH.
                                                                    *
1=SPEICHERN  2=EX 3=TEXT 5=BEZ.ÄNDERN 7=LISU 8=ENDE  10=VOR 11=RÜCK

*****************************************************************************
```

Abb. 1: Literaturdokumentation: Dokumentenschirm zur Erfassung
        der Daten.

Nach Eingabe der Signatur wird geprüft, ob dazu bereits eine Dokumentationseinheit vorliegt (Wahrung der Eindeutigkeit). Ist dies der
Fall, können nur mehr inhaltliche Änderungen vorgenommen oder die
Dokumentationseinheit als ganze gelöscht werden, wodurch die Signatur
wieder frei wird. Jede Änderung oder Neuaufnahme muß bewußt durch
Betätigung einer Programmfunktionstaste (SPEICHERN) durchgeführt
werden. Die Eingabefelder sind widmungsgebunden, d.h. Autoren dürfen
nur in die Autorenfelder, Titel nur ins Titelfeld usw. eingegeben
werden. Für die Eingabe eines längeren Textes dient der Textschirm,
dessen Inhalt unformatiert gespeichert wird (max. 2000 Zeichen).

2.3.1. Spezielle Funktionen

- Änderung der Signatur einer Dokumentationseinheit. Die alte Signatur wird wieder frei, eine neue Signatur wird vergeben, wenn es
  diese nicht bereits gibt.

- Der Dokumentationsspeicher kann in alphabetischer Sortierreihen-
  folge der vergebenen Signaturen vor und zurück durchgeblättert
  werden.

2.3.2. Verbindung zur Recherchefunktion (LISU)

Während der Eingabe einer Dokumentationseinheit stellt sich beim
freien Indexieren manchmal die Frage nach der genauen Schreibweise
eines bereits vergebenen Deskriptors, besonders wenn dieser in
Notationsform vorliegt. Deshalb gibt es an jeder Stelle der Eingabe
die Möglichkeit, eine Verbindung zur Recherchefunktion LISU herzustellen und dort eine entsprechende Anfrage zu formulieren. Steht der
Positionsanzeiger (Cursor) auf einem Deskriptor, wird dieser automatisch für die Anfrage mitübergeben.

3. <u>Literaturrecherche (LISU)</u>

Zur Formulierung einer Anfrage an ein Auskunftssystem bietet sich
die Einführung einer einfachen logischen Abfragesprache an, welche
einem Operanden-Operator-Konzept folgt. Ein Operand repräsentiert
dabei eine Datenmenge, ein Operator gibt an, wie benachbarte Operanden miteinander zu verknüpfen sind. Mittels dieser Abfragesprache
werden die bei der Recherche benötigten Sachverhalte beschrieben.

3.1. <u>Operanden</u>

Operanden sind formal betrachtet Deskriptoren oder Teile derselben.
Sie liefern als Ergebnis eine Menge von Signaturen. Der Deskriptorenspeicher wird gezielt nach den Operanden abgefragt. Die Abfrage
erfolgt nur in der Länge des jeweiligen Operanden, d.h. diese müssen
nicht ident mit existierenden Deskriptoren sein. Oft werden nur
signifikante Anfangszeichen eingegeben.

```
*******************************************************************

                    * * *  W A M I S  * * *              LISU02
MRZ                                                      30.01.1985
                                                            11.24
                          A U S W A H L
 ?  18 LIBIDO                              ?   1 LIPASE
 ?   1 LICHT                               ?   1 LIPID SEKRETION
 ?   1 LICHTENSTEIN,H.                     ?   1 LIPID-PEROXISATION
 ?   1 LICHTENSTEIN,K.                     ?   7 LIPIDE
 ?   1 LIDAPRIM                            ?   1 LIPOPROTEINE
 ?   1 LIDOCAIN                            ?   1 LIPOSARKOM
 ?   1 LIEBER,P.                           ?   1 LIPOTROPINE
 ?   1 LIEHR,L.                            ?   1 LIPSITZ,S.
 ?   3 LIGATUR                             ?   1 LIQUEMIN
 ?   1 LIKE                                ?  20 LIQUOR
 ?   1 LILLEMAN,A.                         ?   1 LISKA,B.
 ?   1 LINCOLN,J.                          ?   1 LIST-MEMBERS
 ?   1 LIND                                ?   8 LIT
 ?   3 LINKE FLEXUR                        ?  21 LITHIASIS
SEITE 001 VON 001
1=AUSWERTEN                        7=LIDO  8=ENDE  10=VOR  11=RÜCK

*******************************************************************
```

Abb. 2: Literatursuche: Auswahl aus Deskriptoren.

In diesem Fall stehen die Deskriptoren, die dem Operanden entsprechen, entweder als alphabetisch geordnete Liste mit der Möglichkeit, daraus eine Teilmenge auszuwählen oder in ihrer Gesamtheit mit ihren zugehörigen Dokumentationseinheiten als Eingangsmenge in eine Verknüpfung mit einer anderen Menge von Dokumentationseinheiten zur Verfügung, d.h. der Auswahlzwischenschritt wird übergangen.

Abb. 2 zeigt den Ergebnisschirm eines unvollständig eingegebenen Deskriptors. Die signifikanten Anfangszeichen waren im vorliegenden Falle "LI". Vor jedem angeführten Deskriptor findet sich die Anzahl der Dokumentationseinheiten auf die dieser verweist. Es wird auf dem Auswahlschirm nicht unterschieden, ob es sich um einen Autor, eine Signatur oder ein Schlagwort handelt. Autoren sind jedoch an der Form 'Zunahme, V.' erkennbar.

3.2. Operatoren

Ein Operator muß, um funktionsfähig zu sein, zwei Operanden als Nachbarn haben. Er wirkt auf die Mengen von Signaturen, die von benachbarten Operanden gebildet wurden. In LISU werden die folgenden drei Operatoren verwendet:

- 'ODER' Logisches Oder (v):
  Eine Signatur kommt in die Ergebnismenge, wenn sie entweder in der Menge A oder in der Menge B vorhanden ist. Die Mengen A und B wurden von den Operanden A und B gebildet.

- 'UND' Logisches Und (&):
  Eine Signatur kommt in die Ergebnismenge, wenn sie sich sowohl in der Menge A als auch in der Menge B befindet.

- 'UND NICHT' Ausschließendes Und (¬):
  Eine Signatur kommt in die Ergebnismenge, wenn sie sich in der Menge A aber nicht in der Menge B befindet.

Eine Signatur kommt in der Ergebnismenge nur einmal vor.

Beispiel 3:

Anfrage   Signaturen in der Ergebnismenge
'Au' & 'Schlagwort 02'   LAN 8327 ABC / PIL 84 001

Dabei umfaßt der Operand 'Au' alle Deskriptoren aus Beispiel 2, die
mit 'Au' beginnen ('Autor 01', 'Autor 02', 'Autor 03', 'Autor 04',
'Autor 05').

3.3. Formulierung der Anfrage

Eine Literaturrecherche beginnt mit der Formulierung der Anfrage.
Die Eingabe von Operanden erfolgt stufenweise, d.h. man kann immer
nur einen Operanden eingeben und bekommt als Rückmeldung die An-
zahlen der Dokumentationseinheiten, die dem Operanden entsprechen.
Die Operatoren werden mittels Programmfunktionstasten eingefügt.
Eine Anfrage kann folgendes Aussehen haben:

                                        Mengen von Signaturen
Anfrage: x1 OPERAND 1 .... (A)
                   OPERATOR 1 y1 ....(B)
                x2 OPERAND 2 .... (C)
                   OPERATOR 2 y2 ....(D)
                x3 OPERAND 3 .... (E)

Erklärung:

x1, x2, x3 ... Anzahl der Dokumentationseinheiten, die jeweils den
               Operanden 1, 2 und 3 entsprechen (A,C,E).
y1 .... Anzahl der Dokumentationseinheiten in der Ergebnis-
               menge der Verknüpfung von Operand 1 und 2 (B).
y2 .... Anzahl der Dokumentationseinheiten in der Ergebnis-
               menge der Verknüpfung von Operand 2 und 3 (D).

Die abschließende Auswertung hat folgendes Aussehen: A wird mit C
verknüpft und hat als Ergebnis B. Danach wird B mit E verknüpft. Das
daraus resultierende Ergebnis ist das Endergebnis der Anfrage.

```
*******************************************************************

                    * * *  W A M I S  * * *              LISU01
MRZ                                                      30.01.1985
                                                             11.23
                      A N F R A G E
          91  * LI                      *
              &                                  2
         148  * SYSTEM                  *

              *                         *

              *                         *

              *                         *

              *                         *

1=AUSWERTEN  4=UND 5=NICHT 6=ODER  7=LIDO 8=ENDE  FREIG=SCHLAGWORTE

*******************************************************************
```

Abb. 3: Literatursuche: Formulierung einer Anfrage.


```
*******************************************************************

                    * * *  W A M I S  * * *              LISU03
MRZ                                                      30.01.1985
                                                             11.25
ANZAHL DER DOKUMENTE:      2

INFO 83 AUTOR 01,V.
        ERFUNDENER TITEL ZUR DEMONSTRATION DES ERGEBNISSES EINER
        ANFRAGE MITTELS DES LITERATURRECHERESYSTEMS LISU
        LISU*ANFRAGE*SYSTEM*LITERATUR

DEMO 85 GRABNER,G.*SACHS,P.
        DAS LITERATURERFASSUNGS- UND VERWALTUNGSSYSTEM LIDO UND
        SEIN EINSATZ IM KLINISCHEN BEREICH.
        LIDO*LITERATUR*SYSTEM*KLINISCH*DOKUMENTATION
        DAS WIENER ALLGEMEINE MEDIZINISCHE INFORMATIONSSYSTEM WAMIS
        AUSGABE 85.
        BERICHT ÜBER DIE ERFAHRUNGEN DES LITERATURDOKUMENTATIONS-
        SYSTEMS LIDO IM KLINISCHEN BEREICH.

SEITE 001 VON 001
1=AUSDRUCK KOMPLETT  3=AUSDRUCK OHNE SCHLAGW. 8=ENDE 10=VOR 11=RÜCK

*******************************************************************
```

Abb. 4: Literatursuche: Ergebnis einer Anfrage.

3.4. <u>Ergebnis</u>

Das Endergebnis der Recherche besteht aus allen Dokumentationseinheiten, die der Anfrage entsprechen. Eine Dokumentationseinheit wird
in der folgenden Form dargestellt:

```
Signatur Autor 01 * Autor 02 * Autor 03 * ....
         Titel
         Schlagwort 01 * Schlagwort 02 * ....
         Quelle, Erscheinungsjahr
         Exzerpt
         Text
```

Das Endergebnis kann auch in publikabler Form (ohne Schlagworte,
Exzerpt und Text) ausgedruckt werden.

4. <u>Technische Realisierung</u>

Dokumenten- und Deskriptorenspeicher sind zwei VSAM-KSDS- Dateien
(Key-Sequenced-Data-Sets) mit variabler Satzlänge und identem
Satzaufbau:

Key: Kliniknummer, Signatur oder Deskriptor, Folgenummer

```
Satz: Entstehungsjahr, Folgesatzindikator,
          Verwaltungsteil:
          Anzahl der Texte = n,
          Länge des Textes (i)   (i = 1 bis n),
          Art des Textes (i)     (A=Autor, E=Exzerpt usw.),
          Textteil.
```

Der Deskriptorenspeicher ist die invertierte Datei zum Dokumentenspeicher. Beide werden on-line parallel upgedatet (d.h. Änderungen
werden immer in den beiden Dateien gleichzeitig durchgeführt). Durch
die Folgesatzmöglichkeit sind die Grenzen des Datenumfanges sehr
weit gesteckt.

Die Verarbeitungsprogramme laufen unter dem TP-System CICS (Customer
Information Control System) und sind in PL/1 Command Level geschrie-
ben. Bei der Programmierung wurde der CMS-Editor des Betriebssystems
VM/SP verwendet.

5. <u>Literaturhinweise</u>

/1/ GAUSS, W.: Dokumentations- und Ordnungslehre. Springer-Verlag
     Berlin-Heidelberg-New York-Tokyo, 1983.

<u>Anschrift des Verfassers:</u>
Peter Sachs
Institut für Medizinische Computerwissenschaften
Garnisongasse 13
A-1090 Wien/Österreich